癌栓学

The Science of
Carcinothrombosis

主编 程树群

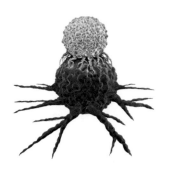

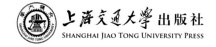

上海交通大学出版社
SHANGHAI JIAO TONG UNIVERSITY PRESS

内容简介

转移是恶性肿瘤的主要特征之一。癌细胞从原发灶脱落、侵入血管,即与血细胞结合形成微小转移灶,这就是癌栓。癌栓学就是一门研究癌栓发生、发展及结局,阐明肿瘤早期转移的科学。本书系统介绍了癌栓学的概念、意义、研究方向及发展前景。全书共6章,内容涉及癌栓的发生、病理、技术平台、研究方法等。本书邀请全国多位临床专家就临床常见实体瘤合并癌栓的发生现状、危害、处理原则及经验进行了专述,重点介绍了海军军医大学附属东方肝胆外科医院和海军军医大学肝癌门静脉癌栓诊治中心在肝癌合并门静脉癌栓研究和诊治方面的经验和最新成果。

本书内容系统、全面,图文并茂,既有重要的学术价值又有临床指导意义,可供从事实体瘤治疗的临床医师和研究人员参考阅读。

图书在版编目(CIP)数据

癌栓学/程树群主编. —上海:上海交通大学出
版社,2022.1
ISBN 978 - 7 - 313 - 25477 - 1

Ⅰ.①癌⋯ Ⅱ.①程⋯ Ⅲ.①肿瘤学 Ⅳ.①R73

中国版本图书馆 CIP 数据核字(2021)第 192141 号

癌　栓　学
AISHUANXUE

主　　编:程树群			
出版发行:上海交通大学出版社		地　　址:上海市番禺路 951 号
邮政编码:200030		电　　话:021 - 64071208
印　　制:上海锦佳印刷有限公司		经　　销:全国新华书店
开　　本:710mm×1000mm　1/16		印　　张:20.75
字　　数:337 千字		
版　　次:2022 年 1 月第 1 版		印　　次:2022 年 1 月第 1 次印刷
书　　号:ISBN 978 - 7 - 313 - 25477 - 1		
定　　价:198.00 元		

编 委 会

肖成武　海军军医大学第一附属医院（上海长海医院）

张　帆　滨州医学院附属医院

张宗勤　海军军医大学第一附属医院（上海长海医院）

陆　思　杭州市肿瘤医院

林建华　温州医科大学附属第二医院

林健海　海军军医大学第一附属医院（上海长海医院）

周　彬　海军军医大学第三附属医院（上海东方肝胆外科医院）

房　晓　海军军医大学第一附属医院（上海长海医院）

项延俊　温州医科大学

柴宗涛　海军军医大学第三附属医院（上海东方肝胆外科医院）

唐裕福　中国人民解放军北部战区总医院

黄金明　海军军医大学第一附属医院（上海长海医院）

曾　胜　天津市第一中心医院

蔡之平　海军军医大学第一附属医院（上海长海医院）

冀海斌　滨州医学院附属医院

学术秘书

王　康　海军军医大学第三附属医院（上海东方肝胆外科医院）

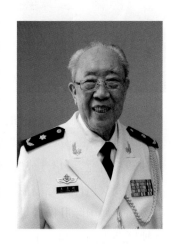

吴孟超 中国科学院院士，著名肝胆外科专家，中国肝脏外科的开拓者和主要创始人之一，李庄同济医院终身名誉院长，被誉为"中国肝胆外科之父"。历任海军军医大学附属东方肝胆外科医院院长、东方肝胆外科研究所所长。

1991年当选中国科学院院士，2005年获国家最高科学技术奖。2011年5月，中国将17606号小行星命名为"吴孟超星"。2012年2月3日，光荣当选"感动中国2011年度人物"。2019年1月14日，吴孟超院士退休。

吴孟超最先提出了中国人肝脏解剖"五叶四段"的新见解；在国内首创常温下间歇肝门阻断切肝法；率先突破人体中肝叶手术禁区，建立了完整的肝脏海绵状血管瘤和小肝癌的早期诊治体系。他主持建立了肝胆外科疾病治疗及研究专科中心，先后荣获国家、军队和上海市科技进步奖24项，出版《腹部外科手术学图谱》和《肝脏外科学》等医学专著19部，发表论文220余篇。

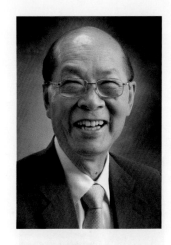

汤钊猷 中国工程院院士，肿瘤外科学家。国际著名肝癌研究学者，肝癌早诊、早治奠基人，中国工程院医药卫生工程学部首批院士，美国和日本外科学会名誉院士。现任复旦大学肝癌研究所荣誉所长，复旦大学附属中山医院终身教授，博士生导师。曾任上海医科大学校长，国际抗癌联盟理事，中国工程院医药卫生学部主任，中国抗癌协会肝癌专业委员会主任委员，中华医学会副会长。

早年从事肝癌的早诊、早治研究，在国际上最早系统提出"亚临床肝癌"的概念，著有《亚临床肝癌（英文版）》，被国际肝病学奠基人 Hans Popper 誉为"人类认识和治疗肝癌的重大进展"。近年来从事肝癌的转移研究，最早建成"高转移人肝癌模型系统"。1987 年受邓小平同志接见。曾 2 次担任国际癌症大会肝癌会议主席，受国际会议特邀演讲 90 次，组办 7 届上海国际肝癌肝炎会议并任主席。担任 9 本国际杂志的编委、2 本亚太区地区杂志的主编。主编专著 9 部，参编国际著名专著 10 部。曾以第一负责人获国家科学技术进步奖一等奖 2 项、三等奖 2 项；获何梁何利基金科学与技术进步奖、中国医学科学奖、中国工程科技奖、吴阶平医学奖、陈嘉庚生命科学奖等奖项；还曾荣获全国白求恩奖章、全国五一劳动奖章、上海市科技功臣和上海市教育功臣等荣誉称号。

刘允怡　中国科学院院士，国际知名肝胆胰外科专家，香港中文大学讲座教授。1972年毕业于香港大学，1995年获香港中文大学博士学位，香港中文大学和声书院首任院长。

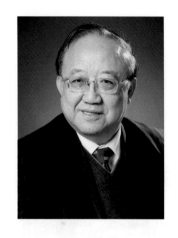

创建了香港中文大学肝移植中心和肝癌诊疗研究组。在国际上首先提出以"肝段为本"的肝切除方法，即根据血液供应和胆管引流特征提出"肝背扇区分为解剖亚区"的概念，对肝癌和肝门胆管癌根治切除和劈裂性肝移植均有实际的临床指导意义。统一了国际上在肝脏解剖和肝切除手术的规划名称。率先应用钇-90微粒治疗晚期肝癌，显著提高了患者的生存率。应用化疗和免疫联合治疗使不能切除的肝癌能以手术切除。他很早就开展了活体肝移植手术，是香港和东南亚地区肝移植的创始人之一。

曾任国际肝胆胰协会主席、亚太区肝胆胰协会会长，香港外科医学院主席，并于2012年获选为香港医务委员会主席。2003年当选中国科学院院士，同时荣获澳大利亚皇家外科学院荣誉院士、香港外科医学院院士、吴阶平医学奖及英国爱丁堡皇家外科学院颁授金章，并于2013年荣获香港特别行政区政府颁授银紫荆星章。

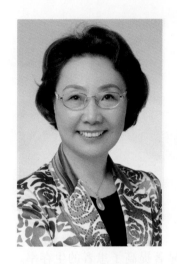

王红阳 主任医师,长江学者特聘教授,博士生导师,肿瘤学、分子生物学专家,中国工程院院士,发展中国家科学院院士。现任国家肝癌科学中心主任、上海东方肝胆外科医院肿瘤临床医学中心主任,国际合作生物信号转导研究中心主任;兼任中国女科技工作者协会会长,中国抗癌协会副理事长等;是吴阶平医学奖、全国创新争先奖奖章获得者,首届国家创新团队奖的学术带头人。

作为肝胆肿瘤领域著名的医学科学家和一名消化科主任医师,坚持面向人民健康和临床重大需求,着力解决我国肝胆肿瘤临床诊疗瓶颈问题,形成了机制研究和诊疗新技术研发、转化两大特色,为提升我国肝胆肿瘤诊疗水平做出了重要贡献。带领团队在国际上较早开展肝癌诊断新标志物的筛选鉴定,发现一批可用于肝癌早期诊断与指导治疗分型的标志物,进行了大量临床验证。在国际上首次制备了 Glypican 3 特异单克隆抗体(2005 年获国家发明专利和美国专利授权),完成了病理诊断和血清诊断试剂盒研发,前者已获国家药品监督局注册认证;是我国第一个具有完全自主知识产权,并推广临床应用近 80 万人次的肝癌诊断试剂盒,是国家传染病重大专项肝癌项目标志性成果之一。作为传染病重大专项副总师和肝癌专项负责人,提出并牵头组织实施肝癌的跨学科攻关研究,阐释乙肝向肝癌恶性转化新机制,经系列规模化临床研究和新技术研发,取得了包括实现高危人群预警监测、肝癌早期诊断、克服肝胆肿瘤耐药和老药新用等转化应用的丰硕成果,引领了肝胆肿瘤防治研究的学科发展。在牵头实施全国多中心前瞻性肝癌极早期筛查的基础上,制定了我国肝癌早筛策略的专家共识,为进一步降低肝癌发病率和患者病死率奠定基础。武汉新冠肺炎疫情发生之初,与军事科学院合作,在国际上较早应用单细胞测序技术综合分析新冠肺炎康复患者外周血单核细胞的转录变化,描绘了新冠病毒在康复早期诱导的免疫细胞信号,加深了对病毒与宿主免疫系统交互作用的认识,助力疫苗和中和抗体的研发。该研究还提示新冠肺炎患者出院后免疫系统依然脆弱,需加强医学观察,以巩固治疗效果。

在 Cell、Cancer Cell、Science Translational Medicine 等有影响的期刊上发表学术论文 300 余篇,近五年获发明专利授权 14 项(含国际专利 3 项);以第一完成人获国家科技进步奖创新团队奖、国家自然科学奖二等奖、上海市自然科学奖一等奖和军队科技进步一等奖等。

程树群　教授、主任医师、博士生导师,现任海军军医大学第三附属医院(上海东方肝胆外科医院)肝外六科主任、海军军医大学门静脉癌栓诊治中心主任。教育部长江学者特聘教授,国家杰出青年科学基金、国务院特殊津贴获得者,国家百千万人才工程"有突出贡献中青年专家",全军创新人才工程拔尖人才,上海市医学领军人才。受聘为中国医师协会肝癌专业委员会主任委员、肝癌专业委员会青年专业委员会主任委员、肝癌专

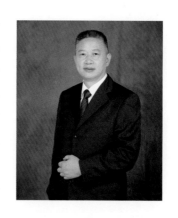

业委员会门静脉癌栓多学科协作专业委员会主任委员、中国门静脉癌栓联盟理事长、中国医师协会第四届理事会理事、中国研究型医院学会数字医学临床外科专业委员会副主任委员、中国医师协会临床精准医疗专业委员会常委、中国图学学会医学图像与设备专业委员会副主任委员、全军转化医学委员会常委、中华外科学会肝脏外科学组青年委员,也是国际肝癌协会(International Liver Cancer Association,ILCA)、欧洲肝病学会(European Association for the Study of the Liver,EASL)、国际转化医学学会(International Society of Translational Medicine,ISTM)会员等。

他在《临床肿瘤学杂志》(*Journal of Clinical Oncology*)、《胃肠病学》

（*Gastroenterology*）、《肝病学》（*Hepatology*）、《肝病学杂志》（*Journal of Hepatology*）、《自然通讯》（*Nature Communications*）、《临床癌症研究》（*Clinical Cancer Research*）、《肿瘤细胞》（*Cancer Cell*）等期刊上发表论文100余篇，主编《肝癌门静脉癌栓治疗》和《肝癌：基础与临床的转化》，参编专著10部，荣获授权发明专利20余项。

　　他以第一责任人承担国家杰出青年科学基金、国家自然科学基金重点项目、国家科技部"十二五"肝炎肝癌重大专项、国家重点基础发展计划（"973"计划）子课题等项目10余项，总经费1 500多万元。作为核心成员荣获2012年首届国家科技进步奖创新团队奖，以第一完成人荣获上海市科技进步奖一等奖、二等奖各1项，荣获上海市医学科技奖二等奖1项，荣获吴孟超医学青年基金奖、全军育才奖银奖等。

序 一

转移是恶性肿瘤区别于良性肿瘤的最主要特征。实体瘤常先形成癌栓，再转移到远处。肝癌门静脉癌栓(肉眼＋微血管)发生率可高达 40%～90%。癌栓既有栓塞血管作用，又有癌细胞转移浸润的特征，被认为是转移的关键起始阶段，是影响实体瘤预后的主要因素。

癌栓的研究涉及肿瘤学、外科学、血液学等多学科。随着分子影像学和分子病理学的发展，科学家们越来越重视对微小转移病灶的研究，如微血管癌栓，是显微镜下内皮细胞衬附的血管腔内见到癌细胞巢团。微血管癌栓多发生在静脉，也见于动脉、胆管和淋巴管内，研究其发生机制、早期预测及防治是当前肿瘤界关注的热点。

笔者从事肿瘤临床与研究达半个世纪，深感诊疗利器(硬件)必不可少，但医学思维(软件)也不可或缺，为此出版了"控癌三部曲"，即对癌症的防治需洋为中用——《消灭与改造并举》；古为今用——从《孙子兵法》中找智慧；近为今用——学毛泽东《论持久战》以弱胜强。新近出版的《西学中，创中国新医学》，感到西医学一点中医的核心理念和中华文明精髓，用中西医结合的办法来防控癌症，也是一条思路。

程树群教授的团队在吴孟超院士的指导下，20 多年来致力于肝癌合并门静脉癌栓的研究，出版了两部《肝癌门静脉癌栓治疗》专著，牵头制定了《肝细胞癌合并门静脉癌栓多学科诊治中国专家共识(2018 年版)》，在癌栓研究领域已形成特色。在此基础上，凝练实体瘤转移的共性问题——癌栓，邀请了全国多位实体瘤研究专家，编写出版《癌栓学》专著，这是研究癌转移的关键切入点,值得鼓励和祝贺!

　　我乐意推荐该书出版,相信从事肝癌和其他实体瘤研究的同道将从中受益,它将有助于加速实体瘤合并癌栓防治的进程。

中国工程院院士

复旦大学中山医院肝癌研究所名誉所长

2021 年 5 月

癌栓是指癌细胞从原发灶脱落,侵入脉管,即与脉管内的异种细胞结合,形成的微小转移灶。在实体瘤中,癌栓发生率非常高,如肝癌中,门静脉癌栓(肉眼＋微血管)发生率达 40%～90.2%;肾癌合并癌栓发生率为 4%～10%;非小细胞肺癌发生率为 5%～30%;胃癌术后脉管癌栓发生率为 35.2%～40.9%;其他如乳腺癌、甲状腺癌等,也有较高的发生率。因此,癌栓可能是所有实体瘤共有的特征,同时也是实体瘤转移的"罪魁祸首"。

癌栓的发生涉及肿瘤学、血液学和其他多学科,过去由于影像技术的限制和认识的局限,专门研究癌栓的创新团队不多,专家更少。在吴孟超院士的指导下,程树群教授和他的团队 20 多年来一直从事肝癌门静脉癌栓的临床和基础研究。我自担任东方肝胆外科研究所的名誉所长以来,也一直在关注、支持他们的研究方向,并给予他们力所能及的指导,帮助向国际同行推荐。令人欣喜的是,他们近年来在门静脉癌栓研究方面取得了丰硕成果,如在国内首先成立静脉癌栓多学科诊治中心,开设门静脉癌栓多学科联合门诊。在临床上,建立了门静脉癌栓程氏分型和东方肝胆癌栓评分,制定了《肝细胞癌合并门静脉癌栓多学科诊治中国专家共识(2018 年版)》等;在基础上,建立了癌栓来源肝癌细胞系,发现了 TGF - β 等多条癌栓发生信号通路和癌栓相关标志物等,文章发表在 *J Clin Oncol*、*Gastroenterolgy*、*Hepatology*、*Clin Cancer Res* 等国际著名杂志上。肝癌门静脉癌栓外科手术等内容被欧洲肝病协会(EASL,2018)接纳和推荐。总之,他们的癌栓研究工作已在国内外形成特色并具学术影响力。

　　鉴于癌栓研究的重要性和特殊性，程树群教授和他的团队于2009年和2018年分别编著了《肝癌门静脉癌栓治疗》第一版和第二版，得到了很好的反响。今天将肝癌合并癌栓扩展到其他实体瘤合并癌栓，邀请了全国多位实体瘤癌栓临床和基础研究的专家编著，并将本书命名为《癌栓学》（英文名为 *The Science of Carcinothrombosis*），不仅是对他们近年来取得的成果进行的总结，同时也是对国内外实体瘤合并癌栓研究的展望，值得庆贺。我乐意推荐该书出版，并乐意推荐从事肝癌以及其他恶性实体瘤研究的同事们参考和查阅，希望对攻克实体瘤合并癌栓有所帮助。

中国科学院院士
香港中文大学教授　刘允怡
2021 年 5 月

序三

癌栓是癌细胞从原发灶脱落，侵入脉管后与脉管内的异种细胞结合，形成的微小转移灶。癌栓可漂浮转移至人体各脏器的脉管种植生长，形成各种转移病灶。转移性肿瘤患者的病死率极高。《癌栓学》系统讨论了癌栓的发生、发展及结局，阐述了肿瘤早期转移机制与防治策略。

癌栓的发生率很高，其危害不言而喻。现阶段，癌栓的发生机制尚不明晰，除肿瘤特有的生物学特征外，已有报道与患者的高凝状态、代谢异常、血小板失活、凝血因子表达过高等相关。实际上，癌栓的研究不仅涉及肿瘤学的前沿科学问题，还与机体免疫、代谢、微环境以及各脏器功能变化密切相关。目前潜心研究癌栓的专家队伍较少，关注的问题也不够系统，因此《癌栓学》的出版有助于引起基础和临床领域的更多关注和更深入研究，促进这一研究领域的快速发展。

降低恶性肿瘤患者的病死率是推进健康中国建设的重要任务，也是改变"谈癌色变"现状的关键环节之一，重视癌栓学的研究将有助于这一攻坚任务的完成。谓之前景广阔，大有可为，还因为：①癌栓是肿瘤转移的病理学特征，不仅可以病理诊断，同时可以通过液体活检获得间接证据诊断；②应用人工智能技术，癌栓可以实现早期预测并指导治疗；③快速发展的大数据病理标本数字成像、单细胞测序及成像技术为癌栓诊断和标记提供了强大的技术支撑。

海军军医大学附属东方肝胆外科医院，特别是程树群教授团队，20多年来一直致力于肝癌合并门静脉癌栓的研究，先后建立了癌栓的程氏分型、东方肝胆癌栓评分，推出了《肝细胞癌合并门静脉癌栓多学科诊治中国专家共识

（2018 年版）》；建立了癌栓细胞系及 PDX 模型，研究和发展了门静脉癌栓术前 3D 成像技术、改良系统化疗等新技术、新方法。研究成果逐渐被国际和国内同行认可并得到推广，使许多不能治的患者变为可治或部分可治。程教授领衔的肝癌门静脉癌栓多学科诊治中心也已成为国内较有影响的临床诊治中心。在此基础上，程教授团队不断总结，提出将癌栓作为肿瘤转移研究的新学科展开研讨，并邀请了全国多位肿瘤临床医学专家共同参与，完成了这部《癌栓学》的编著。该书内容丰富，观点新颖，编纂系统，实属不易，值得祝贺！

我欣然应允写此序言，并推荐出版。希望此书为从事肝癌以及其他恶性肿瘤研究的同行和研究生提供丰富的临床知识、应用的参考和有益的启发，并对肿瘤，特别是肝癌的防控和治疗有所贡献。

中国工程院院士
国家肝癌科学中心主任
海军军医大学东方肝胆外科医院教授、主任医师
2021 年 6 月

转移是恶性肿瘤的主要特征之一。癌细胞从原发灶脱落,侵入血管,即与血细胞结合形成微小转移灶,这就是癌栓。癌栓是癌细胞与不同血细胞的混合体,由它再漂浮转移至人体各脏器血管,再种植生长,形成各种转移病灶。不同于血栓,也不完全类似于肿瘤生长的"生态位(niche)",它是血栓和癌细胞交互的混合物,因此它既有栓塞血管的作用,又有癌细胞的浸润功能,是恶性肿瘤转移的关键起始阶段。

癌栓的特性注定了其危害性很大。因栓塞血管,导致血管中血流不畅,压力陡增,致出血或脏器衰竭,如肝癌门静脉癌栓,致门静脉高压、上消化道出血。癌栓转移至人体器官,致广泛转移,患者因恶病质而死亡。因此,癌栓是肿瘤转移的"罪魁祸首"。

一个还未引起临床和基础科学家重视的事实是:癌栓的发生率比想象中高很多。一般住院患者的血栓发生率为 $20\%\sim40\%$,而肿瘤患者的癌栓发生率达 $40\%\sim60\%$。实体瘤中癌栓发生率非常多见,如肝癌中门静脉癌栓(肉眼+微血管)发生率达 $40\%\sim90.2\%$;肾癌中发生率为 $5\%\sim10\%$;其他肿瘤,如妇科肿瘤、甲状腺癌中,也有很高的发生率。癌栓多发生在静脉,也可发生在动脉、胆管和淋巴管内。

目前,癌栓的发生机制不明,除肿瘤特有的生物学特征外,已有报道与患者的高凝状态、代谢异常、血小板失活、凝血因子表达过高相关。癌栓的研究涉及肿瘤学、血液学和其他多学科合作,目前研究癌栓的专家队伍很少,合作也不多,是值得关注和重视的新领域。

　　我们团队 20 多年来一直致力于肝癌合并门静脉癌栓研究,在临床上,我们在门静脉癌栓程氏分型、东方肝胆癌栓评分、中国专家共识的基础上,建立了癌栓来源肝癌细胞学,发现 TGF-β 等多条癌栓发生信号道路和癌栓相关标志物等,文章发表在 *JCO*、*Gastroenterolgy*、*Hepatology*、*Chin Cancer Res* 等杂志,并被美国肝病协会(EASL,2018)接纳和推荐。研究人员对肝癌合并癌栓的认识随着研究的深入逐步发展:①癌栓不仅仅是肝癌特有的表现,其他实体瘤同样有较高的发生率,可能是所有实体瘤共有的特征;②癌栓是肝癌治疗的瓶颈,同样也是其他实体瘤治疗的瓶颈;③若能早期干预防治,可能对所有实体瘤的转移防治起关键作用。

　　鉴于此,在得到我的恩师吴孟超院士、刘允怡院士和王红阳院士的支持后,我们将本书命名为《癌栓学》,英文名为 *The Science of Carcinothrombosis*。目的是:①癌栓是实体瘤的普遍现象,涉及肿瘤学、外科学、血液学多门学科,它应该是一个新型的交叉学科,研究层次和深度前景广阔,应该作为一个新学科发展;②癌栓危害性大,让更多人来关注、研究癌栓,使肿瘤转移发生率降低,是攻克肿瘤防治的关键之举;③有感于我国现代医学领域几乎所有的理论、指南、技术和方法来自国外,为了抢占高地,实现弯道超车,我们完全应该树立民族自信,建立一套中国人自己创立、发展并引领全球的理论或学术体系,以此贡献中国智慧,贡献中国力量。

　　本书作为推动癌栓学学科发展的开拓性专著,邀请了全国多位实体瘤临床和基础研究的专家参与编写,全书共 6 章,第 1 章涉及癌栓发生、病理、研究方法等,第 2~6 章专述了临床常见实体瘤合并癌栓发生的处理原则和经验。本书内容系统、全面,图文并茂,可供临床肿瘤专家和医生参考,也适合研究生开题和研究。

　　本书编写过程中一直得到我的恩师吴孟超院士的关心和指导,同时得到东方肝胆外科医院肝外六科全体医护人员和研究生的支持和帮助,在此一并表示感谢!

　　由于水平有限,编写仓促,不足之处必然很多,诚恳各位专家和同道指出宝贵意见,以便再版时修订完善。

程树群

2021 年 4 月

目 录

第一章

绪 论

第一节 癌栓学概论

一、癌栓和癌栓学的定义

转移是恶性肿瘤最常见和最主要的特征。大多数实体瘤一般在原发瘤周围先形成癌栓,再向远处转移。癌细胞从原发灶脱落,侵入脉管,即与脉管内的异种细胞结合形成微小转移灶,这就是癌栓(tumor thrombosis; vessel invasion)。癌栓是肿瘤细胞与其他不同细胞的混合体,它漂浮转移至人体各脏器脉管,再种植生长,形成各种转移病灶。不同于血栓,也不完全类似于肿瘤生长的"生态位(niche)",它是癌细胞和其他细胞(大多是血细胞)交互的混合物,因此它既能栓塞血管,又能癌细胞浸润,是恶性肿瘤转移关键的起始阶段。

目前,对癌栓还没有统一的临床和病理定义。癌栓除肿瘤细胞为主外,还混杂血液细胞、免疫细胞及其他未知细胞和间质组织等,癌栓的定义应该从临床、病理、分子层面考虑。一般来说,所有恶性肿瘤只要有脉管转移并形成栓子统称为癌栓。过去癌栓的发现和确诊主要靠尸检,随着现代影像学技术[如B超、计算机断层成像(CT)等]相继应用于临床,尤其近年来三维成像技术的出现,对癌栓的定义和诊断更加直观、全面和精细。肉眼癌栓只要影像学和病理证据,定义或诊断不难。但关于微血管癌栓(microvascular invasion, MVI)则争议较大。MVI是指微血管侵犯,MVI相关的脉管管腔直径在 $100 \sim 200\,\mu m$,影像学技术很难进行显像或诊断。因此,未来很长时间内 MVI 仍将属于病理学范畴,但 MVI 的病理学诊断标准目前还不统一。以肝癌为例,

Sumie 在 2008 年的定义：MVI 为在显微镜下看见癌细胞侵犯门静脉或肝静脉系统的分支；而我国的 MVI 诊断标准是基于 2015 年由中国抗癌协会病理专业委员会等制定的《原发性肝癌规范化病理诊断指南》，对于 MVI 的定义为显微镜下于内皮细胞衬附的血管腔内见到癌细胞巢团。Iguchi 等报道，若管腔内癌细胞数量＞50 个，则与肝癌的预后密切相关；而＜50 个的松散癌细胞虽然亦被诊断为 MVI，但临床上发现此种情况发生率低（＜10％），因为其可能被机体免疫系统清除，属于低复发风险。Feng 等根据肿瘤浸润的深度和癌栓与血管壁的关系，将 MVI 分为 3 种类型：黏附型、侵袭型和穿透型。

除肝癌外，其他实体瘤的癌栓定义也没有统一的标准，尤其是临床标准。因此，今后除病理科需严格制订标本取材、分级等详细标准外，还需要综合临床信息、影像、分子检测等因素，以此制订统一、权威的癌栓定义。

脉管癌栓可分为血管癌栓（blood vessel invasion，又称血管侵犯）和淋巴管癌栓（lymphatic vessel invasion，又称淋巴管侵犯）。BVI 包括大血管癌栓（macrovascular invasion，又称大血管侵犯）和微血管癌栓，是癌细胞在血循环中播散的一种标志。MVI 定义为显微镜下内皮细胞衬附的血管腔内见到癌细胞巢团。

癌栓学是一门研究癌栓发生、发展及结局，阐明肿瘤早期转移的科学。为什么需要将癌栓学作为一种新理论、新学科发展？理由如下：①癌栓是实体瘤转移的普遍现象，涉及肿瘤学、血液学、外科学、病理学等多学科，它应该是一个新型的交叉学科，研究层次和深度前景广阔；②癌栓危害性大，让更多人来关注、研究癌栓，使肿瘤转移发生率降低，是攻克肿瘤防治的关键之举；③有感于我国现代医学领域几乎所有的理论、指南、技术和方法来自国外，为了抢占高地，实现弯道超车，我们完全应该树立民族自信，建立一套中国人自己创立、发展并引领全球的理论或学术体系，以此贡献中国智慧，贡献中国力量。

"癌栓学"的命名值得商榷，中文提"癌栓学"简单明了，英文我们将"癌（carcinoma）"与"栓（thrombosis）"合并，命名为"carcinothrombosis"，或者称为"the science of carcinothrombosis"，以期在 PubMed 等国际文献平台上被收录和推广。

二、癌栓的发生率

癌栓的发生率比想象中的高很多。一般住院患者的血栓发生率为 20％～

40%,而肿瘤患者癌栓发生率达 40%～60%。实体瘤中癌栓非常多见,如肝癌合并胆管癌栓(bile duct tumor thrombi,BDTT)发生率为 1.84%～13%,肝静脉癌栓(hepatic vein tumor thrombus,HVTT)/下腔静脉癌栓(inferior vena cava tumor thrombus,IVCTT)发生率为 0.7%～20%,而门静脉癌栓(portal vein tumor thrombosis,PVTT)最为常见,发生率可达 44%～62.2%。肝癌的 MVI 更常见,有报道它与肿瘤直径成正比,直径 2 cm 肿瘤的 MVI 发生率为 20%,直径 2～5 cm 肿瘤的 MVI 发生率为 30%～60%,而直径 >5 cm 肿瘤的 MVI 发生率则高达 60%～90%。东方肝胆外科医院报道的 5 524 例肝癌手术病例中,MVI 发生率高达 67.1%。其他实体瘤如胃癌术后标本检测出脉管癌栓发生率为 35.2%～40.9%;肾癌合并癌栓发生率为 4%～10%;非小细胞肺癌合并癌栓发生率为 5%～30%;宫颈癌中肿瘤浸润深度 >5 mm 的患者中,MVI 的发生率为 46.7%。其他如乳腺癌、甲状腺癌等,也有很高的癌栓发生率。癌栓多发生在静脉,也可发生在动脉、胆管和淋巴管内。在肝癌中,MVI 多见于癌旁肝组织内的门静脉小分支(含肿瘤包膜内血管),偶可见肝癌侵犯肝动脉、胆管以及淋巴管等脉管小分支。

影响癌栓发生率的原因可能与癌栓的定义和取材方法等病理检测水平相关。随着病理技术的规范和新技术的应用,癌栓尤其是 MVI 的检出率会提高,发生率报道也会增加。以肝癌为例,对直径 <3 cm 肝癌的 MVI 发生率报道不同,东方肝胆医院约 19%,中山医院约 18%,欧美约为 15%,而日本则高达 60%左右。从全国范围内看,2015 年后以我国的标准"7 点"取材法推行后的数据显示肝癌 MVI 的发生率约为 45%。其他实体瘤合并癌栓的发生率也会随着病理取材方法的规范而进一步提高。

三、癌栓的危害性

癌栓的特性注定了其危害性很大。因栓塞血管,可导致血管血流不畅,压力陡增,致出血或脏器衰竭。例如,肝癌患者一旦发生癌栓,病情发展迅速,短时间内即可发生肝内外转移、门静脉高压、黄疸、腹水,中位生存时间仅为 2.7 个月。肾癌合并 IVCTT 患者中位生存时间约 5 个月。此外,癌栓是导致远处转移的起始开关,如胃癌的复发及死因主要是由于胃癌细胞的浸润和远处转移,胃癌患者中有 70%～80%伴有淋巴结受累,胃癌术后标本检测出脉管癌栓发生率为 35.2%～40.9%,淋巴结阳性数目对生存率有显著影响。BVI、LVI

是乳腺癌患者的高危复发因素之一。乳腺癌合并癌栓者与无癌栓者比较,其总生存率显著下降。癌栓转移至人体其他器官,致全身广泛转移,患者因恶病质而死亡。因此,癌栓是肿瘤转移的"罪魁祸首"。

四、癌栓的分型和分期

近年来,随着对癌栓重要性的认识不断深入,人们越来越关注癌栓的分型和分期。癌栓的分型或分期,直接影响治疗的选择和预后,癌栓分型联合原发肿瘤分期是目前国际上对实体瘤分期的要求和发展趋势。例如,上海东方肝胆外科医院 PVTT 诊治中最早将肝癌 PVTT 分为 4 型(程氏分型),HVTT 分为 3 型。联合癌栓分型、肝功能和原发肿瘤的可切除性,又提出并发展为肝癌合并 PVTT 的刘-程分期(2020 年)。美国梅奥医学中心(Mayo Clinic),根据肾静脉癌栓或 IVCTT 顶部的解剖位置提出肾癌合并癌栓的 5 级分类法。

MVI 目前还是病理诊断,对其分型和分期争议较大。肝癌 MVI 分期较其他实体瘤有更多的进展,如 2008 年 Sumie 提出的分期:无 MVI、轻微 MVI(1~5 个 MVI)和严重 MVI(>5 个 MVI)。2009 年 Roayaie 提出的分期:A,无 MVI;B,有 MVI;C,肉眼可见血管侵犯。2015 年中国病理协会提出的 MVI 中国分期:M_0,未发现 MVI;M_1(低危组),≤5 个 MVI,且发生于近癌旁肝组织内(≤1cm);M_2(高危组),>5 个 MVI 或 MVI 发生于远癌旁肝组织内(>1cm)。2018 年 Nitta 提出的分期:1 期,无 MVI;2 期,肿瘤内 MVI;3 期,肿瘤外 MVI;4 期,肉眼可见癌栓。

其他实体瘤的癌栓分型和分期目前报道不多,有必要进一步重视并形成规范。

五、癌栓的发生机制

明确癌栓的发生机制至关重要,可以为临床预防、治疗转移奠定基础。遗憾的是人们至今对癌栓的发生机制还很不清楚。癌栓除原发肿瘤特有的生物学特性外,可能与全身因素如患者的高凝状态、代谢异常、血小板失活、凝血因子表达过高相关。

不同的原发肿瘤发生癌栓的机制可能不完全相同。以肝癌为例,"门静脉血流逆流学说"是较为认可的门静脉肉眼癌栓发生学说:由于绝大多数肝癌患者都伴有不同程度的肝硬化,造成肝实质内部血管和血流动力学一定改变(如易形成湍流、血管内皮细胞受损、远端毛细血管受压闭塞等)导致血流回流受阻——逆流,进一步形成"肝动脉-门静脉瘘",这种病理结构有利于肿瘤细胞回流至门脉系统。此外,门脉系统内营养丰富,血液黏度高,为肿瘤细胞定植于门脉系统提供了方便。在分子生物学基础方面,PVTT 的形成涉及诸如肿瘤细胞黏附、细胞外基质降解、肿瘤细胞驱化和血管生成等多个过程,涉及内皮细胞、巨噬细胞、肿瘤干细胞等多种细胞参与。有研究对 PVTT 临床样本进行分析,结果显示 KDM6A、CIL9、FDG6、AKAP3 和 RNF139 等基因突变与PVTT 的形成关系密切。而 CCR1、CXCR4 等基因的表达可影响肝癌细胞的转移潜能,从而促使肝癌细胞向门脉系统迁移。乙型肝炎病毒(hepatitis B virus,HBV)HBx 蛋白是 HBV 感染肝细胞后,病毒基因与宿主基因组整合后表达的一个重要蛋白,它与 HBV 相关肝癌发生血管侵犯及患者术后复发密切相关。HBV 持续感染后 TGF-β-miR-34a-CCL22 信号通路的活化可能是肝癌患者 PVTT 形成的潜在诱因。上海东方肝胆外科医院程树群课题组的前期研究结果也显示肝癌循环肿瘤干细胞、微 RNA(miRNA)及长非编码 RNA(LncRNA)等因素参与了 PVTT 的形成。

不同的原发肿瘤发生 MVI 也可能不同。Ouaglia 等提出的肝癌 MVI 发生可能:肝癌包膜内生长有肝癌周围血管,癌细胞从这些血管生长突出到肝癌周围空间,这些分支到一定长度可断开,外围包裹的血管内皮受破坏,形成血栓,最后导致 MVI 形成。这些微血管侵犯可通过门静脉分支,变成栓塞性病灶转移或连续血栓/癌栓生长,到达门静脉不同分支,最终被影像学诊断为PVTT。

虽然其他实体瘤血管侵犯形成的机制研究也不少,但实体瘤血管侵犯相关的诸多问题尚未解决。例如,MVI 和大血管侵犯之间是否存在必然联系?MVA 是否是 MVI 的发展末期?大血管侵犯和 MVI 是否一定是实体瘤原发灶产生的?癌栓是否是原发肿瘤与微环境相互作用的结果?上述研究需要临床样本与基础研究共同探讨,有待在动物模型和分子生物学深度进一步探索。

六、癌栓的研究方法

传统的癌栓研究方法主要是通过影像学技术并结合液体活检观察癌栓的特征、性质等,必要时可联合穿刺活检。例如,B 超具有无创、直观的特点,比较适合 MVA 的筛查,同时可以显示癌栓的位置、大小、范围和边界等。CT 具有高分辨率和高定位性,MVA 的特征为静脉壁扩张、边缘强化、管腔内显示相对低密度影。磁共振成像(magnetic resonance imaging,MRI)相较于 CT 具有无辐射、无对比剂、可进行多平面和多参数成像等优势。MRI 检查可明确癌栓的大小、侵犯程度、静脉壁有无侵犯以及鉴别栓子性质等。正电子发射计算机体层显像仪(positron emisson tomography and computed tomography,PET/CT)可准确定位全身代谢最旺盛的肿瘤组织,以此可鉴别脉管栓子的良恶性,也可结合血液指标。以肝癌为例,可包含甲胎蛋白(alpha-fetoprotein,AFP)、AFP 异质体、凝血酶活动指数(plasminogen activator inhibitor,PAI)和血栓前体蛋白在内的多项预测指标,用于判别肝癌大血管侵犯的发生。由于很难在患者术前获得 MVI 的明确诊断,即便是术后病理,由于病理取材方式的随机性以及取材人员的经验等影响,也很难全面评估肿瘤周边正常肝组织内部 MVI 的分布。因此,通过肿瘤的临床特征或患者的血液检测结果预测 MVI 成为可行的替代解决方案之一。

此外,大病理可能是今后研究 MVI 的方向和趋势。传统病理因受取材位置、大小、方向等因素限制,使得检出的病理信息无法定位且存在漏检可能。与传统病理相比较,大病理可最大限度地保持病理的完整性,获得更加完整的病理信息。大病理对肿瘤微小病灶和(或)微转移的检出率高,可观察到其发生规律和特点等,还可以观察到肿瘤周边炎症等情况以及治疗干预后的组织变化情况,也可以与肿瘤微环境等研究相结合更加全面地展现微环境与肿瘤间的关系。借助全切片扫描(whole slide imaging,WSI)技术,将数字化的病理资料与数字化的影像资料相结合,最终获得精确的病理学特征在影像学中的特定变化规律。

近年来,基于机器学习(machine learning,ML)的医学影像学数据分析为癌栓的研究和早期诊断提供了新的思路。ML 是人工智能和统计学衍生出的一个分支,深度学习则是 ML 的分支。ML 算法系统可通过输入的影像学资料来实现影像的正确归类。一旦 ML 系统成功学习到如何对影像进行分类,并在此基础上构建模型,人工智能系统将会根据模型自动识别新的影像从而帮助识别肿瘤或癌栓类型。目前,ML 已被用于多种肿瘤的影像学诊断过程,有研究实现了利用 ML 以 CT、MRI 及 B 超等影像学数据为基础,对实体瘤的良恶性病变进行诊断和鉴别诊断。人工智能的进一步发展可为实体瘤血管侵犯的研究和构建预测标准提供新的思路和方法。

七、癌栓的临床意义

（1）在战略高度上重新评估实体瘤病期。过去对实体瘤的分期主要是依据肿瘤大小、有无远处转移等指标，很少考虑原发灶的微血管转移。如能重视癌栓在初始诊断中的作用，就有可能修改大部分实体瘤的初始诊断，以此重新制订治疗策略。

（2）在战术高度上改变传统的治疗思路。例如，对于合并 MVA，无论原发肿瘤的大小，一般都属于中晚期，直接手术预后很差，目前主张先行新辅助放射治疗（简称放疗）或化学治疗（简称化疗），控制癌栓后再根治原发灶及癌栓，疗效会明显提高。我们开展了一项随机对照试验，对 82 例肝癌合并 PVTT 患者行术前放疗后再手术，与单纯手术比较后发现，术前放疗不仅很好地使癌栓萎缩并降期，同时明显延长了该组患者的总生存期。若在术前预测到 MVI 的存在，最佳的治疗方案是先行放化疗或分子靶向药转化治疗，待 MVI 控制后再对原发灶根治，疗效也可能会有大的改观。

（3）强化辅助治疗。如在手术切除后的肿瘤标本中找到 MVI，说明手术并不彻底，可以指导辅助性治疗，如联合分子靶向药物或化疗，以此进一步降低肿瘤的转移复发率。

（4）癌栓的临床意义更重要的是为肿瘤转移的基础研究凝练了方向和问题导向，传统的实体瘤转移复发研究比较宏观、粗略，没有像癌栓这样具体和精细。另外，癌栓是转移的初始阶段，如能在初始阶段预防、控制癌栓，对实体瘤转移的防治起到事半功倍的效果。

因此，基于动物模型研究不同实体瘤合并癌栓的发生机制和干预措施的前景广阔、意义深远。

（程树群）

参考文献

[1] Abel E J, Masterson T A, Karam J A, et al. Predictive Nomogram for Recurrence following Surgery for Nonmetastatic Renal Cell Cancer with Tumor Thrombus[J]. J Urol, 2017, 198(4): 810 - 816.

[2] Abel E J, Spiess P E, Margulis V, et al. Cytoreductive nephrectomy for renal cell carcinoma with venous tumor thrombus[J]. J Urol, 2017, 198(2): 281 - 288.

［3］ Bertini R, Roscigno M, Freschi M, et al. Impact of venous tumour thrombus consistency(solid vs friable) on cancer-specific survival in patients with renal cell carcinoma［J］. Eur Urol, 2011, 60(2): 358 – 365.

［4］ Cheng S, Chen M, Cai J. Chinese expert consensus on multidisciplinary diagnosis and treatment of hepatocellular carcinoma with portal vein tumor thrombus: 2016 edition ［J］. Oncotarget, 2017, 8(5): 8867 – 8876.

［5］ Dekker T J, van de Velde C J, van Bruggen D, et al. Quantitative assessment of lymph vascular space invasion(LVSI) provides important prognostic information in node-negative breast cancer［J］. Ann Oncol, 2013, 24(12): 2994 – 2998.

［6］ Forner A, Reig M, Bruix J. Hepatocellular carcinoma［J］. Lancet, 2018, 391 (10127): 1301 – 1314.

［7］ Hamanaka R, Yokose T, Sakuma Y, et al. Prognostic impact of vascular invasion and standardization of its evaluation in stage Ⅰ non-small cell lung cancer［J］. Diagn Pathol, 2015, 10: 17.

［8］ Ieni A, Barresi V, Cardia R, et al. The micropapillary/hobnail variant of papillary thyroid carcinoma: A review of series described in the literature compared to a series from one southern Italy pathology institution［J］. Rev Endocr Metab Disord, 2016, 17 (4): 521 – 527.

［9］ Li J J, Yin H K, Guan D X, et al. Chemerin suppresses hepatocellular carcinoma metastasis through CMKLR1-PTEN-Akt axis［J］. Br J Cancer, 2018, 118(10): 1337 – 1348.

［10］ Ma Q, Dieterich L C, Ikenberg K, et al. Unexpected contribution of lymphatic vessels to promotion of distant metastatic tumor spread［J］. Sci Adv, 2018, 4(8): eaat4758.

［11］ Maltoni R, Fici P, Amadori D, et al. Circulating tumor cells in early breast cancer: a connection with vascular invasion［J］. Cancer Lett, 2015, 367(1): 43 – 48.

［12］ Mierke C T. The matrix environmental and cell mechanical properties regulate cell migration and contribute to the invasive phenotype of cancer cells［J］. Rep Prog Phys, 2019, 82(6): 064602.

［13］ Montagnani F, Crivelli F, Aprile G, et al. Long-term survival after liver metastasectomy in gastric cancer: systematic review and meta-analysis of prognostic factors［J］. Cancer Treat Rev, 2018, 69: 11 – 20.

［14］ Sekiguchi M, Sekine S, Oda I, et al. Risk factors for lymphatic and venous involvement in endoscopically resected gastric cancer［J］. J Gastroenterol, 2013, 48 (6): 706 – 712.

［15］ Shi J, Lai E C, Li N, et al. A new classification for hepatocellular carcinoma with portal vein tumor thrombus［J］. J Hepatobiliary Pancreat Sci, 2011, 18(1): 74 – 80.

［16］ Shimada Y, Saji H, Kato Y, et al. The frequency and prognostic impact of pathological microscopic vascular invasion according to tumor size in non-small cell lung Cancer[J]. Chest, 2016, 149(3): 775 - 785.

[17] Spaans V M, Scheunhage D A, Barzaghi B, et al. Independent validation of the prognostic significance of invasion patterns in endocervical adenocarcinoma: Pattern A predicts excellent survival[J]. Gynecol Oncol, 2018, 151(2): 196 - 201.

[18] Sun J X, Shi J, Li N, et al. Portal vein tumor thrombus is a bottleneck in the treatment of hepatocellular carcinoma [J]. Cancer Biol Med, 2016, 13(4): 452 - 458.

[19] Sun J, Yang L, Shi J, et al. Postoperative adjuvant IMRT for patients with HCC and portal vein tumor thrombus: An open-label randomized controlled trial[J]. Radiother Oncol, 2019, 140: 20 - 25.

[20] Tritschler T, Kraaijpoel N, Le Gal G, et al. Venous thromboembolism: advances in diagnosis and treatment[J]. Jama, 2018, 320(15): 1583 - 1594.

[21] Visser N C M, Werner H M J, Krakstad C, et al. Type of vascular invasion in association with progress of endometrial cancer[J]. Apmis, 2017, 125(12): 1084 - 1091.

[22] Wang T, Hu H S, Feng Y X, et al. Characterisation of a novel cell line(CSQT - 2) with high metastatic activity derived from portal vein tumour thrombus of hepatocellular carcinoma[J]. Br J Cancer, 2010, 102(11): 1618 - 1626.

[23] Weichand B, Popp R, Dziumbla S, et al. S1PR1 on tumor-associated macrophages promotes lymphangiogenesis and metastasis via NLRP3/IL-1beta[J]. J Exp Med, 2017, 214(9): 2695 - 2713.

[24] Yang P, Li Q J, Feng Y, et al. TGF-beta-miR-34a-CCL22 signaling-induced Treg cell recruitment promotes venous metastases of HBV-positive hepatocellular carcinoma[J]. Cancer Cell, 2012, 22(3): 291 - 303.

[25] Zhang X P, Gao Y Z, Chen Z H, et al. An eastern hepatobiliary surgery hospital/ portal vein tumor thrombus scoring system as an aid to decision making on hepatectomy for hepatocellular carcinoma patients with portal vein tumor thrombus: A multicenter study[J]. Hepatology, 2019, 69(5): 2076 - 2090.

[26] Zhang X P, Wang K, Wei X B, et al. An eastern hepatobiliary surgery hospital microvascular invasion scoring system in predicting prognosis of patients with hepatocellular carcinoma and microvascular invasion after R0 liver resection: A large-scale, multicenter study[J]. Oncologist, 2019, 24(12):e1476 - e1488.

[27] Zhang X P, Jiang Y B, Zhong C Q, et al. PRMT1 promoted HCC growth and metastasis in vitro and in vivo via activating the STAT3 signalling pathway[J]. Cell Physiol Biochem, 2018, 47(4): 1643 - 1654.

[28] Zhang X P, Wang K, Guo W X, et al. Is sorafenib an optimal treatment for hepatocellular carcinoma with macrovascular invasion or metastatic disease [J]. Hepatology, 2018, 68(2): 786.

第二节　肿瘤合并癌栓的临床表现、诊断及治疗

肿瘤是人类健康的重大威胁,其临床表现与临床特征具有共性,比如局部可表现为肿块、疼痛、出血等,全身可表现为肿瘤热、恶病质等。部分肿瘤的进展可表现为癌栓的生成。肿瘤的生长依赖于肿瘤性血管生成,肿瘤内形成微血管,一旦脉管内的肿瘤细胞与异种细胞结合,就形成脉管癌栓。肿瘤突破静脉壁后,因血流向心流动,受血流的冲击,滚动成栓,或按血管腔形态成条状或块状,癌栓可蔓延至大血管甚至脱落。肿瘤合并脉管癌栓与淋巴结转移、肿块大小、肿瘤分期、淋巴结转移阳性等病理指标有显著相关性。癌栓形成通常是癌细胞进入静脉的管腔内,与纤维蛋白形成沉积,此后在血管内继续生长所致。进入血管内的肿瘤细胞与纤维蛋白和血小板形成栓子,这种栓子被运送到其他部位,或在原位经 $3\sim 6\,h$ 后穿过血管壁,在血管周围形成继发瘤。因此,癌栓在转移灶的形成过程是重要因素之一。脉管癌栓可分为 BVI 和 LVI。BVI 又包括 MVA 和 MVI,是癌细胞在血循环中播散的一种标志。MVI 定义为显微镜下内皮细胞衬附的血管腔内见到癌细胞巢团。在肝癌中,MVI 多见于癌旁肝组织内的门静脉小分支(含肿瘤包膜内血管),偶可见肝癌侵犯肝动脉、胆管以及淋巴管等脉管小分支。《原发性肝癌规范化病理诊断指南(2015 年版)》(简称《指南》)已经对肝癌 MVI 的取材程序、诊断及分级标准做了详细说明,《指南》推荐了肝癌标本"7 点"基线取材方案,并经 MVI 进行了分级:M_0,未发现 MVI;M_1(低危组),$\leqslant 5$ 个 MVI,且发生于近癌旁肝组织区域($\leqslant 1\,cm$);M_2(高危组),> 5 个 MVI,或 MVI 发生于远癌旁肝组织区域($> 1\,cm$)。随着 MVI 的进展,癌栓增大沿着管腔蔓延至主要静脉,并且最终形成肉眼可视癌栓。MVI 和肉眼可视癌栓是肝癌患者预后不良的重要因素。

根据肿瘤的不同特性,癌栓分布亦有不同,原发性肝癌常见 PVTT,肾癌可见肾静脉癌栓及 IVCTT,胃癌、肺癌、甲状腺癌亦常见 MVI。近年来随着癌栓研究的不断深入,病理学上将脉管癌栓作为评估肿瘤恶性程度的重要生物学指标,在《国际抗癌联盟/美国癌症联合委员会(UICC/AJCC)指南》中将脉管癌栓作为肝细胞癌复发和预后的重要标志。脉管癌栓是胃癌、乳腺癌等肿瘤浸润和转移的重要步骤。

一、流行病学

不同的肿瘤因为肿瘤细胞的不同特性及血管分布的不同情况,癌栓的发生率亦有所不同。

肝癌合并脉管癌栓发生率高,其中 BDTT 发生率为 1.84%～13%,HVTT/IVCTT 发生为 0.7%～20%,而 PVTT 最为常见,发生率可达 44%～62.2%。肝癌患者一旦出现脉管癌栓,病情发展迅速,短时间内即可发生肝内外转移、门静脉高压、黄疸、腹水,中位生存时间仅为 2.7 个月,脉管癌栓是目前公认的肝癌预后不良的主要危险因素。乙肝、丙肝阳性以及肝硬化的肝细胞癌患者,其 PVTT 的发生率明显增高;肝功能 Child - Pugh C 级、AFP 增高以及肿瘤个数的增加是发生 PVTT 的危险因素。

肾癌倾向于侵袭肾静脉系统,形成延及下腔静脉甚至右心房的癌栓,静脉系统侵袭是局部进展性肾癌的临床特点之一。肾癌合并发生率占所有肾癌患者的 4%～10%,0.3%～1.0% 的癌栓甚至可延伸至右心房。未经治疗的肾癌合并 IVCTT 患者自然病程短、预后差,其中位生存时间约 5 个月,1 年生存率约 29%。癌栓并不是影响肾癌患者预后的主要因素,肾癌根治联合 IVCTT 切除术后患者 2～3 年的生存率可达 75%,5 年生存率为 40%～65%。此类手术因癌栓的侵及范围不同,手术方式从部分阻断下腔静脉到体外循环下取栓,围术期常出现剧烈的血流动力学波动,甚至出现右心室流入-流出道梗阻、肺栓塞、心搏骤停等恶性事件,患者的病死率达 6%～9%。

胃癌的复发及死因主要是由于胃癌细胞的浸润和远处转移,脉管侵犯是胃癌细胞发生远处转移的重要因素。脉管癌栓意味着胃癌细胞存在于血管系统或淋巴管中,胃癌中脉管癌栓是淋巴转移的危险因素。胃癌患者中有 70%～80% 伴有淋巴结受累,淋巴结阳性数目对生存率有显著影响。胃癌术后标本检测出脉管癌栓阳性率为 35.2%～40.9%。其中无淋巴转移时,脉管癌栓阳性率为 17.7%;而淋巴转移阳性时,脉管癌栓阳性率为 51.8%,说明脉管癌栓与淋巴转移相关。肿瘤浸润浆膜层发生脉管癌栓阳性的比例明显增高,原因是浆膜层是由疏松结缔组织和外表面的间皮构成,疏松结缔组织中包含血管、淋巴管及神经纤维。当癌细胞突破肌层到达浆膜层时,浸润淋巴管、血管的可能性大为增加。

脉管癌栓在非小细胞肺癌(non-small cell lung cancer,NSCLC)的发生率

为 5％～30％,是肿瘤侵犯脉管系统和淋巴转移的先决条件。在乳腺癌中,腋窝淋巴结无转移的乳腺癌患者,脉管内有癌栓组与无癌栓组比较,总生存率显著下降。BVI 和 LVI 是乳腺癌患者的高危因素。甲状腺癌合并颈内静脉癌栓在临床上相当罕见,通常预示病变广泛,预后不佳。在宫颈癌中肿瘤浸润深度＞5 mm 的患者中,MVI 的发生率为 46.7％。

二、临床表现

1. 局部表现

当不同肿瘤发生并伴随癌栓形成时,通常表现为系统内的临床症状及相应血管阻塞的临床表现。

肝癌合并 PVTT 常常出现腹胀、腹泻、食欲缺乏、恶心呕吐、黄疸等临床症状。PVTT 致门静脉回流障碍,胃肠道淤血、水肿,早期因肠胀气而腹胀明显,晚期合并腹水加重腹胀表现。腹泻多因胃肠道淤血致消化不良所致,突出表现为抗生素治疗无效的顽固水样便,一般常在食后即腹泻。合并 PVTT 的肝癌多属于中晚期,因此常常合并肝功能损害,患者食欲缺乏明显。恶心呕吐常因肿瘤压迫胃肠道或肿瘤产生毒素所致,有时仅仅表现呃逆。黄疸多为肝癌伴有 PVTT 晚期表现,可表现为肝细胞性黄疸,也可表现为阻塞型和肝细胞性混合型,且多为无痛性、渐进性黄疸。在 PVTT 形成晚期,由于门静脉高压和凝血功能障碍,可出现上消化道出血,表现为呕血和黑便,严重时出现肝肾综合征、肝性脑病等并发症。肝癌合并胆管癌栓(BDTT)的患者,其癌栓可阻塞胆总管导致梗阻性黄疸、胆道出血等。肝癌伴 HVTT 较 PVTT 少见,但是HVTT 可进一步延伸引起下腔静脉或右心房癌栓,癌栓堵塞导致巴德-基亚里综合征(Budd-Chiari syndrome,又称布-加综合征),癌栓脱落导致心脏停搏、肺栓塞、肺内肿瘤播散,甚至猝死,后果更为严重。

肾癌合并癌栓患者可伴有肿瘤侵犯相关症状,如腹痛、腰痛、血尿、腹部包块,继发静脉阻塞相关症状:下肢水肿、急性精索静脉曲张、肝胃不适、腹壁表浅静脉曲张、腹水、肺栓塞等。但是当癌栓造成下腔静脉完全梗阻时,人体可以代偿形成侧支循环,可没有下腔静脉梗阻的症状和体征。甲状腺癌中如癌栓到达上腔静脉,患者可能会出现上腔静脉综合征,即面颈部、上肢及胸部淤血水肿。

2. 全身症状

肿瘤合并癌栓往往预示着肿瘤的进展与不良预后,可表现一些全身症状,如发热、消瘦、恶病质等。发热多由癌栓及癌组织的坏死及肿瘤代谢产物引起,多伴有寒战,表现为持续型或弛张型,应用抗生素治疗无效;随着肿瘤及癌栓的进展,往往发热频繁,且出现恶病质,患者消瘦更为明显。

三、影像学检查

1. CT

CT 具有高分辨率和高定位性,对于判断 MVA 具有重要意义,其典型特征为静脉壁扩张、边缘强化、管腔内显示相对低密度影以及周围软组织肿胀。大静脉癌栓如果在 CT 上显示"指环征",即在癌栓外围见较高密度的"指环"影,往往提示癌栓并未侵犯血管内皮,术中很有可能将癌栓直接拔脱。此外,CT 检查还可了解癌栓的上下界,对于手术具有很好的指导意义。在预测癌栓等级的准确性方面,CT 等影像学表现与最终术后病理的一致率可达到 $86\% \sim 94\%$。高分辨率 CT 对癌栓的诊断能力显著提高,术前简单的高分辨率 CT 扫描可以预测脉管癌栓发生的可能性,其敏感度和特异度分别为 75% 和 72%,后期的二维及三维重建可多平面、多角度地显示癌栓与周围组织及血管的关系,显示血管壁癌栓侵犯情况以及癌栓顶端位置,利于术前诊断及分级。三维 CT(3D-CT)技术可全方位、多角度显示癌栓的分布及癌栓与周围血管、神经的毗邻关系,评估癌栓侵犯血管壁的程度,对癌栓的诊断及分级有重要参考意义。由于 CT 诊断癌栓依赖于对比剂,所以在门静脉期时,下肢静脉未强化血流与肾静脉强化血流混合,会造成下腔静脉不均匀强化,出现假癌栓现象。

例如,肝癌合并 PVTT 具有特征性的 CT 表现:造影剂在肿瘤组织的动脉期出现快速不均质血管强化和门静脉期出现快速洗脱,即"快进快出"征象。Tublin 对 47 例癌栓和血栓的 CT 表现进行研究,发现癌栓组门静脉平均直径为 2.3 cm,血栓组平均直径为 1.6 cm。83% 的癌栓有强化影,仅 18% 的血栓有强化影。癌栓中有 43% 可见新生血管,而血栓中无一例有新生血管,结果认为在增强 CT 中,若门静脉内栓子直径>2.3 cm 或门静脉栓子内有新生血管,则癌栓可能性大,PVTT 诊断的敏感度和特异度分别为 86% 和 100%。目前 PVTT 诊断最主要的方法是 CT,临床应用也最为广泛,但是目前诊断正确率仍不理想，特别是对于微癌栓，这需要 CT 技术的进一步发展，也需联合其他影像学方法共同诊断。

2. MRI

MRI 相较于 CT 具有无辐射、无对比剂、可进行多平面多参数成像等优势，成为肾癌合并静脉癌栓的首选诊断方法，同时也是诊断肾癌合并癌栓的"金标准"，诊断癌栓浸润下腔静脉壁的敏感度、特异度及准确率分别为 100%、89% 和 92%。血液流空效应是 MRI 血管成像的基础，但是血液流动增强时造成的伪影可导致癌栓判读失误。当出现癌栓时，其在 MRI 图像上显示为与肿瘤相似的信号。MRI 检查在显示癌栓及有无肿大淋巴结方面优于 CT 检查，MRI 可明确癌栓的大小、延伸范围、静脉壁有无侵犯以及鉴别栓子性质，但对于较小癌栓容易遗漏，故应该结合 CT 检查进行诊断。

肝癌合并 PVTT 在 MRI 显像中 T_1 加权像呈腔内等信号或低信号，质子像及 T_2 加权像中呈条状高信号，增强可见充盈缺损，但 MRI 的成像更加清晰，且能判断癌栓对管壁的侵犯程度。对于 PVTT 的诊断也有采用 MRI 的弥散加权成像（diffusion weighted imaging，DWI）或表观弥散成像（apparent diffusion coeffecient，ADC）。DWI 和 ADC 可以提高 PVTT 的诊断准确性。杨伟斌等认为，MRI 可准确鉴别癌栓与血栓。研究发现，PVTT 多数临近原发灶，T_1 加权像呈低信号，且与原发病灶同步强化，部分病灶快速生长致局部血管膨胀性改变；血栓与原发灶无临近关系，表现为 T_1 加权像高信号，无强化，常无血管形态改变。MRI 能够准确判断血管栓子的性质，且无辐射危害，已成为诊断癌栓的重要手段。近来，MRI 结合三维动态血管成像技术，癌栓诊断率又有了显著提高。MRI 作为 PVTT 的一项重要辅助检查方法，以及 CT 重要的补充，在 PVTT 的诊断中发挥着至关重要的作用。

3. 超声

B 超检查具有无创、直观、方便、费用低廉等特点，比较适合 MVA 的筛查，且可以显示癌栓的位置、大小、范围和边界等。伴随着技术的发展，介入性超声、超声造影、3D 超声等不断进步，对癌栓而言，普通超声和彩色多普勒超声（简称彩超）已成为 MVA 首选的检查工具。

癌栓主要发生在主瘤附近的静脉内，偶有不近主瘤或在远处。例如，肝癌通常伴有 PVTT，肾癌伴有 IVCTT，甲状腺癌伴有颈内静脉癌栓等。超声可见静脉内径明显增宽，管壁可清晰或不清，腔内充满长条形或椭圆形中低回声不均质团块,伴癌栓部位的血管扩张。B 超诊断 PVTT 的主要特点:门静脉内充盈低回声性占位,门静脉变形,从而产生侧支循环。但是临床上肿块过大压迫门静脉导致显示不清、患者过于肥胖及彩超机器的性能、操作医师的经验等都会导致 PVTT 诊断的偏差。

彩超在具备普通超声的功能基础上,还能提供丰富的血流动力学信息,能有效检测癌栓中脉管频谱,能明确判断 IVCTT 的大小、部位和长度,通过血流灌注信息协助判断下腔静脉梗阻程度。超声检查可早期发现临床无症状的肾癌患者,敏感度较高,且超声检查无创伤、操作简便,是临床首选诊断肾癌的影像学方法。癌栓常见的彩超显像特点:①静脉腔内血流中断,栓子处无血流信号通过,见于充满型癌栓,提示管腔内血流完全中断;②静脉腔内栓子处探及纤细的血流束,见于二维显像显示的充满型,栓子和管壁间几乎未见无回声区,但彩超可以显示有血流信号,脉冲多普勒检测有静脉血流频谱,提示管腔尚有极少量血流通过;③静脉管腔内血流束变细或部分充盈缺损,见于未充满型栓子;④栓子内间断出现点状血流信号,脉冲多普勒检测到动脉血流频谱,提示为动脉血流。但超声诊断存在一定的局限性,在肥胖患者以及肠道气体较多时,会影响病灶显示,可出现漏诊和误诊情况。同时,彩超对于甲状腺癌的诊断有相当重要的意义,通常可以发现颈内静脉癌栓的存在。

超声造影是利用造影剂后散射回声增强这一原理,达到提高超声分辨力、诊断敏感度和特异度的一项技术,被誉为继普通超声、彩超之后的第三次革命。由于造影剂微泡的直径远小于癌栓内滋养动脉的管径,造影剂可顺利通过癌栓内滋养动脉,所以超声造影可以实时动态地显示微循环血流灌注,真正地观察到癌栓内部血管的情况。超声造影时,还可根据癌栓动脉相增强、静脉相消退的特点,与普通血栓进行鉴别。因此,超声造影已成为诊断癌栓的重要影像学手段。

4. PET/CT

PET/CT 是一种灵敏度高,可准确定位全身代谢最旺盛的肿瘤组织的检测手段。PET/CT 可鉴别静脉栓子的良恶性,了解癌栓在静脉内的延伸范围,评估有无全身转移,为临床医师对癌栓进行分级和制订最佳治疗方案提供重要依据。

四、诊断

（一）临床诊断

以下以肝癌合并脉管癌栓为例。

1. PVTT

PVTT 是肝癌发生和发展过程中的表现之一，对 PVTT 的诊断必须结合肝癌的诊断。若肝癌诊断明确，又有 PVTT 的征象，则肝癌合并 PVTT 的诊断成立。PVTT 的影像学检查方法包括 B 超、CT 平扫及增强、MRI 的 $T_1WI/T_2WI/DWI$ 及增强、数字减影血管造影（digital subtraction angiography，DSA）等，其中增强需包括动脉期、门静脉期及延迟期，即三期扫描。计算机体层血管成像（CT angiography，CTA）及磁共振血管成像（magnetic resonance angiography，MRA）可全面了解肝动脉、门静脉及肝静脉，特别对 PVTT 的全貌显示较好，规范化的检查方法是全面了解肝癌及 PVTT 的技术保证，是正确诊断的基础。一般在肝癌诊断的基础上，若有下列影像学特征者，则 PVTT 的诊断成立：①B 超示门静脉内充满或部分填充性占位，大多呈低回声，彩超测定示占位性病变内有血流且呈动脉性频谱。②在门静脉期，CT 增强时门静脉内可见条状低密度充盈缺损影，部分患者在动脉期时可见门静脉早期显影，以及细线样的高密度影，提示有门静脉瘘和 PVTT 供血动脉；延迟期肝静脉及下腔静脉如有癌栓，其内可见充盈缺损影。③MRI 示门静脉占位性病变 T_1WI 中呈腔内等信号或低信号，质子像及 T_2WI 中呈条状高信号，增强示充盈缺损，表现与 CT 相似。④DSA 表现为与门静脉平行的线条状低密度影，密度不均匀的充盈缺损或圆形、卵圆形边界清楚的充盈缺损。⑤肝癌切除术后，虽然肝内未见有肿瘤转移或复发，但门静脉内有占位性病变，首先考虑为肝癌术后复发癌栓形成。

2. HVTT/IVCTT

HVTT/IVCTT 是肝癌发生和发展过程中的表现之一，对 HVTT/IVCTT 的诊断必须结合肝癌的诊断。若肝癌诊断明确，又有 HVTT/IVCTT 征象，则肝癌合并 HVTT/IVCTT 的诊断成立。除癌栓完全阻塞下腔静脉出现布-加综合征外，HVTT/IVCTT 的临床表现与肝癌相似，主要依靠影像学诊断。HVTT/IVCTT 的影像学检查方法包括 B 超、CT 平扫及增强、MRI 的 $T_1WI/T_2WI/DWI$ 及增强等，其中增强需包括动脉期、门静脉期及延迟期，即三期扫描,癌栓在门静脉及延迟期显示较为清楚。MRA 可全面了解肝静脉及下腔静脉走行,特别对 HVTT/IVCTT 的全貌显示较好。规范化的检查方法是全面了解肝癌及 HVTT/IVCTT 的技术保证,也是正确诊断的基础。一般在肝癌诊断的基础上,若有下列影像学特征者,则 HVTT/IVCTT 的诊断成立:①B 超示血管内癌栓和主瘤灶的回声相似,多呈稍低或稍高回声,彩超测定示血管腔内有血流且呈动脉性频谱,但当癌栓较小或仅有血管壁侵袭时则较难判断。②CT 平扫提示肝静脉或下腔静脉内低密度或等密度病灶,少数可因癌栓内出血形成高密度病灶。增强检查的特征为肝静脉或下腔静脉内的低密度充盈缺损,癌栓无明显强化,下腔静脉壁可出现环形强化("戒指"征)。③MRI 示血管占位性病变 T_1WI 中呈腔内等信号或低信号,质子像及 T_2WI 中呈条状高信号,增强示充盈缺损,表现与 CT 相似;MRA 及冠状部可观察 HVTT/IVCTT 侵犯范围及癌栓头部情况,为手术方法设计提供依据。部分 IVCTT 向上生长可进入右心房,即右心房内结节样充盈缺损。

3. BDTT

BDTT 也是肝癌发生和发展过程中的表现之一,对 BDTT 的诊断必须结合肝癌的诊断,若肝癌诊断明确,又有 BDTT 的征象,则肝癌合并 BDTT 的诊断成立。BDTT 的临床表现除原发性肝癌的一般临床表现外,还可能包括梗阻性黄疸、突发腹痛及胆管炎表现等。BDTT 的影像学检查方法包括 B 超、CT 平扫及增强、MRI 的 $T_1WI/T_2WI/DWI$ 及增强等,其中增强需包括动脉期、门静脉期及延迟期,即三期扫描,MRCP 可全面了解肝内外胆道系统,特别对 BDTT 的全貌显示较好。规范化的检查方法是全面了解肝癌及 BDTT 的技术保证,是正确诊断的基础。一般在肝癌诊断的基础上,若有下列影像学特征者,则 PVTT 的诊断成立:①B 超示胆管内低回声、絮状回声、实质回声及肝脏占位等,在超声回声图像表现为"乳头状",并合并有胆管扩张等主要特征,彩超测定示胆管内占位性病变内有血流且呈动脉性频谱;②CT 提示局部胆管扩张,内可见到近圆形或椭圆形占位,且与胆管壁存在胆汁间隙,其 CT 值高于胆汁,与肝内占位的密度相近,增强时 BDTT 与原发灶有相似的"快进快出"改变;③MRI 示胆管占位性病变 T_1WI 中呈腔内等信号或低信号,质子像及 T_2WI 中呈条状高信号,增强示充盈缺损,表现与 CT 相似;磁共振胰胆管成像 (magnetic resonance cholangiopancreatography,MRCP)可观察 BDTT 全貌,膨胀性充盈缺损影为其典型表现,阻塞远端的肝内胆管多呈软藤征样扩张表现,BDTT及胆管壁均较光滑,大部分合并有肝内原发灶。

(二)癌栓分型

1. PVTT分型

上海东方肝胆外科医院程树群教授等根据癌栓的发展程度将PVTT分为4型:Ⅰ型,癌栓累及二级以上门静脉分支;Ⅱ型,癌栓累及一级门静脉分支;Ⅲ型,癌栓累及门静脉主干;Ⅳ型,癌栓累及肠系膜上静脉或下腔静脉。癌栓的分型对于PVTT治疗具有巨大的临床意义:如判断预后的效果、评价治疗的效果、制订有效的治疗方案、完善肝癌的分期等。目前,我国通常采用以上分型方法,又称程氏分型法。

2. IVCTT分型

临床上依据癌栓近心端在下腔静脉内所处的解剖位置,将IVCTT分为3型:①肝后型(Ⅰ型),癌栓位于肝后下腔静脉内,但在横膈平面以下;②肝上型(Ⅱ型),癌栓已经越过膈肌平面的下腔静脉,但在心房外;③心内型(Ⅲ型),癌栓超过横膈水平的下腔静脉,进入右心房内。

3. BDTT分型

Ueda将BDTT分为4型,为了便于指导临床治疗,Satoh等简化了临床分型:Ⅰ型,癌栓位于胆道的一级分支,未到达左右肝管汇合部;Ⅱ型,癌栓延伸超过左右肝管汇合部;Ⅲ型,癌栓游离于原发肿瘤,在胆总管腔内生长。上海东方肝胆外科医院结合外科手术需要及便于预后判断将其分5型:Ⅰ型,与原发灶相连的癌栓侵入同侧二级胆管以上;Ⅱ型,与原发灶相连的癌栓延伸至同侧一级胆管;Ⅲa型,与原发灶相连的癌栓延伸至肝外胆管内,Ⅲb型,癌栓延伸至对侧胆管内,致两侧肝内胆管均扩张;Ⅳa型,与原发灶不连的癌栓侵及同侧肝内或肝外胆管;Ⅳb型,癌栓延伸至对侧胆管内;Ⅴ型,肝外胆管内孤立的癌栓,原发灶不明确。

4. 肾癌合并癌栓分级

2004年,美国梅奥医学中心根据肾静脉癌栓或IVCTT顶部的解剖位置提出肾癌合并癌栓的5级分类法,具体分级标准和手术策略如下:0级,肾静脉癌栓,手术同肾根治性切除术;Ⅰ级,距肾静脉开口≤2 cm IVCTT,术中可将癌栓挤回肾静脉再行肾根治性切除术;Ⅱ级,距肾静脉开口>2 cm但是低于肝静脉的癌栓,术中需要在肝静脉以下阻断下腔静脉;Ⅲ级,肝静脉内但低于膈肌的癌栓,术中需要静脉-静脉转流;Ⅳ级,高于膈肌的癌栓,术中须行体外循环。中国人民解放军总医院回顾性总结了百余例癌栓微创手术经验,以解剖标志为基础,提出了适合腹腔镜及机器人等微创手术的癌栓新分类标准——"301分级"标准,具体为:右肾静脉癌栓为0级,左肾静脉癌栓根据是否超过肠系膜上动脉分为0_a及0_b级。IVCTT分为4级:第一肝门以下的IVCTT为Ⅰ级;第一肝门以上至第二肝门为Ⅱ级;第二肝门至膈肌水平为Ⅲ级;膈肌以上为Ⅳ级。同时综合考虑癌栓高度、下腔静脉阻塞程度、侧支循环建立情况、下腔静脉壁侵犯情况、近/远心端血栓等因素,为每类分级标准提出了对应的手术策略。

五、鉴别诊断

静脉癌栓主要与静脉血栓鉴别,后者可继发于静脉炎、凝血功能亢进、严重肝硬化或近期有脾脏切除和门静脉断流手术史。鉴别诊断要点:①静脉血栓患者常常无肿瘤病史,但多继发于心功能差导致的血流缓慢、血液凝固性增高、血管内壁粗糙等,影像学显示静脉充盈缺损,一般考虑为静脉血栓;②确诊原发性肿瘤且有肿瘤切除术病史,术后发现相邻静脉栓子形成,一般考虑为静脉血栓,可给予诊断性口服阿司匹林等溶栓性药物,静脉血栓可逐渐消退,若不消退或栓塞更为严重则考虑为癌栓,必要时可行穿刺活检明确;③若原发肿瘤较大或术前已经诊断为合并脉管癌栓,术后出现静脉内占位,首先考虑为癌栓,应按肿瘤复发积极治疗;④癌栓多从肿瘤内血管向相邻大血管蔓延。

六、治疗

以往癌栓的治疗方法很少,患者的预后很差,生存期很短。随着医学的高速发展,目前临床对于癌栓的治疗方法有许多种,如手术治疗、放疗、化疗、介入治疗、靶向药物治疗等,其中最常用的治疗方法为手术切除。上述各种治疗方法均在一定程度上改善了患者的预后,但仍未达到理想效果。近来,越来越多的学者推荐联合多种治疗方法为一体的多学科诊治模式。以下分别介绍这几类治疗方法:

(一)手术治疗

目前,根治性肿瘤切除＋癌栓取出手术仍然是癌栓患者首选的治疗方法,也是最有效的治疗方法。但因肿瘤伴发癌栓时,病程已至较晚期,部分患者身体情况较差,并不适合行根治性手术治疗。因此,精细的术前评估对提高手术安全性至关重要。针对肝癌合并PVTT患者,《肝细胞癌合并门静脉癌栓多学科诊治中国专家共识(2018年版)》(简称《中国专家共识(2018年版)》)中明确指出了手术适应证:①肝功能 Child-Pugh A 级;②原发肝脏肿瘤可切除;③美国东部肿瘤协作组(ECOG)PS 0~1 分;④PVTT 分型为Ⅰ、Ⅱ型及部分Ⅲ型。对于Ⅰ/Ⅱ型 PVTT 患者,可以通过肝叶或半肝切除将 PVTT 及受累门静脉一并切除;对于Ⅲ型患者,切除原发病灶后,PVTT 的手术方式包括经肝断面门静脉断端取栓术、PVTT 及受累门静脉切除后行门静脉重建和门静脉断端取栓并门静脉内膜剥脱术,这 3 种手术方式的预后无明显差别。

针对肾癌合并静脉癌栓,国内专家并没有指出明确的手术适应证,但对合并心脑血管疾病、肝肾功能异常、一般情况差者等应列为手术禁忌证。肾癌的手术方式总体分为开放手术及腹腔镜手术两类。随着腹腔镜技术愈发成熟,且手术创伤小、术后并发症少等优点,对于 0~Ⅱ级癌栓患者,首选腹腔镜手术。同时,最新的研究表明,机器人辅助Ⅰ~Ⅱ级 IVCTT 取出术相比开放手术能获得更优的围手术期结果和相似的肿瘤学结局,标志着这类手术已经进入微创时代;而Ⅲ、Ⅳ级癌栓患者,因术中涉及静脉-静脉流转或体外循环,需多个科室团队合作,手术难度较大。Hoang 等已经实现腹腔镜辅助下Ⅲ级癌栓取出术,技术要点是术中夹闭下腔静脉及肾静脉,然后再切开腔静脉取栓。而对于Ⅳ级癌栓,南京医科大学第一医院报道可以选择腹腔镜结合胸腔镜,并建立心肺旁路,再行癌栓取出术。但是这些手术仍处于探索阶段,开展的手术量较少,积累的经验不多,无法推广。所以,对于Ⅲ/Ⅳ级癌栓,仍首选开放手术。

甲状腺癌合并颈内静脉癌栓很少见,但通常预示疾病处于晚期,生存期很短。甲状腺癌并颈内静脉癌栓一旦诊断明确,只要患者自身条件允许,应尽早采取手术治疗。手术治疗可以预防肺栓塞或右心房阻塞的发生,减少猝死的可能。Roh 等对 24 例甲状腺癌伴静脉癌栓患者进行研究,其中 12 例患者行手术治疗(切除甲状腺原发病灶、转移淋巴结以及静脉癌栓),患者平均存活时间为 25 个月(8~60 个月);另外 12 例未行手术治疗,随访发现患者 1 年死亡率 100%。

（二）非手术治疗

对于原发肿瘤不能切除或身体不能耐受手术的癌栓患者,可以考虑行放疗、化疗、介入治疗、分子靶向药物治疗等非手术治疗。

1. 放疗

放疗是指用放射性核素的射线、加速器产生的粒子束治疗肿瘤的方法,一般分为体外照射和体内照射两种。体外照射及远距离放疗,放射源与人体保持一定的距离,射线从体外穿透进入体内一定深度,达到治疗肿瘤的目的;体内照射即近距离放疗,放射源人工置于体内,射线直接照射于病灶。

(1) 外放射治疗:随着技术的进步,三维适形放射治疗(3D conformal radiation,3D - CRT)、调强放射治疗(intensity-modulated radiotherapy,IMRT)和立体定向放射治疗(stereotactic body radiotherapy,SBRT)等技术迅猛发展,在提高了靶区剂量的同时,还能更精确地定位靶区,最大限度地保护正常组织,减少并发症。针对肝癌合并 PVTT 患者,《中国专家共识(2018年版)》提出放疗适应证:原发灶不能切除、PVTT 所有类型、肝功能为 Child - Pugh A/B 级。余炎报道将 85 例患者分为放疗组和保守治疗组,两组患者的生存率分别为 40.31% 和 7.39%;Yu 和 Prrk 的研究发现放疗对 PVTT 的有效率为 40%~60%,对放疗敏感者其中位生存时间达 15~20 个月。Huang等采用 3D - CRT 治疗 PVTT,患者的中位生存时间为 16.7 个月,远高于未经任何治疗患者的中位生存时间。

(2) 内放射治疗:目前最常用的为碘- 125(^{125}I)粒子,PVTT 患者门静脉植入^{125}I 粒子条和经导管动脉化疗栓塞(transcatheter arterial chemoembolization,TACE)联合治疗效果优于单独 TACE 治疗,并可显著增加门静脉再通率。国外有应用钇- 90(^{90}Y)微球治疗 PVTT 患者的报道,其既可栓塞肿瘤血管又可通过定向放疗杀死肿瘤,总体疗效优于 TACE。但目前尚无内放射治疗的统一剂量标准。

2. 全身化疗

全身化疗是肿瘤治疗中比较传统的方法,其优点是给药方便,操作简单,易于控制剂量。但化疗对癌栓是否有效并不确定,主要取决于原发肿瘤对化疗药物的敏感性。例如,胃癌、结直肠癌、宫颈癌、乳腺癌等原发肿瘤对化疗较为敏感,相应的化疗方案也很成熟。但肾癌、肝癌等对化疗不敏感的原发肿瘤,癌栓对化疗亦不敏感。国际多中心Ⅲ期临床研究(EACH)结果显示,含奥沙利铂的化疗方案对肝癌伴 PVTT 患者可获得部分客观疗效,患者耐受性尚好,一般情况较好的患者可考虑应用。

3. 介入治疗

介入治疗是近年来迅速崛起的集影像诊断和临床治疗于一体的新学科。介入治疗全程在影像设备的引导和监视下进行，能够准确地直接到达病变局部，同时又没有大的创伤，因此具有准确、安全、高效、适应证广、并发症少等优点，现已成为一些疾病的首选治疗方法。

动脉栓塞或 TACE：将导管插入供应肿瘤的动脉，注入栓塞剂（碘油或明胶海绵）堵塞血管，肿瘤因缺乏血供会大面积坏死。这是目前治疗不可切除肝癌的常用方法，同样适用于伴发癌栓的肿瘤患者。《中国专家共识（2018 年版）》指出：原发灶不能切除Ⅰ/Ⅱ型 PVTT、肝功能为 Child - Pugh A 级的肝癌患者也可行 TACE 治疗，但肝功能为 Child - Pugh B 级或 PVTTⅢ/Ⅳ级的肝癌患者慎用 TACE 治疗。TACE 治疗 PVTT 的疗效差异大，完全缓解率为 0，部分缓解率为 19.5%～26.3%，稳定率为 42.5%～62.7%。对 TACE 有应答的患者中位生存期为 13 个月，无应答的患者中位生存期为 5 个月；肝功能 Child - Pugh A 级患者中位生存期为 15 个月，Child - Pugh B 级仅为 5 个月。因此，建议 TACE 与其他治疗方法联合应用。

肾动脉栓塞是常用的减少中晚期肾癌手术并发症的治疗方法。伴有肾静脉癌栓及 IVCTT 的肾癌体积较大，并且肿瘤侵犯周围组织，形成广泛粘连，术中剥离难度大，易造成大量出血。栓塞剂进入肾动脉后，肿瘤血管及细胞广泛缺血、坏死，肿瘤体积明显缩小，且在肿瘤组织和正常组织间形成明显的水肿带，界限变得清晰。有报道称，在介入治疗后 1 周手术，可以减少术中出血量、缩短手术时间及提高手术切除率，且栓塞后肾静脉血流速度减慢，可降低癌细胞经肾静脉转移的概率，有助于提高患者的预后效果。

4. 靶向药物治疗

随着医学的进步，人们对于肿瘤的认识已经深入到了基因水平，可以针对恶性肿瘤发生、发展的关键靶点进行治疗干预，靶向治疗药物由此而来。靶向药物是一大类药物的总称，依据其中原理的差异，大致可以分为两大类：一类是阻断癌细胞信号转导途径的药物，另一类是血管抑制剂。与传统化疗药物单纯针对生长活跃的细胞相比，靶向药物的攻击目标更精确，它能辨别出生长活跃的正常细胞和癌细胞之间的不同，然后针对性地杀灭癌细胞。索拉非尼在 2005 年通过美国食品与药物监督管理局（Food and Drug Administration，FDA）批准，可用于晚期肾细胞癌的治疗，且 2007 年经临床证实可延长晚期肝癌患者的生存期,被中国列为中晚期肝癌患者治疗的基本药物。有研究发现,索拉非尼联合 TACE 较单纯 TACE 明显延长肝癌合并 PVTT 患者的生存期。分子靶向药物对其所针对的肿瘤有较为突出的疗效,且耐受性好、毒性反应较轻,有望在未来成为治疗肿瘤的主要方法。

(三) 综合治疗

多学科诊疗模式(multiple disciplinary team,MDT)即由外科、内科、放疗科、放射科、病理科等多个科室的医师来共同参与患者的诊断及治疗过程,经过共同协商,提出最适合患者的治疗方案。MDT 是以患者为中心,将学科的诊治优势强强联合,有利于最大限度地发挥各个学科的专业优势,使者最大化获益。

癌栓的治疗虽仍未达到理想的治疗效果,但是根据患者自身情况选择的治疗方案对于延长患者生存期均取得了较好的效果。对于 PVTT 的治疗,目前临床上应采用 MDT 治疗。Minagwa 和 Makuuchi 相关的回顾性研究中,将 PVTT 患者分为手术切除联合 TACE 组和单一手术组,结果显示联合组的中位生存期及 1、3、5 年生存率均远高于单一手术组。王守华等将 25 例 PVTT 患者进行 TACE 联合无水酒精注射术,结果表明穿刺成功率为 100%,并发症少,治疗效果优于单纯 TACE。越来越多的文献报道采取多种方案联合治疗 PVTT 的效果优于单一治疗方案,但仍需临床研究进一步验证。

肝癌伴 PVTT 的诊断和治疗均取得了一定的成效,但其在诊断和治疗中仍未形成一系列规范化的诊治流程,越来越多的专家认为 MDT 是未来发展的趋势。《中国专家共识(2018 年版)》的推出,为 PVTT 的早诊断、早治疗并形成一系列规范化的诊治流程提供了有利的参考。

北京市 MDT 小组于 2017 年在中国人民解放军总医院举行了第 1 次工作会议。会议中,各参会专家就诊疗过程中的主要热点和关键问题进行讨论并达成共识,内容包括癌栓分级系统——“301 分级”、术前靶向治疗、非转移患者术后靶向治疗、下腔静脉造影的策略及适应证、术中下腔静脉离断的指征及策略、IVCTT 合并血栓形成及治疗建议等。该会议为推进肾癌伴癌栓的治疗奠定了坚实的基础。

MDT 是医学发展的必然经过,也是疾病治疗的必然趋势。通过有效地执行 MDT 治疗方案,肿瘤伴癌栓的患者有望能够获得相当可观的生存收益。

（刘畅,周彬,程树群）

参考文献

［1］ Farina Perez L A, Pesqueira Santiago D, San Miguel Fraile P, et al. Images in urology. Transitional cell renal carcinoma and tumor thrombus in vena cava［J］. ActasUrolEsp, 2009, 33(9): 1041.

［2］ Hoang A N, Vaporcyian A A, Matin S F. Laparoscopy-assisted radical nephrectomy with inferior vena caval thrombectomy for level Ⅱ to Ⅲ tumor thrombus: a ingle-institution experience and review of the literature［J］. J Endourol, 2010, 24(6): 1005 - 1012.

［3］ Kopcke D, Harryman O, Benbow E W, et al. Mortality from pulmonary embolism is decreasing in hospital patients［J］. J R Soc Med, 2011, 104(8): 327 - 331.

［4］ Pirola G M, Saredi G, Damiano G, et al. Renal cell carcinoma with venous neoplastic thrombosis: a ten years review［J］. Arch Ital UrolAndrol, 2013, 85(4): 175 - 179.

［5］ Qi J, Gu Z, Chen F, et al. Management of renal cell carcinoma with tumor thrombus in renal vein and the inferior vena cava［J］. Ann Vasc Surg, 2010, 24(8): 1089 - 1093.

［6］ Shao P, Li J, Qin C, et al. Laparoscopic radical nephrectomy and inferior vena cava thrombectomy in the treatment of renal cell carcinoma［J］. Eur Urol, 2015, 68(1): 115 - 122.

［7］ Shi J, Lai E C, Li N, et al. Surgical treatment of hepatocellular carcinoma with portal vein tumor thrombus［J］. Ann Surg Oncol, 2010, 17(8):2073 - 2080.

［8］ Venook A P, Papandreou C, Furuse J, et al. The incidence and epidemiology of hepatocellular carcinoma: a global and regional perspective［J］. Oncologist, 2010, 15 (Suppl 4):5 - 13.

［9］ 中国医师协会肝癌专业委员会. 肝细胞癌合并门静脉癌栓多学科诊治中国专家共识 (2018 年版)［J］. 中国实用外科杂志,2019,39(1): 46 - 52.

第三节　肿瘤合并癌栓的机制

一、癌栓的形成过程

恶性肿瘤的转移是指肿瘤细胞脱离原发肿瘤,通过血行转移、淋巴转移以及直接蔓延等方式到达转移靶器官后定植生长,形成与原发肿瘤同性质继发肿瘤的过程。目前研究认为此过程可人为划分为以下 5 个阶段。①自身改造过程:通过激活相应信号通路,肿瘤细胞提高自身转移潜能,从原发瘤分离脱落形成"种子"。②入血管过程:肿瘤细胞通过外分泌作用"教育"血管内皮细胞、降解细胞外基质,并凭借变形黏附推动作用穿过内皮细胞间隙进入血管。③免疫逃逸过程:血液循环中的肿瘤细胞通过表达特定表面标记,逃避机体免疫系统的杀伤作用。④出血管过程:肿瘤细胞通过表达特定表面黏附分子,与靶器官微循环血管内皮细胞接触并穿透血管壁,进入靶器官形成微转移灶。⑤定植增殖过程:形成微转移灶的肿瘤细胞通过改造靶器官微环境为自身生长创造条件,并最终形成具有临床意义的转移瘤。若进入血管的恶性肿瘤细胞在逃脱各种内在和外在杀伤作用后,因各种原因未能穿透血管壁进入靶器官,而是直接黏附于血管内壁并进一步增殖生长,则此新生肿瘤转移灶即为癌栓。因此,癌栓是恶性肿瘤细胞脱离原发肿瘤,通过各种途径扩散进入脉管系统后黏附于脉管壁,形成与原发肿瘤性质相同的转移性肿瘤。也就是说,癌栓是原发肿瘤的一种特殊转移方式。

与恶性肿瘤的转移过程一样,癌栓的形成过程也是一个复杂、连续而动态的生物学过程,该过程由一系列不可分割的分子生物学及细胞生物学事件组成,也关系到包括炎症细胞、内皮细胞、成纤维细胞等多种细胞在内的相互作用与反作用。虽然目前已有大量研究报道了癌栓形成过程中的一些关键点,但是癌栓的形成机制尚未完全研究透彻。因此,本节仅从癌栓形成的机制入手,概述肿瘤合并癌栓的机制研究现状。以血行转移为例,癌栓形成的大体过程分为以下 5 个方面。

1. 恶性肿瘤细胞在原发部位的生长及改造与被改造过程

恶性肿瘤细胞在原发部位无限增殖,形成原发肿瘤是其侵袭转移的前提和基础。肿瘤干细胞是肿瘤细胞中少数具有自我更新能力且活力较强的细胞,也被称为肿瘤干细胞样细胞。有研究认为,肿瘤的无限增殖依赖于肿瘤干细胞的自我更新,而肿瘤干细胞自我更新的激活机制也在一定程度上增强了肿瘤的转移潜能。但是,肿瘤干细胞是否可以脱离肿瘤原发灶进入脉管系统并成为肿瘤远处转移的基础,目前尚未有明确的研究结论。

大多数原发恶性肿瘤细胞并不具有转移潜能,只有在经受住机体多种抑瘤因素影响后,很少一部分恶性肿瘤细胞才会获得转移潜能,较高的基因突变率是恶性肿瘤细胞获得转移潜能的基础,这就是原发肿瘤每天都会脱落大量细胞的原因,但只有很少量的细胞能够定植于转移靶器官。因此,从另一个角度来说,机体的抑瘤因素本质上改造了恶性肿瘤细胞,易化了恶性肿瘤的转移。这些抑瘤因素包括肿瘤细胞内部因素(如致癌基因引起的遗传毒性、生长抑制基因的表达、凋亡及衰老信号通路的激活以及端粒磨损),也包含肿瘤细胞外部因素(如细胞外基质、基底膜、营养缺乏以及免疫攻击等)。例如,恶性肿瘤无限生长使得肿瘤向周围组织生长扩张,随着肿瘤的长大,新生肿瘤组织将缺乏新生血管生成从而导致缺氧。一方面,缺氧作为一种抑瘤因素限制了恶性肿瘤的生长;另一方面,缺氧也是促进恶性肿瘤细胞生长及产生凋亡耐受的外界压力。为了应对缺氧环境,恶性肿瘤细胞上调了缺氧诱导因子-1 (hypoxia-inducible factor 1,HIF-1)的表达水平从而促进了肿瘤的血管生成、无氧代谢及提升增殖和侵袭潜能。HIF-1α 的下游靶基因如 *MET*、*VEGF*-*A*、*LOX* 及 *CXCR*4 等在促进肿瘤转移过程中发挥了重要作用。

在肿瘤转移的起始阶段,恶性肿瘤细胞被改造的同时也在一定程度上改造着肿瘤的微环境。肿瘤的血管生成就是一个很好的例子。在恶性肿瘤生长早期,肿瘤细胞直接从周围组织吸收营养以供自己生长扩张,但当原发肿瘤生长直径超过 1 mm 后,这种营养供给方式已经难以维持肿瘤的无限扩张,于是肿瘤细胞开始主动分泌各种促血管生成因子[如血管内皮生长因子(vascular endothelial growth factor,VEGF)、成纤维细胞生长因子(fibroblast growth factor,FGF)等]调控肿瘤内部或肿瘤微环境中的血管生成。这个过程被称为血管生成平衡开关(angiogenic switch),也是恶性肿瘤能够维持生长转移的关键步骤。此外,经过肿瘤细胞改造后,肿瘤微环境中丰富的新生毛细血管也为获得迁移能力的肿瘤细胞进入血液循环提供了通道,因此,可以说恶性肿瘤细胞改造肿瘤微环境的血管生成过程是肿瘤生长转移的关键限速步骤之一。

2. 恶性肿瘤细胞从原发部位脱落形成游离细胞

具有转移潜能的恶性肿瘤细胞从原发部位脱落形成游离细胞是形成癌栓的第一步。有研究认为,恶性肿瘤细胞与正常细胞相比,其黏附能力相对较弱。与此同时,肿瘤细胞又可以通过主动调控方式改变肿瘤细胞结构和下调细胞间连接水平使肿瘤细胞更容易形成游离细胞。

近年来,大量针对恶性肿瘤转移的研究发现上皮-间充质转化(epithelial-mesenchymal transition,EMT)是恶性肿瘤细胞丧失细胞间连接、获得迁移能力的关键机制。正常上皮细胞具有极性,细胞间连接也非常紧密,而间质细胞之间的连接却相对松散,运动能力较强。发生 EMT 的肿瘤细胞会丧失上皮细胞表型,转而表现出间质细胞的一些特征,具体表现为脱离周围细胞、细胞形态向间质细胞形态转变并且获得较高的侵袭能力。这使得恶性肿瘤细胞能够在原发瘤周围组织中迁移。发生 EMT 的恶性肿瘤细胞具有特定的分子特征，具体包括：①上皮钙黏素（E-cadherin）表达降低，神经钙黏素（N-cadherin）及波形蛋白（vimentin）表达上升；②β-联蛋白（β-catenin）表达上调及 EMT 相关转录因子（如 Snail、Twist 和 Slug 等）的激活；③由 Rho 家族蛋白介导的激动蛋白骨架重塑。EMT 过程不但引起了恶性肿瘤细胞间黏附性降低，促进其从原发肿瘤脱落形成游离细胞，还进一步促进了肿瘤细胞侵袭性增强。针对 EMT 的相关研究为揭示恶性肿瘤细胞转移机制提供了新的视角。

3. 恶性肿瘤细胞降解和穿透细胞外基质

具有转移潜能的恶性肿瘤细胞脱离原发灶后必须黏附并且降解细胞外基质（extracellular matrix，ECM）才能够进入脉管系统形成远处转移。ECM 是一种由蛋白质和蛋白聚糖组成的不溶性结构，通常存在于间质和上皮-内皮基质结构中，起到物理支撑作用。基底膜是一种特殊的细胞外基质，通常由Ⅳ型胶原蛋白、层粘连蛋白和基底膜聚糖等组成。它常附于上皮和内皮细胞层下并形成一种致密的网络结构。功能良好的基底膜可通过物理阻隔和信号转导两种方式维持上皮系统的完整性。

恶性肿瘤细胞在降解、穿透 ECM 进入脉管系统之前，必须首先黏附于 ECM 成分，而整合素是介导肿瘤细胞与 ECM 黏附的重要细胞表面受体。$\alpha_6\beta_4$ 是整合素家族成员之一，可通过与癌基因酪氨酸激酶（如 Met、EFGR 和 Her2 等）结合形成信号复合体，将相关信号转导入细胞，从而调控细胞的极性。此外，目前的研究还发现在恶性肿瘤转移后期，$\alpha_v\beta_3$ 和 $\alpha_3\beta_1$ 可介导循环系统中的肿瘤细胞黏附于血管壁，这是具有转移潜能的循环肿瘤细胞（circulating tumor cell，CTC）出血管的重要事件之一。

ECM 是阻碍恶性肿瘤细胞转移的重要屏障，而恶性肿瘤细胞却可通过蛋白水解的方式破坏 ECM 的完整性，这也是一个由多种因素构成的复杂、连续而动态的生物学过程。ECM 降解酶可分为外肽酶（主要作用于 C 端肽键）和内肽酶（主要水解 ECM 内部肽键）两种。其中，因反应基和敏感性不同，内肽酶又可分为 4 类：金属蛋白酶、天门冬氨酸蛋白酶、丝氨酸蛋白酶和半胱氨酸蛋白酶。尿激酶纤溶酶原复合物和基质金属蛋白酶（matrix metalloproteinase，MMP）则是目前研究最多的两类 ECM 降解酶，也是与恶性肿瘤转移最为密切的两种内肽酶。在正常组织中，ECM 降解酶是通过局限化、自动抑制以及相关组织抑制剂严密调控的,而恶性肿瘤细胞则可通过多种机制促进 ECM 降解酶的分泌和活性,降解 ECM,为其出血管创造条件。除此以外,某些特殊的 ECM 降解酶还可通过促进某些多肽和乳酸等小分子代谢物调控恶性肿瘤细胞的迁移、增殖及血管生成,从而进一步促进恶性肿瘤的发生和发展。

4. 恶性肿瘤细胞在血液循环中生存及转运

穿过 ECM 后,恶性肿瘤细胞可运动至肿瘤微环境毛细血管,并用分解 ECM 相同的方式溶解毛细血管细胞外基底膜,最终以阿米巴样运动方式进入血液循环。理论上,进入血液循环的恶性肿瘤细胞可随血液流向转移并定植于经过的所有血管并形成癌栓。但事实上,肿瘤患者的血液循环中存在着大量的循环肿瘤细胞,却只有一部分患者最终形成具有临床意义的癌栓,其原因可能是恶性肿瘤细胞在血液循环中的生存面临着来自内部和外部的各种生存压力。例如,内部压力包括失去细胞黏附造成的失巢凋亡和因缺乏必要变异难以形成癌栓,外部压力包括血流动力学剪切力造成的物理损伤和免疫细胞介导的杀伤作用等;只有经受住上述各种内在和外在生存压力的恶性肿瘤细胞才有可能形成癌栓。但有研究发现,进入毛细血管中的恶性肿瘤细胞有 80% 以上能够存活于血液循环并穿透血管壁,这说明恶性肿瘤细胞在血液循环中抵抗各种生存压力的过程并不是恶性肿瘤转移的限速步骤。

在抵达转移靶器官之前,具有转移潜能的肿瘤细胞形成了相应的机制抵抗或逃避循环系统中的各种生存压力。由多种免疫细胞(包括巨噬细胞、NK 细胞、T 细胞和 B 细胞等)参与的免疫杀伤作用可以说是恶性肿瘤细胞在血液循环中面临的最主要的外部压力。而转化生长因子- β(transforming growth factor - β,TGF - β)介导的免疫耐受则是恶性肿瘤细胞应对机体免疫杀伤作用的重要手段之一。TGF - β 可抑制各种免疫细胞的增殖、分化、活化及抑制肿瘤细胞表面识别抗原的表达来削弱免疫系统对恶性肿瘤细胞的排斥作用。此外,有研究发现 TGF - β 可通过促进肿瘤细胞 EMT 上调 CD59 的表达介导循环血肿瘤细胞的免疫逃逸,这更进一步证明了 TGF - β 在恶性肿瘤细逃避机体免疫杀伤过程中的重要地位。

值得注意的是,近期一项针对黑色素瘤的研究发现,恶性肿瘤细胞能够通过一种被称作血管趋向性(angiotropism)的机制在体内扩散,这些肿瘤细胞并不是随着血液的流动转移至靶器官,而是以血管周细胞的方式沿着血管外表面爬行。这意味着它们能够沿着血管外表面迁移,而不用进入血液中从而避免了被免疫系统杀死。

除了免疫杀伤作用外,失巢凋亡是一个恶性肿瘤细胞在血液循环中不得不面对的内部压力。失巢凋亡是指正常组织细胞进入血液循环会因丧失了细胞间连接及脱离了细胞基质进而诱发程序性凋亡,也称失巢凋亡现象。大量研究已经证实,某些特定的分子介导了恶性肿瘤细胞对失巢凋亡的抵抗,如细胞核内的整合素信号转导通路通过激活 FAK 表达抑制乳腺癌和肺癌细胞的失巢凋亡;锌指蛋白 304 抑制了卵巢癌的失巢凋亡现象;在肝癌中,EDIL3、ITGA5 以及 IGF-1 信号转导通路等与肝癌细胞抑制失巢凋亡有关。值得注意的是,有研究报道了一种肿瘤包绕型血管,它可将肿瘤细胞成团释放进入血液,从而实现转移。肿瘤细胞在此过程中不需要运动和侵袭,并且肿瘤细胞的成团转移加上内皮细胞的包绕和保护,使得癌细胞在转移过程中保持增殖能力并抵抗失巢凋亡。这在一定程度上证明了恶性肿瘤细胞不但可以通过调控自身特定分子的表达抵抗失巢凋亡现象,还可联合其他细胞(如内皮细胞)共同实现恶性肿瘤对失巢凋亡现象的抑制。

恶性肿瘤患者高血栓发生率是一个癌栓形成过程中不得不提及的现象,也是辅助恶性肿瘤细胞在血液循环中存活并转运的最重要有利因素之一。早在 50 年前,临床上就已经发现恶性肿瘤的发生常伴随着较高的静脉和动脉血栓发生率,这与凝血因子的高表达、血小板黏附性的提高和纤维蛋白溶解的降低密切相关。随后的研究又在试验中证明转移过程中血小板与肿瘤细胞之间的相互作用共同促进了恶性肿瘤细胞的转移。由血小板、纤维蛋白沉积物、白细胞等形成的血栓能够同肿瘤细胞聚集形成微小癌栓,这在一定程度上保护了恶性肿瘤细胞免受血流机械剪切力和免疫系统的损伤。此外,这种微小癌栓体积更大且更易被毛细血管捕获,从而进一步促进恶性肿瘤细胞的转移。更重要的是,血小板增多症在包括胃肠道、肺、乳腺和卵巢等多种组织器官的恶性肿瘤患者中均被观察到,而恶性肿瘤细胞促进血栓的形成是一个主动过程。在肺癌中,肿瘤起源的粒细胞集落刺激因子(granulocyte colony-stimulating factor, G-CSF)可提高中性粒细胞生成,而中性粒细胞可分泌中性粒细胞外诱捕网促进血栓形成;在卵巢癌中,肿瘤起源的白介素-6(interleukin-6,IL-6)可刺激干细胞分泌促血小板生成素,过表达的血小板生成素又进一步促进了乳腺癌患者血栓的形成;在胰腺癌中,肿瘤细胞分泌大量的组织因子,后者进入血液循环后可触发胰腺癌患者血栓的形成;大脑恶性肿瘤细胞可过表达 PDPN 蛋白,进一步激活血液循环中的血小板从而促进血栓形成。

抑制恶性肿瘤患者血栓产生的相关治疗也在一定程度上抑制了恶性肿瘤的转移。如肝素抑制恶性肿瘤细胞转移被认为是其发挥抗凝作用的结果。其后的研究又发现 P-选择素可调控血小板与恶性肿瘤细胞表面黏蛋白的相互作用,而肝素可通过负向调控 P-选择素的功能发挥抗肿瘤迁移作用。这些研究结果在一定程度上也证明了血栓的形成促进了恶性肿瘤的转移。

5. 恶性肿瘤细胞与脉管细胞黏附接触形成癌栓

一旦恶性肿瘤细胞穿透 ECM 进入宿主血液循环,理论上它可通过血液的转运定植于包括血管在内的机体所有器官,也就是形成包括癌栓在内的各种转移灶。但根据原发瘤种类的不同,恶性肿瘤对其转移的癌栓靶器官存在倾向性,形成癌栓的能力也存在不同。例如,原发性肝癌易形成肝内转移和PVTT,而结肠癌易形成肝转移和肠系膜上静脉癌栓。这种癌栓形成部位的倾向性决定了患者形成癌栓后的病程变化,但此倾向性差异形成的具体机制尚未有明确的研究报道。机体各器官的血管分布状况可能是这种转移倾向性的原因之一,如肝癌容易在门静脉中形成癌栓,其原因可能是门静脉的两端皆为毛细血管网,恶性肿瘤细胞较易被毛细血管捕获;结直肠癌细胞易在肠系膜上静脉形成癌栓,其原因可能是结直肠的静脉血液回流主要通过肠系膜上静脉。但是否癌栓定植的血管细胞对恶性肿瘤细胞也存在选择性目前尚未有研究探讨。

在恶性肿瘤患者的癌栓形成过程中,血液循环中的恶性肿瘤细胞必须与靶器官内皮细胞接触并黏附定植,才有可能形成真正意义上的癌栓。因此,恶性肿瘤细胞与血管内皮细胞的接触是癌栓形成过程中至关重要的一步。随着研究者对恶性肿瘤转移过程的不断了解,关于靶器官血管如何捕获血循环恶性肿瘤细胞的相关认知已得到更新。既往研究认为,与白细胞附壁相似,恶性肿瘤细胞也是在血管中向内皮细胞靠拢、附壁、变形及逸出的。近年来的相关研究认为,恶性肿瘤细胞可能仅仅是由于细胞或微小癌栓的大小超过靶器官微血管直径而被捕获。而被微血管捕获的恶性肿瘤细胞只有通过各种相关分子的介导才能够稳定地与微血管内皮细胞接触并锚定。由恶性肿瘤细胞诱导的内皮细胞可发生缺氧从而坏死脱落,这提供的缺口可使恶性肿瘤细胞与内皮细胞下的基底膜接触,这种微血管内皮细胞完整性的破坏还可进一步促进白细胞的募集。此外,恶性肿瘤细胞还可刺激内皮细胞表达各种驱化因子、细胞因子和黏附分子,它们可促进包括单核细胞和中心粒细胞在内的免疫细胞募集。通过这两种方式募集的白细胞和免疫细胞可分泌大量促炎因子进一步造成选择素、免疫球蛋白和整合素等的激活,后者最终促进了肿瘤细胞与内皮细胞的黏附。除了上述因子外,还有研究报道发现神经钙黏素(N-cadherin)以及整合素 $\alpha_1\beta_3$、$\alpha_2\beta_3$ 在肿瘤细胞与内皮细胞的相互作用中也发挥了重要作用。

二、异位癌栓形成假说

以往认为癌栓是由原发灶肿瘤细胞脱落进入血管后形成的,但 Guo 等发现了一种新型的 PVTT,这种癌栓使用影像学检查时并未发现明显原发灶肿瘤,病灶只在患者门静脉及其分支中被发现,故研究者将其命名为异位门静脉癌栓(distinct PVTT)。使用蛋白质组学分析异位癌栓和正常门静脉癌栓后,研究者发现了包括 Gal1、Cyp-B 和 PCNA 在内的 19 个蛋白存在 3 倍以上的表达差异,而这些蛋白与恶性肿瘤的增殖、侵袭关系密切,C-Ket 有可能是异位 PVTT 区别于正常 PVTT 的表面标志物。这说明异位癌栓不同于正常的 PVTT,它具有更强的恶性程度。但异位癌栓是如何形成的?是否存在影像学无法检测出的肝内原发转移灶?是否存在其独特的形成及转移机制?这些都尚未有明确的研究报道。

随着人们对恶性肿瘤转移过程的不断研究,肿瘤合并癌栓的形成机制也逐渐为人们所深入了解,尽管上述几个关键点目前已有大量文献深入讨论,但恶性肿瘤细胞黏附于血管壁后通过何种机制增殖形成具有临床意义的癌栓尚未有研究报道。这成为研究癌栓形成机制过程中的瓶颈所在,也是我们深入了解肿瘤合并癌栓的重要突破口。总之,明确肿瘤合并癌栓的机制具有重要的临床意义,过去人们认为多数恶性肿瘤出现脉管癌栓后已处于晚期,不太适合包括手术在内的多种治疗方法,但近几年的临床治疗实践中发现放化疗等方式有利于癌栓患者的肿瘤降期,使原本无法治疗的癌栓患者重新获得手术治疗可能,因此更深一步的明确肿瘤合并癌栓的发生、发展机制,可以使我们获得更多针对癌栓的治疗方式,从而为癌栓患者获得更好的生存质量和更长的生存期提供理论基础。

(柴宗涛)

📖 参考文献

［1］ Blazejczyk A, Papiernik D, Porshneva K, et al. Endothelium and cancer metastasis: Perspectives for antimetastatic therapy［J］. Pharmacol Rep, 2015, 67（4）: 711 – 718.

［2］ Brabletz T, Kalluri R, Nieto M A, et al. EMT in cancer［J］. Nat Rev Cancer, 2018, 18(2):128 – 134.

［3］ Chambers A F, MacDonald I C, Schmidt E E, et al. Steps in tumor metastasis: new concepts from intravital videomicroscopy［J］. Cancer Metastasis Rev, 1995, 14(4): 279 – 301.

［4］ Chiu J J, Chien S. Effects of disturbed flow on vascular endothelium: pathophysiological basis and clinical perspectives［J］. Physiol Rev, 2011, 91(1):327 – 387.

［5］ Coussens L M, Fingleton B, Matrisian L M. Matrix metalloproteinase inhibitors and cancer: trials and tribulations［J］. Science, 2002, 295(5564):2387 – 2392.

［6］ Egeblad M, Werb Z. New functions for the matrix metalloproteinases in cancer progression［J］. Nat Rev Cancer, 2002, 2(3):161 – 174.

［7］ Guo W, Xue J, Shi J, et al. Proteomics analysis of distinct portal vein tumor thrombi in hepatocellular carcinoma patients［J］. J Proteome Res, 2010, 9(8):4170 – 4175.

［8］ Gupta G P, Massague J. Cancer metastasis: building a framework［J］. Cell, 2006, 127(4):679 – 695.

［9］ Hisada Y, Mackman N. Cancer-associated pathways and biomarkers of venous thrombosis［J］. Blood, 2017, 130(13):1499 – 1506.

［10］ Levin J, Conley C L. Thrombocytosis associated with malignant disease［J］. Arch intern Med, 1964, 114:497 – 500.

［11］ Liotta L A, Kohn E C. The microenvironment of the tumour-host interface［J］. Nature, 2001, 411(6835):375 – 379.

［12］ Nash G F, Turner L F, Scully M F, et al. Platelets and cancer［J］. Lancet Oncol, 2002, 3(7):425 – 30.

［13］ Reymond N, d'Agua B B, Ridley A J. Crossing the endothelial barrier during metastasis［J］. Nat Rev Cancer, 2013, 13(12):858 – 870.

［14］ 汤钊猷. 现代肿瘤学［M］. 3 版. 上海:复旦大学出版社, 2011.

第四节　癌栓发生的分子机制

　　癌栓是多种肿瘤的常见并发症,是肿瘤患者预后差的明确风险因子。通常认为癌栓是由癌细胞从原发灶脱落进入血液循环系统并在血管壁定植形成,但有研究发现某些癌栓具有独立于原发肿瘤的起源。随着高通量检测技术的不断发展,癌栓的分子生物学特性及发生的分子机制研究都有较大的进展。目前已经发表的癌栓发生机制研究主要在肝癌和肾癌领域,本节阐述内容也集中在肝癌和肾癌相关癌栓研究,主要内容包括癌栓的脱氧核糖核酸(deoxyribonucleic acid,DNA)、核糖核酸(ribonucleic acid,RNA)及蛋白表达谱特征和癌栓发生的相关因素及分子机制。

一、癌栓的分子表达谱特征

了解癌栓的分子表达谱特征有助于揭示癌栓发生的分子机制。高通量分析技术的发展为揭示癌栓各个层面的分子生物学特性提供了有力的支撑。目前有多个研究通过高通量技术比较分析癌栓同原发灶、有癌栓的肿瘤原发灶与无癌栓肿瘤原发灶的分子生物学特性异同,结果发现有些癌栓与原发灶特性类似,而有些则表现出明显不同于原发灶的生物学特性。这提示有些癌栓是由原发肿瘤组织来源的肿瘤细胞转移形成,而有些癌栓则具有同原发肿瘤不同的起源。

二、癌栓的分子生物学特性

1. 肝癌 PVTT 的分子生物学特性

染色体不稳定性分析结果显示肝癌患者来源 PVTT 同其他肝癌转移灶(如肝内转移、淋巴结转移等)相似,与肝癌原发灶具有一致的染色体结构异常,其等位基因不平衡现象发生在$-1p$、$+1q$、$-4q$ 等多个染色体上。DNA 测序联合拷贝数变异(copy number variation,CNV)发现绝大多数 PVTT 与相应的原发肝癌具有相似的基因组学特征,但有小部分 PVTT 具有不同于原发灶的基因组学特征。染色体区域 2q24.1-q31.1 在 PVTT 中拷贝数缺失,但是在肝癌组织中拷贝数增加,染色体区域 5q13.2-q35.2 和 15q11.2-q21.1 在 PVTT 中拷贝数增加,但是在肝癌组织中拷贝数缺失。除了基因组水平差异,PVTT 在 RNA、蛋白表达及蛋白修饰水平上也具有不同于原发灶的特性。RNA 测序分析发现 PVTT 组织和肝癌组织具有 296 个差异表达的编码基因(GSE69164),对这些基因进行基因本体(gene ontology,GO)富集分析发现差异基因主要涉及细胞黏附(cell adhesion)、器官发育(organ development)和细胞外基质(ECM)相关的生物学过程。同时,PVTT 具有独特的微 RNA (microRNA，miRNA)和长非编码 RNA(long noncoding RNA，lncRNA)表达谱，包括 miR-135a、miR-302d 和 miR-10b 等在内的多个 miRNA 分子在 PVTT 中的表达明显高于肝癌组织。蛋白质二维电泳联合质谱分析技术检测发现，与原发肝癌相比，远离原发灶的 PVTT 组中有 9 个蛋白表达水平上调，10 个蛋白表达水平下调(见表 1-1)，这些蛋白涉及肿瘤发生、细胞转移/浸润等生物学过程。同位素标记相对和绝对定量技术(isobaric tags for relative and absolute quantitation，iTRAQ)检测发现，PVTT 与肝癌组织相比有 10 个蛋白发生异常磷酸化(见表 1-2)，与癌旁对照组织相比有 80 个蛋白异常磷酸化，相关蛋白主要涉及细胞增殖、黏附转移及免疫反应等生物学过程。这些研究表明，PVTT 具有独特的分子生物学特征，其特异的异常表达分子主要涉及肿瘤发生、细胞黏附、细胞转移/浸润等过程，提示相关分子及生物学过程在癌栓发生中发挥了重要的作用。

表 1-1 与肝癌组织相比 PVTT 中异常表达的蛋白

UniProt ID	蛋白名称	基因名称
表达水平上调		
P09382	galectin-1	*LGALS1*
P60709	actin，cytoplasmic 1	*ACTB*
V9HWH6	purine nucleoside phosphorylase	*HEL-S-156an*
Q53FA7	quinone oxidoreductase PIG3	*TP53I3*
Q9UNM1	chaperonin 10-related protein	*EPFP1*
Q06830	peroxiredoxin-1	*PRDX1*
P22392	nucleoside diphosphate kinase B	*NME2*
P23284	peptidyl-prolylcis-trans isomerase	*PPIB*
P15531	nucleoside diphosphate kinase A	*NME1*
P09429	high mobility group protein B1	*HMGB1*
表达水平下调		
P16949	stathmin	*STMN1*
P12004	proliferating cell nuclear antigen	*PCNA*
P00738	haptoglobin	*HP*

（续表）

UniProt ID	蛋白名称	基因名
P02461	collagen alpha‑1(Ⅲ) chain	COL3A1
P60174	triosephosphateisomerase	TPI1
gi|11275310	antiTNF-R antibody lightchainFab fragment	
gi|359734	aldolase B group box 1	
gi|14738249	similar to fructosebisphosphatealdolase B	
gi|1473824	similar to fructosebisphosphatealdolase B	

表1‑2　同肝癌组织相比 PVTT 中癌栓中异常磷酸化的蛋白

UniProt ID	蛋白名称	基因名
磷酸化水平上调		
A6NMY6	putative annexin A2-like protein	ANXA2P2
P11047	laminin subunit gamma‑1	LAMC1
P24539	ATP synthase F(0) complex subunit B1	ATP5PB
Q02878	60S ribosomal protein L6	RPL6
Q12906	interleukin enhancer-binding factor 3	ILF3
P02511	alpha-crystallin B chain	CRYAB
P84098	ribosomal protein L19	RPL19
Q14764	major vault protein	MVP
磷酸化水平下调		
O75347	tubulin-specific chaperone A	TBCA
Q9Y2V2	calcium-regulated heat-stable protein 1	CARHSP1

2. 肾癌合并癌栓的分子生物学特性

肾透明细胞癌(clear cell renal cell carcinoma, ccRCC)癌栓也具有独特的表达谱特征。通过多区域全外显子测序检测发现在 483 个目标基因中，有 106 个(22%)含有单核苷酸变异(SNVs)，插入缺失突变的基因在静脉癌栓和肾癌组织之间存在差异，其中 43 个基因仅在静脉癌栓中发生突变，63 个基因仅在肾癌组织中突变。采用全外显子测序分析发现癌栓组织中包括 MMP9、

SBSN、XPNPEP2 和 IL13RA2 在内的 25 个肿瘤转移相关基因的突变频率明显高于 ccRCC 组织。基因集富集分析（gene set enrichment analysis, GSEA）组织中特异表达的基因发现，包括免疫反应相关信号通路（如淋巴细胞增殖、溶酶体途径及炎症反应通路）在内的 15 个信号通路在癌栓中明显富集，表明癌栓组织中的特异表达分子及相关信号通路可能参与了癌栓发生。除了特异的分子表达谱，癌栓组织中浸润的免疫细胞也与原发灶不同。通过 RNA 测序联合分析肾癌组织和癌栓组织中免疫细胞分布情况发现，癌栓中有较高比例的 M1 型巨噬细胞浸润。同时发现，癌栓中有程序性死亡受体-配体 1（programmed cell death-ligand 1，PD - L1）的表达，但不同来源的组织之间 PD - L1 的表达情况存在较大差异，并且在肾癌和癌栓中平均血小板体积（mean platelet volume，MPV）与 PD - L1 表达存在负相关。在肾癌合并癌栓中 PD - L1 的表达明显低于肾癌的肿瘤组织。肾癌和癌栓中的 PD - L1 表达情况与肿瘤细胞的高恶性进展特性相关，提示肿瘤免疫微环境可能也参与了癌栓的发生。同时，伴有癌栓的肾癌组织与无癌栓的肾癌组织之间也存在较大的基因组学差异。与无癌栓的肾癌组织相比，伴有癌栓的肾癌组织中检测到更多的基因突变负荷（tumor mutational burden，TMB）和更高的基因组不稳定性，表明某些原发肿瘤组织可能更容易诱导癌栓发生。

三、癌栓的代谢学特性

临床检测发现，癌栓具有独特的脱氧葡萄糖——氟脱氧葡萄糖（fluorodeoxyglucose，FDG）吸收特性。通过氟脱氧葡萄糖正电子发射断层显像技术（contrast-enhanced fluorodeoxyglucose positron emission tomography/computed tomography，FDG PET/CT）能够识别肾癌、肝癌、胰腺癌等多种肿瘤中的癌栓，并且能够有效识别恶性癌栓和良性血栓，恶性癌栓的最大标准吸收值（maximum standardized uptake value，SUV_{max}）高于良性血栓。在肝癌患者中，PVTT 的 FDG 摄入量是肝癌合并 PVTT 且无肝外转移患者总生存期（overall survival，OS）和无进展生存期（progress free survival，PFS）的独立风险因子，PVTT 的 FDG 摄入量越高，则患者的 OS 和 PFS 时间越短，提示癌栓具有独特的代谢特征，是其独特分子生物学特征的一个表现。PVTT 的多组学分析发现，肝癌合并 PVTT 独特的分子表达谱主要富集在细胞黏附、细胞色素 P450 相关外源物质代谢（xenobiotics metabolism by cytochrome P450）、氨基酸代谢(amino acid metabolism)等代谢相关生物学过程。这为癌栓呈现独特的代谢特征提供了基因层面的解释。通过蛋白质二维电泳联合质谱分析有癌栓和无癌栓的肝癌组织中特异蛋白分子发现,两种类型肝癌组织中差异蛋白主要是代谢相关的酶。碳酸酐酶Ⅰ(carbonic anhydrase Ⅰ)、精氨酸酶 1 (arginase-1)、延胡索酸水合酶(fumaratehydratase)等氨基酸代谢酶在有癌栓的肝癌组织中表达水平下调。提示异常氨基酸代谢改变了肝癌细胞的分子代谢过程及酸碱平衡,进而促进肝癌细胞侵犯门静脉,最终形成癌栓。另有研究发现,参与甘氨酸、丝氨酸、苏氨酸及胆汁酸代谢的分子丝氨酸蛋白酶抑制剂 Kazal Ⅰ 型 (serine protease inhibitor Kazal type Ⅰ,SPINK1)与肝癌 PVTT 的发生具有明确的关联性,SPINK1 过表达促进肝癌细胞增殖、迁移和浸润,这为代谢异常参与癌栓发生提供了进一步的佐证。

四、癌栓发生的影响因素

1. 乙型肝炎病毒

乙型肝炎病毒(HBV)是诱导肝癌发生的主要因素之一,关于其在癌栓发生中的作用也有研究报道。肝癌患者外周血中 HBV DNA 含量、HBsAg 阳性率,HBsAg+HBeAb+HBcAb 阳性率与 PVTT 具有正相关性。伴 PVTT 的肝癌患者中 HBV 阳性率达到 89%,远高于无 PVTT 肝癌患者(68%)。机制研究发现,HBV 持续感染能够激活 TGF-β 信号通路,抑制 miR-34a 表达,导致趋化因子 CCL22 表达升高,进而募集 $CD4^+CD25^+$ 调节性 T 细胞(Treg)细胞,使肿瘤细胞发生免疫逃逸,进而促进 PVTT 发生。此外,还有研究发现乙型肝炎病毒 X 蛋白(hepatitis B virus X protein,HBx)能够促进 PVTT 细胞 CSQT-2 转移和浸润,提示 HBx 也参与了 PVTT 的发生。

2. 缺氧环境

肝癌组织和肝癌患者外周血中 HIF-1α 蛋白的水平与 PVTT 存在正相关性,提示缺氧微环境在癌栓的发生中发挥重要作用。已有研究表明,肝癌组织中缺氧微环境能够诱导 14-3-3ζ 表达,其表达水平同 PVTT 存在明确的正相关性。14-3-3ζ 通过募集 HDAC4 抑制 HIF-1α 蛋白乙酰化,增加其稳定性,上调 HIF-1α 蛋白的表达,进而促进肝癌细胞发生 EMT、增加肿瘤细胞转移和浸润能力。在肿瘤小鼠模型中,抑制 14-3-3ζ 能够减少 PVTT 发生和远端肺转移,提示缺氧微环境/14-3-3ζ/HIF-1α 信号通路参与了 PVTT

的发生。除了调控 HIF-1α 信号通路，14-3-3ζ 还通过与 HBx 直接结合的方式抑制 HBx 蛋白发生泛素化，防止其降解，从而促进肝癌细胞和 PVTT 细胞侵袭和转移。另外，有研究表明缺氧也有可能通过调控下游 miRNA 分子调控 PVTT 的发生。通过表达谱芯片检测发现 PVTT 中有多个 miRNA 表达上调，后续检测发现 miRNA-135a 能够特异抑制肝癌细胞 Hep3B 和癌栓细胞 CSQT-2 中 MTSS1(metastasis suppressor 1)的表达，促进肿瘤细胞发生转移。在肿瘤小鼠模型中，抑制 miRNA-135a 表达能够明显抑制癌栓的肿瘤细胞转移和 PVTT 的发生。miRNA-135a 在癌栓组织中的高表达受到上游转录调控因子 FOXM1(forkhead box M1)的调控。而 FOXM1 在肝癌中的表达受到 HIF-1 的直接调控，提示缺氧微环境还可能通过 FOXM1/miRNA-135a/MTSS1 信号通路参与 PVTT 的发生。除了调控肿瘤细胞转移，缺氧微环境还可以诱导形成肿瘤免疫抑制微环境，促进肝癌细胞转移。HIF-1α 在诱导肝癌细胞发生 EMT 转换的同时，刺激肝癌细胞分泌趋化因子 CCL20。单核细胞在肝癌细胞分泌的 CCL20 刺激下表达 IDO(indoleamine 2,3-dioxygenase)，抑制 T 细胞增殖，促进调节性 T 细胞(regulatory T cell,Treg)扩增，促进肿瘤免疫抑制微环境形成。而肝癌组织中 CCL20 的表达与 PVTT 具有正相关性，提示 HIF-1α/CCL20/IDO 信号通路有可能参与 PVTT 的发生。

3. 血管微环境

癌栓作为血管中定植的肿瘤组织，血管微环境也是其发生的重要影响因素。研究发现，肝癌患者来源的外周血和门静脉血的血清对肝癌细胞具有不同的影响。门静脉血的血清能够上调肝癌细胞中 MMP-2 的表达，抑制肝癌细胞凋亡，促进细胞转移和浸润，而细胞增殖和周期不受到影响。与外周血的血清相比，门静脉血的血清中白介素-12(IL-12)浓度明显降低，而 IFN-γ、IL-1β、IL-2 和 TNF-α 浓度没有明显差异。提示门静脉血中的 IL-12 等因子可能参与了癌栓的发生。除了血清因子，血管内皮细胞也可能参与了癌栓的发生。利用人脐静脉血管内皮细胞(human umbilical vein endothelial cells,HUVEC)的培养上清处理肝癌细胞，模拟微血管内皮细胞对肿瘤细胞的作用。检测发现，HUVEC 培养上清诱导肝癌细胞发生长梭状形态转变，转移和浸润能力明显增强。肝癌细胞中整合素(integrin)/黏着斑激酶(focal adhesion kinase, FAK)信号通路被激活，MMP3 的表达增强，但是上皮钙黏素

(E-cadherin)、神经钙黏素(N-cadherin)等经典 EMT 相关基因表达没有变化；提示血管内皮细胞可能通过激活整合素/FAK 信号通路、诱导非经典 EMT 发生、改变 ECM 使得肝癌细胞更容易浸润静脉血管，进而诱导 PVTT 产生。此外，肿瘤细胞还有可能作用于血管内皮细胞。在肝癌 PVTT 组织中血管内皮生长因子 A(vascular endothelial growth factor A，VEGF - A)的表达明显高于正常对照组织，其 VEGF - A 上游分子 miRNA - 381 表达则低于正常对照组织。功能实验发现，上调 miRNA - 381 或者下调 VEGF - A 的表达均可明显抑制人静脉血管内皮细胞(EAhy926)的增殖，提示肿瘤细胞可能通过分泌 VEGF - A 激活血管内皮增殖，促进 PVTT 的发生。

4. 肿瘤干细胞

绝大多数伴 PVTT 的肝癌患者处于肝癌晚期，但也有极少数患者在没有检测到肝癌原发灶的情况下发现 PVTT。病理检测发现，没有肝癌原发灶的 PVTT 在病理形态上与肝癌类似，组织包含少量中纤维瘤样改变的肿瘤血管，AFP 呈阴性，肝癌干细胞标志物 c-kit 染色阳性，该 PVTT 可能具有肝癌干细胞特性。另外，基于表达谱的富集分析发现，独立于原发灶的 PVTT 组织中有造血干细胞和肝癌干细胞相关基因富集，提示肿瘤干细胞可能参与了 PVTT 的发生。机制相关研究发现，肝癌 PVTT 中表达明显上调的 RMP(RNA polymerase Ⅱ subunit 5-mediating protein)具有增强肿瘤干细胞自我更新的功能。在诱导肝癌细胞和癌栓细胞 CSQT - 2 发生 EMT 的同时，RMP 通过与 p65 及 RPB5 相互作用，促进 IL - 6 转录，促进肿瘤干细胞扩增。另有研究发现，PVTT 高表达的非编码 RNA 分子也具有调控肿瘤干细胞特性的功能。PVTT 中高表表达的 miRNA - 135a 除了诱导 PVTT 发生，还具有诱导肝癌干细胞转变的作用。miRNA - 135a 通过靶向 DNA 甲基转移酶 1(DNMT1)降低 Nanog 启动子区域 DNA 甲基化水平进而激活 Nanog 表达，使不表达 Nanog 的普通肿瘤细胞表达 Nanog、获得肿瘤干细胞特性，从而转变为肿瘤干细胞。PVTT 中高表达的其他 miRNA 分子(如 miRNA - 302d 和 miRNA - 10b)也与干细胞特性维持及干细胞恶性转化相关。miRNA - 302d 在胚胎干细胞中呈现高水平表达，miRNA - 10b 诱导正常肝脏干细胞通过 EMT 过程发生恶性转化。除 miRNA 分子外，lncRNA 分子也可能通过调控肿瘤干细胞特性促进 PVTT 发生。肝癌组织中 lncRNA-ICR 表达水平与肝癌患者 PVTT 的发生具有正相关性，其在 PVTT 中的表达水平高于对照组织。功能研究发现,ICR 能够上调肝癌干细胞中 ICAM1 的表达,调控肝癌细胞的干细胞特性维持。采用荧光染色方法在 PVTT 组织中检测到了 ICR/ICAM1 双阳性的肿瘤细胞,验证了 PVTT 组织中肿瘤干细胞的存在。此外,现在普遍认为缺氧微环境通过促进 EMT 发生、上调 *Oct4*、*Sox2*、*Nanog* 等干性相关基因等方式诱导肿瘤细胞去分化,维持肿瘤干细胞特性。这些研究提示,肿瘤干细胞在 PVTT 的发生中发挥一定的作用。除了肿瘤干细胞,肿瘤患者外周血中的循环肿瘤细胞(CTC)也可能参与了癌栓的发生。肝癌患者外周血中 CTC 与肝癌合并 PVTT 的发生具有明确的关联性[相对风险率(relative risk,*RR*)1.73,95%*CI*:1.42~2.11,*P*=0.0001]。肾癌患者术前使用短暂下腔静脉放置滤器能够有效防止血栓形成、改善手术治疗效果,从侧面提示 CTC 参与了癌栓的发生。

五、癌栓发生的相关分子机制

临床发现癌栓往往发生在临近肿瘤原发灶的静脉系统,如肝癌中癌栓较多发生在肝门静脉部位,肾癌中癌栓较多发生在肾静脉和下腔静脉。因此,通常认为癌栓是由癌细胞从原发灶转移形成。EMT 指上皮细胞获得间质细胞特性,其在肿瘤发生和转移中发挥重要的作用。研究发现,多个不同分子通过调控肿瘤细胞 EMT 促进或者抑制肿瘤细胞转移,可能参与癌栓发生。例如,在肝癌组织、PVTT 和肝癌肺转移灶中表达升高的硫氧还原蛋白 12(thioredoxin domain containing protein 12,TXNDC12)可以通过类硫氧还原蛋白结构域与 β 联蛋白(β - catenin)相结合,促进其核转位从而激活锌指结合蛋白 1(ZEB1)的转录,促进肝癌细胞 EMT。另外,有些同 PVTT 存在临床关联性的蛋白分子具有促进或者抑制原发肿瘤细胞 EMT 的作用。在肝癌组织中磷酸二酯酶 4Λ(phosphodiesterase 4A,PDE4a)表达水平与 PVTT 存在正相关性。PDE4a 能够抑制肝癌细胞中上皮钙黏素表达、上调神经钙黏素和波形蛋白(vimentin)表达,促进肝癌细胞发生 EMT,增强肝癌细胞迁移和浸润能力。在肝癌组织中低表达的 Kruppel 样因子 7(Kruppel like factor 7,KLF7)与 PVTT 具有关联性,下调肝癌细胞中 KLF17 表达,促进肝癌细胞转移和浸润,改变 EMT 相关基因上皮钙黏素、ZO - 1、Snail 和波形蛋白的表达。肝癌组织中低表达的叉头框蛋白 A2(forkhead box transcription factor A2,FOXA2)通过抑制基质金属蛋白酶(matrix metalloproteinase,MMP - 9)的转录进而抑制肿瘤细胞转移，抑制 PVTT 发生。另外，异常表达的非编码 RNA 分子包括 miRNA、长链非编码 RNA(long non-coding RNA，lncRNA)和环状 RNA(circle RNA，cricRNA)也可通过调控肿瘤细胞的 EMT 过程参与癌栓的发生。肝癌及 PVTT 组织中高表达的 miRNA - 135a 通过抑制肝癌细胞中肿瘤转移抑制蛋白 1(metastasis suppressor 1，MTSS1)表达促进肿瘤细胞发生转移，诱导 PVTT 发生。肝癌组织中表达降低的 miRNA - 148a 通过靶向 Met/Snail 抑制肝癌细胞发生 EMT，抑制肝癌细胞发生转移，其在伴有 PVTT 的肝癌组织中表达比无 PVTT 的肝癌组织更低，提示其可能通过抑制肝癌细胞转移抑制 PVTT 的发生。肝癌组织中低表达的 miRNA-655-3p 同 PVTT 呈负性关系，miRNA-655-3p 通过直接抑制肝癌细胞中 ADAM10 表达下调上皮钙黏素的表达，抑制 β - 联蛋白信号通路的活性。肝癌组织中 lncRNA GAS5 的表达水平与 PVTT 具有关联性，肝癌伴 PVTT 患者的肿瘤组织中 GAS5 的表达水平较肝癌无 PVTT 患者肿瘤组织中的表达水平低。GAS5 过表达能够促进肝癌细胞凋亡，GAS5 通过下调波形蛋白的表达来抑制肝癌细胞的增殖和浸润。circRNA_100395 与癌栓发生具有负相关性，其通过吸附 miRNA - 1228 抑制肝癌细胞发生 EMT，抑制肝癌细胞转移和浸润。

除了通过调控肿瘤细胞 EMT 参与癌栓发生的分子，还有通过其他机制促进肿瘤细胞转移的相关分子。例如，在肝癌组织中高表达的人单极纺锤体蛋白激酶 1(protein kinase human monopolar spindle 1，hMps1/TTK)和细胞周期蛋白 B2(cyclin B2，CCNB2)，这些分子在肝癌组织中的表达与 PVTT 具有明确的临床关联性。这些分子通过不同的分子机制促进肝癌细胞发生转移，可能参与了 PVTT 的发生。TTK 通过 p53 依赖方式激活 AKT/mTOR 信号通路促进肝癌细胞增殖、迁移及非黏附生长。CCNB2 具有促进肝癌细胞增殖和转移、抑制肝癌细胞凋亡的作用。TTK 在肝癌组织中表达上调是由 TTK 启动子的去甲基化导致的，提示甲基化调控有可能也参与了 PVTT 的发生。高通量测序分析技术发现，在 PVTT 中有大量 DNA 异常甲基化，如在 PVTT 中异常表达的 lncRNA HAND2-AS1 受到异常甲基化的调控，在肝癌及 PVTT 中其启动子区域甲基化水平降低诱导其表达升高，进一步佐证异常甲基化可能参与了 PVTT 发生。

结直肠癌(colorectal cancer)中，slingshot 磷酸酶 3(slingshot phosphatase 3，SSH3)在癌栓和淋巴结转移中的表达明显高于结直肠癌原发灶，通过调控肌动蛋白(actin)与 LIMK1/Rac1 相互作用,重塑肌动蛋白纤维,促进结直肠癌细胞浸润和转移,提示其可能参与了结直肠癌合并癌栓的发生。

六、癌栓发生的临床风险因素

1. 单核苷酸多态性

单核苷酸多态性(single nucleotide polymorphism,SNP)是指在基因组水平上由单个核苷酸变异引起的 DNA 序列多态性。这种可遗传可能导致相应基因产生的蛋白分子发生结构改变、功能异常。已有研究发现多个不同 SNP 位点与癌栓的发生具有明确的关联性。例如,在中国人群中,携带成纤维细胞生长因子受体 4(fibroblast growth factor receptor 4, FGFR4) rs351855(Arg388) locus T 或凋亡相关基因 CASP8 SNP rs3834129(-652 6N ins/del)突变的肝癌患者不容易发生 PVTT,而携带白介素-28B(IL-28B)rs4803223(GA+GG)突变患者容易发生 PVTT。昼夜节律调节蛋白 3(period circadian regulator 3,PER3)rs2640908(WV+VV)基因型在有癌栓的肝癌患者中的分布比例略低于无癌栓的肝癌患者,而白介素-23R(IL-23R)rs17375018(AG+GG)基因型在有癌栓的肝癌患者中的分布比例远远高于无癌栓的肝癌患者。这些研究表明,特定 SNP 与癌栓的发生确实存在明确的关联性,但具体的分子机制有待深入探讨。

2. 肿瘤组织中的异常表达分子

有些研究报道,患者肿瘤组织或者外周血中某些分子的表达水平与癌栓的发生具有明确的关联性(见表 1-3),但是相关分子机制未深入探讨。这些分子有可能具有参与癌栓发生的潜在作用,也可能仅仅是在表达上具有关联性,但是作为癌栓相关的检测指标在患者的预后判断上发挥着一定的作用。

表 1-3　肝癌组织中与癌栓发生具有关联性的异常表达分子

基因名称	分子类型	相关性
Apo A-I	蛋白	正相关
PDI A6	蛋白	正相关
SALL4	蛋白	正相关
IMP3	蛋白	正相关

（续表）

基因名称	分子类型	相关性
CD44s	蛋白	正相关
Stat3 *Anxa2*	蛋白	正相关
Gli2	蛋白	正相关
$14-3-3\zeta$ $p-AKT$	蛋白	正相关
$NF-kappaB\ p65$ $MMP-9$	蛋白	正相关
CDC25A	mRNA	正相关
NONHSAT003823 *NONHSAT056213* *NONHSAT015386* *NONHSAT122051*	lncRNA	正相关
CEBPA-AS1	lncRNA	正相关
SIRT3	蛋白	负相关
CDKN1C/P57	蛋白	负相关
ERalpha $p-ERalpha$	蛋白	负相关
KLF6	蛋白	负相关
$PAI-2$	蛋白	负相关
KDM6A *CUL9* *FYVE* *FDG6* *AKAP3* *RNF139*	DNA 突变	
GPX3	mRNA 蛋白 DNA 启动子甲基化	负相关
负相关		
负相关	*miR143HG*	lncRNA
负相关		

（续表）

基因名称	分子类型	相关性
vimentin	DNA 启动子甲基化	正相关
VEGF	蛋白	正相关
ANXA2	蛋白	正相关
VN	蛋白	正相关
FST	蛋白	正相关
sPD - L1	蛋白	正相关
miRNA - 128 - 2	miRNA	正相关
KAI1/CD82	蛋白	负相关
miRNA - 212 和 miRNA - 132	miRNA	负相关
CHI3L1/YKL -40	蛋白	正相关

　　除了上述同癌栓发生相关的组织异常表达分子之外,临床研究还发现了一些与癌栓发生相关的其他风险因素,如炎症状态、肝硬化及肝癌是 PVTT 发生的主要风险因素。在非肝硬化患者中,肝外的炎症条件是癌栓发生的主要风险因素;在肝硬化患者中,肝硬化和肝癌是癌栓发生的主要风险因素。肝癌患者中 PVTT 发生的比例明显高于肝硬化患者。在接受肝移植的肝癌患者中,血清胆红素水平是 PVTT 发生的风险因子($OR=3.395$；$95\%CI$:$1.467\sim 7.861$, $P=0.004$)。此外,肝癌 PVTT 的发生与肿瘤体积大、多个肿瘤灶、肿瘤级别高、Child-Pugh 分级差和血清 AFP 水平高有正相关性。但是有研究报道,在 HBV 相关肝癌中,肿瘤 MVI 相关风险因素与 PVTT 的发生不具有关联性,这提示 PVTT 发生与 MVI 发生受到不同因素的影响,二者存在不同的发生机制。此外,有研究报道肝癌患者外周血中 Th17 水平明显高于正常人,Th17 的升高与 PVTT 具有关联性,提示外周血炎性细胞可能也参与了PVTT 的发生。

　　现有研究发现,癌栓的发生与肿瘤细胞转移相关。调控肿瘤细胞转移的相关因素(如 HBV、缺氧微环境、血管微环境等)都参与了癌栓发生的调控,调控机制涉及基因表达、非编码 RNA 及蛋白修饰等多个层面。同时,癌栓也能够独立于原发灶发生,这个过程可能涉及肿瘤干细胞等因素。这些相关因素的发现和分子机制的揭示有助于解释癌栓发生的原因及癌栓的临床治疗。当然，要彻底揭示癌栓发生的根本原因还需要更进一步的研究与探索。

（刘淑鹏）

参考文献

[1] Carnero A, Lleonart M. The hypoxic microenvironment: A determinant of cancer stem cell evolution[J]. Bioessays, 2016, 38(Suppl 1):S65 - 74.

[2] Chang L, Li C, Lan T, et al. Decreased expression of long non-coding RNA GAS5 indicates a poor prognosis and promotes cell proliferation and invasion in hepatocellular carcinoma by regulating vimentin[J]. Mol Med Rep, 2016, 13(2): 1541 - 1550.

[3] Chen J, Shi X, Luo T, et al. The correlations between hepatitis B virus infection and hepatocellular carcinoma with portal vein tumor thrombus or extrahepatic metastasis [J]. Eur J Gastroenterol Hepatol, 2020, 32(3):373 - 377.

[4] Chen Q, Chen Z, Cao S, et al. Role of circRNAs_100395 in proliferation and metastases of liver cancer[J]. Med Sci Monit, 2019, 25:6181 - 6192.

[5] Connolly G C, Chen R, Hyrien O, et al. Incidence, risk factors and consequences of portal vein and systemic thromboses in hepatocellular carcinoma[J]. Thromb Res, 2008, 122(3):299 - 306.

[6] Cruz-Ramon V, Chinchilla-Lopez P, Ramirez-Perez O, et al. Thrombosis of the portal venous system in cirrhotic vs. non-cirrhotic patients[J]. Ann Hepatol, 2018, 17(3):476 - 481.

[7] Ding S M, Lu A L, Lu J F, et al. Macrovascular endothelial cells enhance the motility of liver cancer cells by up-regulation of MMP - 3, activation of integrin/FAK signaling pathway and induction of non-classical epithelial-mesenchymal transition [J]. J Cancer, 2020, 11(8):2044 - 2059.

[8] Erhamamci S, Reyhan M, Nursal G N, et al. Incidental diagnosis of tumor thrombosis on FDG PET/CT imaging[J]. Rev Esp Med Nucl Imagen Mol, 2015, 34 (5):287 - 294.

[9] Fan J L, Yang Y F, Yuan C H, et al. Circulating tumor cells for predicting the prognostic of patients with hepatocellular carcinoma: A meta analysis[J]. Cell Phy Biochem, 2015, 37(2):629 - 640.

[10] Guo W, Liu S, Cheng Y, et al. ICAM-1-related non-coding RNA in cancer stem cells maintains ICAM-1 expression in hepatocellular Carcinoma[J]. Clin Cancer Res, 2016, 22(8):2041 - 2050.

[11] Guo W, Xue J, Shi J, et al. Proteomics analysis of distinct portal vein tumor thrombi

in hepatocellular carcinoma patients[J]. J Proteome Res, 2010, 9(8):4170 - 4175.

[12] Hu Y H, Lu Y X, Zhang Z Y, et al. SSH3 facilitates colorectal cancer cell invasion and metastasis by affecting signaling cascades involving LIMK1/Rac1 [J]. Am J Cancer Res, 2019, 9(5):1061 - 1073.

[13] Huang K, Xie W, Wang S, et al. High SPINK1 expression predicts poor prognosis and promotes cell proliferation and metastasis of hepatocellular carcinoma[J]. J Invest Surg, 2020:1 - 10.

[14] Kayar Y, Turkdogan K A, Baysal B, et al. EUS-guided FNA of a portal vein thrombus in hepatocellular carcinoma[J]. Pan Afr Med J, 2015, 21:86.

[15] Koh P S, Chan S C, Chok K S, et al. The friendly incidental portal vein thrombus in liver transplantation[J]. Liver Transpl, 2015, 21(7):944 - 952.

[16] Lee J W, Hwang S H, Kim D Y, et al. Prognostic value of FDG uptake of portal vein tumor thrombosis in patients with locally advanced hepatocellular carcinoma[J]. Clin Nucl Med, 2017, 42(1):e35-e40.

[17] Lee W C, Chou H S, Wu T J, et al. Down-regulation of metabolic proteins in hepatocellular carcinoma with portal vein thrombosis[J]. Clin Proteomics, 2017, 14: 29.

[18] Li R, Jiang X, Zhang Y, et al. Cyclin B2 overexpression in human hepatocellular carcinoma is associated with poor prognosis [J]. Arch Med Res, 2019, 50 (1): 10 - 17.

[19] Li S S, Yu S L, Kao L P, et al. Target identification of microRNAs expressed highly in human embryonic stem cells[J]. J Cell Biochem, 2009, 106(6):1020 - 1030.

[20] Lin X, Huang Y, Sun Y, et al. 4E-BP1(Thr46) phosphorylation association with poor prognosis in quantitative phosphoproteomics of portal vein tumor thrombus revealed that 4E-BP1Thr46 phosphorylation is associated with poor prognosis in HCC[J]. Cancer Manag Res, 2020, 12:103 - 115.

[21] Liss M A, Chen Y, Rodriguez R, et al. Immunogenic heterogeneity of renal cell carcinoma with venous tumor thrombus[J]. Urology, 2019, 124:168 - 173.

[22] Liu F, Li F, Luo L, et al. Genetic variants in cell death pathway genes and HBV-related hepatocellular carcinoma among a Chinese Han population [J]. Apoptosis, 2017, 22(8):1035 - 1047.

[23] Liu F Y, Deng Y L, Li Y, et al. Down-regulated KLF17 expression is associated with tumor invasion and poor prognosis in hepatocellular carcinoma[J]. Med Oncol, 2013, 30(1):425.

[24] Liu S, Cheng K, Zhang H, et al. Methylation status of the nanog promoter determines the switch between cancer cells and cancer stem cells[J]. Adv Sci, 2020, 7(5):1903035.

[25] Liu S, Guo W, Shi J, et al. MicroRNA-135a contributes to the development of portal vein tumor thrombus by promoting metastasis in hepatocellular carcinoma [J]. J

Hepatol, 2012, 56(2):389 - 396.

[26] Liu S, Zhou Z, Jia Y, et al. Identification of portal vein tumor thrombus with an independent clonal origin in hepatocellular carcinoma via multi-omics data analysis [J]. Cancer Biol Med, 2019, 16(1):147 - 170.

[27] Liu X, Liao W, Yuan Q, et al. TTK activates Akt and promotes proliferation and migration of hepatocellular carcinoma cells[J]. Oncotarget, 2015, 6(33):34309 - 34320.

[28] Lopez J I, Pulido R, Lawrie C H, et al. Loss of PD - L1(SP - 142) expression characterizes renal vein tumor thrombus microenvironment in clear cell renal cell carcinoma[J]. Ann Diagn Pathol, 2018, 34:89 - 93.

[29] Nishimura T, Nishida N, Komeda T, et al. Genotype stability and clonal evolution of hepatocellular carcinoma assessed by autopsy-based genome-wide microsatellite analysis[J]. Cancer Genet Cytogenet, 2005, 161(2):164 - 169.

[30] Pan X, Wang G. Correlations of IL - 23R gene polymorphism with clinicopathological characteristics and prognosis of hepatocellular carcinoma patients after interventional therapy[J]. Genomics, 2019, 111(4):930 - 935.

[31] Peng Y, Li Y, Tian Y, et al. PDE4a predicts poor prognosis and promotes metastasis by inducing epithelial-mesenchymal transition in hepatocellular carcinoma [J]. J Cancer, 2018, 9(13):2389 - 2396.

[32] Poddar N, Avezbakiyev B, He Z, et al. Hepatocellular carcinoma presenting as an incidental isolated malignant portal vein thrombosis[J]. J Gastrointest Cancer, 2012, 43(3):486 - 489.

[33] Saito M, Seo Y, Yano Y, et al. Portal venous tumor growth-type of hepatocellular carcinoma without liver parenchyma tumor nodules: a case report[J]. Ann Hepatol, 2013, 12(6):969 - 973.

[34] Sharma P, Kumar R, Jeph S, et al. ^{18}F - FDG PET-CT in the diagnosis of tumor thrombus: can it be differentiated from benign thrombus[J]. Nucl Med Commun, 2011, 32(9):782 - 788.

[35] Tang Y, Liu S, Li N, et al. 14 - 3 - 3zeta promotes hepatocellular carcinoma venous metastasis by modulating hypoxia-inducible factor-1alpha[J]. Oncotarget, 2016, 7 (13):15854 - 15867.

[36] Tang Y, Yu H, Zhang L, et al. Experimental study on enhancement of the metastatic potential of portal vein tumor thrombus-originated hepatocellular carcinoma cells using portal vein serum[J]. Chin J Cancer Res, 2014, 26(5):588 - 595.

[37] Tang Y, Zhang Y, Wang C, et al. 14 - 3 - 3zeta binds to hepatitis B virus protein X and maintains its protein stability in hepatocellular carcinoma cells[J]. Cancer Med, 2018, 7(11):5543 - 5553.

[38] Wang D, Zhang X, Lu Y, et al. Hypoxia inducible factor 1alpha in hepatocellular carcinoma with cirrhosis: Association with prognosis[J]. Pathol Res Pract 2018, 214

(12):1987 - 1992.

[39] Wang D, Zhu Y, Tang J, et al. Integrative molecular analysis of metastatic hepatocellular carcinoma[J]. BMC Med Genomics, 2019, 12(1):164.

[40] Wang J, Wu S, Huang T. Expression and role of VEGF - A and miR-381 in portal vein tumor thrombi in patients with hepatocellular carcinoma[J]. Exp Ther Med, 2018, 15(6):5450 - 5456.

[41] Wang J, Zhu C P, Hu P F, et al. FOXA2 suppresses the metastasis of hepatocellular carcinoma partially through matrix metalloproteinase-9 inhibition[J]. Carcinogenesis, 2014, 35(11):2576 - 2583.

[42] Wang X M, Lu Y, Song Y M, et al. Integrative genomic study of Chinese clear cell renal cell carcinoma reveals features associated with thrombus[J]. Nat Commun, 2020, 11(1):739.

[43] Warsow G, Hubschmann D, Kleinheinz K, et al. Genomic features of renal cell carcinoma with venous tumor thrombus[J]. Sci Rep, 2018, 8(1):7477.

[44] Wu G, Zheng K, Xia S, et al. MicroRNA-655-3p functions as a tumor suppressor by regulating ADAM10 and beta-catenin pathway in hepatocellular carcinoma[J]. J Clin Cancer Res, 2016, 35(1):89.

[45] Xia L, Mo P, Huang W, et al. The TNF-alpha/ROS/HIF - 1-induced upregulation of FoxMI expression promotes HCC proliferation and resistance to apoptosis[J]. Carcinogenesis, 2012, 33(11):2250 - 2259.

[46] Yang P, Li Q J, Feng Y, et al. TGF-β-miR-34a-CCL22 signaling-induced Treg cell recruitment promotes venous metastases of HBV-positive hepatocellular carcinoma [J]. Cancer Cell, 2012, 22(3):291 - 303.

[47] Yang Y, Chen L, Gu J, et al. Recurrently deregulated lncRNAs in hepatocellular carcinoma[J]. Nat Commun, 2017, 8:14421.

[48] Yang Y, Zhou Y, Lu M, et al. Association between fibroblast growth factor receptor 4 polymorphisms and risk of hepatocellular carcinoma[J]. Mol carcinog, 2012, 51 (7):515 - 521.

[49] Ye L Y, Chen W, Bai X L, et al. Hypoxia-induced epithelial-to-mesenchymal transition in hepatocellular carcinoma induces an immunosuppressive tumor microenvironment to promote metastasis[J]. Cancer Res, 2016, 76(4):818 - 830.

[50] Ye P, Wang T, Liu W H, et al. Enhancing HOTAIR/MiR-10b drives normal liver stem cells toward a tendency to malignant transformation through inducing epithelial-to-mesenchymal transition[J]. Rejuvenation Res, 2015, 18(4):332 - 340.

[51] Yuan K, Xie K, Lan T, et al. TXNDC12 promotes EMT and metastasis of hepatocellular carcinoma cells via activation of beta-catenin[J]. Cell Death Differ, 2020, 27(4):1355 - 1368.

[52] Zhang H, Ye J, Weng X, et al. Comparative transcriptome analysis reveals that the extracellular matrix receptor interaction contributes to the venous metastases of

hepatocellular carcinoma[J]. Cancer Genet, 2015, 208(10):482 - 491.

[53] Zhang J, Pan Y F, Ding Z W, et al. RMP promotes venous metastases of hepatocellular carcinoma through promoting IL - 6 transcription [J]. Oncogene, 2015, 34(12):1575 - 1583.

[54] Zhang J P, Zeng C, Xu L, et al. MicroRNA-148a suppresses the epithelial-mesenchymal transition and metastasis of hepatoma cells by targeting Met/Snail signaling[J]. Oncogene, 2014, 33(31):4069 - 4076.

[55] Zhang J P, Zhu Y, Liu Y J, et al. Temporary filters and liver mobilization technique improve the safety and prognosis of radical nephrectomy and inferior vena cava thrombectomy in renal cell carcinoma with subdiaphragmatic thrombosis [J]. Urol Int, 2013, 91(3):279 - 284.

[56] Zhao B, Lu J, Yin J, et al. A functional polymorphism in PER3 gene is associated with prognosis in hepatocellular carcinoma [J]. Liver Int, 2012, 32 (9): 1451 - 1459.

[57] Zhou L, Rui J A, Wang S B, et al. Risk factors of microvascular invasion, portal vein tumor thrombosis and poor post-resectional survival in HBV-related hepatocellular carcinoma[J]. Hepato gastroenterology, 2014, 61(134):1696 - 1703.

[58] 王维维,王振猛,刘耀阳,等.肝细胞癌患者外周血 Th17 细胞水平的变化及其与肿瘤进展的关系[J].中华肿瘤杂志,2010,32(10):757 - 761.

[59] 王艳,张恒辉,陈衍辉,等.白细胞介素- 28B 基因多态性与原发性肝细胞肝癌的关系[J].中华预防医学杂志,2012,46(6):527 - 532.

Japan studies: a proposal[J]. Liver Cancer, 2015, 4(4): 253-262.

[12] Zhang Z, Peng Y, Hu J, et al. KDM5B promotes breast cancer cell
hepatocellular carcinoma through promotion of β-catenin/c-Myc/cyclin D1
... 66(3): 1093-1102. [23]...

[18] Zhang LF, ... [J]. Comprehensive lymphatic system and the spleen of
... a review...
... cellular carcinoma[J]. ... 2015, 33(1): 1098-107.

[13] Zhang LF, Zhao Y, Jiao Y, et al. ... living and liver radiate ... to reduce en
improve the safety and prognosis of eatl ... radiofrequency and ... en ...
thermotherapy or ... [J]. ...
...

with pose, ...
...
1155

第二章

消化系统肿瘤合并癌栓

第一节　肝细胞癌合并脉管癌栓

肝细胞癌(hepatocellular carcinoma,HCC)(以下简称肝癌)是全世界第五大常见恶性肿瘤,每年约有 74 万新发病例,其中一半在中国。我国肝癌相关病死率仅次于肺癌,高居第 2 位,严重威胁国民生命健康。目前,根治性肝切除术和肝移植仍是肝癌患者的一线治疗方式。近年来随着外科手术技术的进步,围术期管理的规范,以及多种非手术治疗方式如分子靶向治疗和免疫治疗的结合,肝癌患者的总生存期有所延长。然而,由于 80% 左右的肝癌患者诊断时已是中晚期,失去根治性手术的机会,5 年总生存率仅为 10% 左右。肝癌具有高侵袭性特征,脉管侵犯是其典型特征,形成门静脉癌栓(PVTT)、肝静脉癌栓/下腔静脉癌栓（HVTT/IVCTT）和胆管癌栓（bile duct tumor thrombus,BDTT）,从而发生肝内外转移和复发。本节将从肝癌合并脉管癌栓的分型、诊断、鉴别诊断、治疗和预后等方面阐述肝癌合并癌栓领域的研究进展。

一、肝癌合并 PVTT

由于肝癌的生物学特性和肝脏的解剖学特点,肝癌细胞易侵犯肝内门静脉系统形成 PVTT,文献报道其发生率达 44%～62.2%。肝癌患者一旦出现PVTT,病情迅速发展。对于这部分患者的诊治国际上存在争议,西方主要以分子靶向药物为主,有效率仅为 27.7%～43.6%;东南亚及我国主要以手术、经导管肝动脉化疗栓塞(TACE)、放疗及综合治疗为主,疗效报道不一。因此,肝癌合并 PVTT 的诊治是目前国际和国内肝癌研究领域最具挑战性的难点和热点。PVTT 是肝癌患者不良预后的重要危险因素之一,在目前国际上常用的肝癌分期系统中占有重要的权重影响。本节将从目前国际上常用分型、临床表现、诊断及鉴别诊断、治疗等方面阐述肝癌伴 PVTT 的研究进展。

（一）肝癌合并 PVTT 的临床分型

PVTT 的发生部位、范围与患者的预后密切相关,目前针对 PVTT 的分型标准主要有日本的 Vp 分型和笔者研究团队提出的程氏分型。日本 Vp 分型将 PVTT 分为以下四类:①Vp1 型指癌栓局限于肝内门静脉三级分支;②Vp2 型指癌栓位于肝内门静脉二级分支;③Vp3 型指癌栓延伸至门静脉一级分支;④Vp4 型指癌栓累及门静脉主干或对侧一级分支。程氏分型标准见第一章第二节。我国学者的研究表明,程氏分型较日本 Vp 分型更适合中国肝癌伴 PVTT 患者的病情评估、治疗选择和预后判断。

（二）肝癌合并 PVTT 的临床表现

肝癌合并 PVTT 的临床表现具体见第一章第二节。

（三）肝癌合并 PVTT 的诊断

目前,PVTT 的诊断主要依赖于影像学的方法。诊断方法见第一章第二节。

（四）肝癌合并 PVTT 的鉴别诊断

PVTT 的形成多继发于肝癌原发灶,其需与门静脉血栓、门静脉海绵样变性等相互鉴别。PVTT 与门静脉血栓的鉴别具体见第一章第二节。门静脉海绵样变性是指门静脉主干和/或分支慢性阻塞后,在其周围形成大量侧支静脉的一种病理改变,癌栓导致的门静脉海绵样变性在 CT 增强扫描可见,门静脉的形态扩张和扭曲,呈"假肿瘤征",可辅助临床鉴别。

（五）肝癌合并 PVTT 的治疗

既往肝癌合并 PVTT 的诊治主要以单学科或单学科多模式诊治为主,即治疗策略的制订主要依赖初诊医师或初诊科室。由于各学科医师专业背景的差异导致临床工作中肝癌合并 PVTT 的诊治策略五花八门,疗效参差不齐。针对这一难题,笔者研究团队在国内较早地提出了多学科诊疗模式治疗(MDT)新理念,即根据患者基本情况、癌栓类型及肿瘤是否可切除等情况,经多学科医师讨论后决定治疗方案,并在国内首次制订了肝癌合并 PVTT 患者诊治流程图。肝癌合并 PVTT 患者的治疗强调以下原则:以肝功能基础为前提,根据肿瘤情况和 PVTT 分型,首次治疗尽量选择能最大可能去除或控制肝癌原发病灶及 PVTT 的方法,强调通过 MDT 手段,延长患者的生存期和改善生活质量。

1. 手术治疗

手术切除是肝癌合并Ⅰ、Ⅱ型 PVTT 患者的首选治疗方法,切除原发灶及癌栓同时还可降低门静脉压力,后者在一定程度上可改善患者的肝功能和生活质量,文献显示手术治疗效果优于单纯 TACE,尤其是Ⅰ/Ⅱ型 PVTT 较Ⅲ/Ⅳ型更适合手术治疗。

对肝癌伴 PVTT 患者行手术切除须严格掌握手术指征。一般来说,如肝功能基本正常、无腹水、肝癌局限、肿瘤单个或只有周边零星播散灶,估计主瘤可切除,余肝可代偿,无肝内广泛癌灶转移及远处转移,则可行外科手术切除。Kokudo 等回顾性分析了 6 474 例肝癌伴 PVTT 患者,发现在肝功能为 Child-Pugh A 级的患者中,手术组中位生存期比非手术组增加 1.77 年,这证明了手术治疗在此类患者中具有一定疗效。

对肝癌合并 PVTT 的患者,制订精准个体化的手术治疗方案,鉴别真正能从肝切除术中生存获益的患者至关重要。本研究团队联合国内多家肝癌中心建立了"东方肝胆外科医院-门静脉癌栓(EHBH-PVTT)"评分系统,可实现肝癌伴 PVTT 患者行手术治疗的个体化生存预测和手术决策。此外,合并 PVTT 的肝癌患者术后易早期复发,因此识别这部分患者进行术后辅助性抗复发治疗具有重要意义。为此,本研究团队利用多中心数据,建立列线图模型预测肝癌伴 PVTT 患者术后早期复发的风险。该评分系统利用 HBsAg 阳性、PVTT 分型、HBV-DNA 载量、卫星灶、AFP 水平和肿瘤直径 6 个参数评估患者术后早期复发的风险,使用 108 分作为截断值将患者分为低复发风险和高复发风险组,具有较好的区分度。

2. 非手术治疗

(1) TACE:肝癌合并 PVTT 患者就诊时大部分已失去手术机会。TACE 是中晚期肝癌的主要治疗方式之一,越来越多的研究证实 TACE 对于 PVTT 患者是安全、有效的,适用于程氏Ⅰ/Ⅱ型及部分Ⅲ型的肝癌合并 PVTT 患者。

(2) 肝动脉插管灌注化疗(hepatic arterial infusion chemotherapy,HAIC):是指经皮插管至肝动脉进行灌注化疗,化疗药物包括铂类和氟尿嘧啶等,化疗间隔周期通常为 3~4 周。韩国一项纳入 58 例肝癌伴 PVTT 患者的前瞻性随机对照研究显示,HAIC 组客观缓解率和中位生存期分别为 27.6% 和

14.9 个月,远高于索拉非尼组的 3.4% 和 7.2 个月,且没有明显的不良反应。

(3) 放疗:包括外照射放疗和内照射放疗两种方式。笔者研究团队在肝癌放疗方面积累了丰富的经验,发现术后调强放疗(IMRT)能显著改善肝癌伴 PVTT 患者的长期生存。另外,本研究团队的一项多中心前瞻性随机对照研究发现新辅助放疗组的无病生存率和总生存率显著长于单独手术组,新辅助三维适形放疗(3D-CRT)能显著改善患者的预后。目前国内外报道的内放射粒子有 ^{131}I、^{125}I、^{90}Y 等,主要通过肝动脉插管或经皮穿刺植入。国内应用较多的为 ^{125}I 粒子条或支架植入。

(4) 系统治疗:目前肝癌合并 PVTT 患者的系统治疗主要有分子靶向治疗、化疗、抗病毒治疗等。分子靶向药物可作为 PVTT 患者的基本药物。索拉非尼和仑伐替尼是目前公认的可延长晚期肝癌患者生存期的分子靶向药物,均为巴塞罗那分期(BCLC)推荐的晚期肝癌治疗的一线药物,其他二线治疗药物包括瑞戈非尼、纳武单抗、卡博替尼、雷莫芦单抗等,但其在肝癌合并 PVTT 治疗中的作用尚待进一步临床研究加以验证。全身化疗适用于合并肝外转移的,肝功能 Child-Pugh A/B 级的肝癌合并 PVTT 患者。肝癌伴 PVTT 患者检测 HBV-DNA 若呈阳性,应给予核苷类似物进行抗病毒治疗,并选择强效高耐药屏障药物;检测 HBV-DNA 阴性者应高度重视 HBV 重新激活。

(六) 展望

肝癌合并 PVTT 的患者治疗难度大、病死率高、预后较差,如何治疗 PVTT 已成为提高肝癌疗效的"瓶颈"。根据特定的 PVTT 分型制订个体化的治疗方案能使患者获得较好的预后。目前,肝癌合并 PVTT 的手术疗效已日趋见顶,亟待开发新的治疗手段,PVTT 的程氏分型为评判 PVTT 的治疗效果提供了科学的分层工具。《肝细胞癌合并门静脉癌栓多学科诊治中国专家共识(2018 年版)》的推出规范了 PVTT 诊疗,今后仍应充分利用我国的病例资源,开展更多临床研究,研发更有效的 PVTT 诊治方法,开展更多临床随机对照研究,以提高 PVTT 的疗效并进一步完善 PVTT 的标准诊疗路径。同时,加大包括对 PVTT 发生和发展内在机制的研究,为肝癌合并 PVTT 的精准治疗提供更多依据。

二、HVTT/IVCTT

肝癌可侵犯肝脏流出道形成 HVTT,发生率为 1.4%~4.9%。肝癌合并

HVTT患者的预后极差,若不进行治疗,患者中位生存期仅为3个月。HVTT可侵犯至下腔静脉和右心房,引起布-加综合征、肺栓塞、心脏压塞等严重并发症,是目前肝癌治疗的重大挑战。本节将从临床分型、诊断和治疗等方面阐述肝癌伴HVTT/IVCTT的研究进展。

（一）肝癌合并HVTT/IVCTT的临床分型

肝癌伴HVTT/IVCTT患者的预后与癌栓发生的部位、范围密切相关,因此目前常用的分型标准均考虑了以上因素。目前,关于HVTT/IVCTT的分型标准有日本的Vv分型和笔者团队提出的分型标准。

日本Vv分型将HVTT/IVCTT分为以下3类:①Ⅰ型指癌栓局限于外周肝静脉,即肝静脉主干以上分支,包括微血管侵犯(pHVTT,Vv1);②Ⅱ型指癌栓侵犯到肝静脉主干,包括左肝静脉、中肝静脉、右肝静脉和肝短静脉(mHVTT,Vv2);③Ⅲ型指癌栓侵犯到下腔静脉(IVCTT,Vv3)。笔者研究团队基于437名患者的生存分析,综合癌栓近心端在下腔静脉所处的位置和预后的关系,将HVTT/IVCTT分为3型,具体见第一章第二节。

（二）肝癌合并HVTT/IVCTT的诊断

HVTT/IVCTT是肝癌发生和发展过程中的表现之一,对HVTT/IVCTT的诊断必须结合肝癌的诊断,若肝癌诊断明确,并出现HVTT/IVCTT的影像学征象,则肝癌合并HVTT/IVCTT诊断确立。具体诊断方法见第一章第二节。

（三）肝癌合并HVTT/IVCTT的治疗

1. 手术治疗

手术切除是肝癌合并Ⅰ/Ⅱ型HVTT/IVCTT患者有可能获得根治性机会的方式。研究结果显示,HVTT/IVCTT的手术疗效优于非手术治疗,尤其Ⅰ/Ⅱ型患者更适合手术治疗,围术期病死率<5%。一项日本全国性的回顾性研究显示,手术组的1、3、5年生存率分别为64.1%、23.3%、9.4%,中位生存期为2.89年,而非手术组的1、3、5年生存率分别为44.5%、8.9%、3.3%,中位生存期为1.61年。笔者团队报道276例肝癌合并HVTT/IVCTT患者行手术或TACE治疗的生存结局,手术组的中位生存期达19.4月,明显高于TACE组的14.7个月。

2. 非手术治疗

目前对于肝功能较差、肝肿瘤不可切除、伴肝外转移或其他原因而无法通过手术治疗的肝癌合并 HVTT 患者,可采用 TACE、放疗、化疗、索拉非尼等非手术综合治疗方式,目的在于控制肝内病灶及癌栓生长,防止癌栓脱落造成严重并发症,延长患者的生存时间。

(1) TACE:是治疗不可切除肝癌合并 HVTT/IVCTT 常用的方法。日本的一项回顾性研究显示,HVTT/IVCTT 患者行 TACE 后的中位生存期为 19.2 个月,明显优于保守治疗组的 6.0 个月。文献报道 TACE 与其他治疗方法如化疗、放疗等联合使用可能取得更好的疗效。Kim 等的一项回顾性研究对新型 TACE 的疗效进行初步研究,其中 60 例接受传统 TACE 治疗,47 例接受新型 TACE 治疗(TACE 联合顺铂),新型 TACE 治疗组的中位生存期为 60 个月,高于传统 TACE 治疗组的 47 个月。韩国的一项回顾性研究显示,TACE 联合放疗治疗肝癌合并 HVTT/IVCTT 的患者,其中位生存期可达 11.0~14.8 个月。

(2) 放疗:随着放疗技术的进步,IMRT、3D - CRT 等可以在提高靶区剂量的同时,最大限度保护正常肝组织,降低癌栓脱落的风险,甚至对最初不可手术的肝癌伴 HVTT/IVCTT 患者实现降期切除,可适用于肝癌合并所有类型的 HVTT/IVCTT 患者。Zeng 等对外照射放疗肝癌合并 IVCTT 进行初步研究,44 例纳入外照射放疗(EBRT)组,114 例纳入非 EBRT 组,EBRT 组的中位生存期为 8 月,1 年生存率为 34.8%,非 EBRT 组的中位生存期为 4 月,1 年生存率为 11.1%,EBRT 显示较好的疗效。

3. 其他治疗

HAIC 对肝癌合并 HVTT 的疗效已有研究报道。Murakami 等的一项回顾性研究共纳入 33 例 Vv2/3 型的肝癌伴 HVTT 的患者,行 HAIC 后的中位生存期为 7.9 月;1、2 年生存率分别为 30% 和 20%。乙肝病毒持续感染是乙肝相关性肝癌发生发展、复发的重要危险因素,抗病毒治疗有助于减少术后复发,改善患者的生存。索拉非尼和仑伐替尼已被我国国家药品监督管理局批准为不可手术或转移性肝癌的一线治疗药物。免疫检查点阻断剂(CTLA - 4 阻断剂、PD - 1/PD - L1 阻断剂等)在晚期肝癌中显示出巨大的应用潜力和价值。

(四) 展望

肝癌合并 HVTT 的患者发生下腔静脉和右心房侵犯的风险很大,而一旦发生远处的癌栓侵犯则预后极差,所以对肝癌合并 HVTT 及时准确的诊治至关重要。目前,肝癌合并 HVTT/IVCTT 的诊断主要依赖于影像学检查,HVTT/IVCTT 的敏感血清标志物需要进一步的研究。在 HVTT/IVCTT 的临床治疗方面,积极的外科手术干预是阻止 HVTT/IVCTT 进展的重要手段,同时多种非手术治疗的综合应用也是肝癌合并 HVTT/IVCTT 的重要治疗策略。《肝细胞癌合并肝静脉或下腔静脉癌栓多学科诊治中国专家共识(2019 版)》的发布为此类患者的规范化诊疗提供了依据,向多学科诊治方向发展。

三、肝癌合并 BDTT

肝癌合并 BDTT 以原发肿瘤向胆道系统内转移为特征,是肝癌的一种特殊表现。其发生率为 0.5%~12.9%,是胆道系统最常见的继发性肿瘤,也是造成肝癌术后复发转移的又一重要危险因素。本节将从 BDTT 分型、形成机制、临床表现及(鉴别)诊断、治疗等方面叙述肝癌合并 BDTT 的研究进展。

(一)临床分型

肝癌伴 BDTT 患者术后的长期生存结局不仅与原发肿瘤的特性有关,同时也与癌栓的侵犯部位密切相关。目前国际上有关 BDTT 的分型主要依据 BDTT 在肝内外胆道系统的部位以及与原发灶的关系,主要有以下 3 种分型标准:

1. Ueda 分型

Ueda 分型具体见第一章第二节。

2. Satoh 分型

Ⅰ型为 BDTT 位于胆管一级分支,但未到达左、右肝管汇合部;Ⅱ型为 BDTT 超过左、右肝管汇合处,连续性延伸至肝总管或胆总管;Ⅲ型为 BDTT 与原发肿瘤分离,在胆总管腔内孤立生长。

3. 日本肝癌研究协作组(LCSGJ)提出的分型

B1 型:肿瘤侵犯肝内胆管三级及以上分支;B2 型:肿瘤侵犯肝内胆管二级分支;B3 型:BDTT 延伸至胆管一级分支;B4 型:BDTT 在肝总管或胆总管内生长。

(二)临床表现

肝癌伴 BDTT 患者在疾病早期多无明显临床症状。合并黄疸是最常见的症状,半数以上患者因皮肤、巩膜黄染而就诊。黄疸呈进行性升高,也可呈波动性升高。少数患者可因胆道感染出现发热的症状，或因胆道出血而表现为黑便的症状，或因胆管癌栓（BDTT）坏死或脱落阻塞胆总管而出现剧烈绞痛，出现腹痛、发热、黄疸的 Charcot 三联征的表现，而掩盖了肝癌的临床症状。

（三）诊断及鉴别诊断

临床诊断肝癌伴 BDTT 主要依赖于影像学检查。具体见第一章第二节。

BDTT 目前主要需和肝癌压迫肝门部胆管、肝门部胆管癌、壶腹周围癌、胆管结石、胆管炎、黄疸型肝炎等相鉴别，这主要依赖于血清学和影像学检查。如 AFP 阳性在肝癌伴 BDTT 患者中占 70％以上，而胆管癌、壶腹周围癌、胆道结石 AFP 阳性者罕见，结合 AFP 及 AFP 异质体可提高鉴别诊断率。在 B 超中，若肿瘤平均直径相近，则肝癌形成的 BDTT 的回声强度高于胆管细胞来源的肿瘤，借此可与胆管癌相鉴别。

（四）治疗

1. 手术治疗

肝癌伴 BDTT 患者出现梗阻性黄疸与晚期肝癌患者肝衰竭所致的黄疸有所区别，肝癌伴 BDTT 的黄疸患者并非不能耐受手术，而是提倡更为积极的规范性手术切除。目前已有多项荟萃分析证实，手术切除可以明显延长肝癌伴 BDTT 患者的生存期，甚至与不伴 BDTT 的肝癌患者的生存期相仿。目前常见的手术切除方式有肝癌原发灶与 BDTT 整块根治性切除、原发灶切除联合胆总管切开取栓术、原发灶切除联合肝外胆管切除加胆肠吻合术。对于原发灶太小无法在术中发现的病例，可仅行胆总管切开取栓加 T 管引流术，以减轻此类患者的黄疸症状，改善肝功能，原发肿瘤可行二期切除。

2. 非手术治疗

目前对于无法手术根治的肝癌伴 BDTT 患者，综合治疗的手段较多，包括 TACE、放疗、化疗、射频消融、分子靶向药物等，但是否对 BDTT 有疗效还值得探讨。Gao 等报道了 2 例肝功能失代偿的伴Ⅲ型 BDTT 的肝癌患者行射频消融治疗的疗效，结果显示射频消融既能有效控制取栓后 BDTT 根部出血，又能在直视下最大限度地清除取栓后 BDTT 根部的病灶，降低复发风险，避免医源性胆管损伤。Shen 等报道新辅助 TACE 治疗可显著降低此类患者行根治性肝切除术的手术风险，并显著延长患者的中位生存期。

（五）展望

最近的荟萃分析指出，肝癌合并 BDTT 患者发生微血管侵犯、大血管侵袭和淋巴转移的风险较大,临床上更需重视 BDTT 的诊疗。由于 BDTT 发生机制较为复杂,目前尚未开发出针对其特异性靶点的分子靶向药物。在 BDTT 诊断方面主要依赖影像学检查,出现梗阻性黄疸后则不易与其他疾病鉴别,目前也无针对 BDTT 的特定的血清标志物。在临床治疗方面,提倡以肝切除联合胆管切开取栓术或肝外胆管切除为主的外科治疗,辅以其他综合治疗。笔者单位在 BDTT 诊疗方面有丰富的经验,但由于 BDTT 病情复杂,诊治有待规范,亟须全国专家在 BDTT 的诊治方面达成共识。

(王康,冯锦凯,程树群)

参考文献

[1] Cerrito L, Annicchiarico B E, Iezzi R, et al. Surgical treatment of hepatocellular carcinoma with portal vein tumor thrombus[J]. World J Gastroenterol, 2010, 17(8): 2073-2080.

[2] Chen W Q, Zheng R S, Baade P D, et al. Cancer statistics in China, 2015[J]. CA Cancer J Clin, 2016, 66(2):115-132.

[3] Chen Z H, Zhang X P, Wang K, et al. Liver resection versus transcatheter arterial chemoembolization for the treatment of patients with hepatocellular carcinoma and hepatic vein or inferior vena cava tumor thrombus: a propensity score matching analysis[J]. Hepatol Res, 2019, 49(4):441-452.

[4] Chen Z H, Wang K, Zhang X P, et al. A new classification for hepatocellular carcinoma with hepatic vein tumor thrombus [J]. HepatoBiliary Surg Nutr, 2020, 9(6):717-728.

[5] Gao J, Zhang Q, Zhang J, et al. Radiofrequency ablation of the main lesion of hepatocellular carcinoma and bile duct tumor thrombus as a radical therapeutic alternative: two case reports[J]. Medicine(Baltimore), 2015, 94(27):e1122.

[6] Ikenaga N, Chijiiwa K, Otani K, et al. Clinicopathologic characteristics of hepatocellular carcinoma with bile duct invasion[J]. J Gastrointest Surg, 2009, 13(3):492-497.

[7] Jm K, Ch K, Jw J, et al. Incidental microscopic bile duct tumor thrombi in hepatocellular carcinoma after curative hepatectomy: a matched study[J]. Medicine(Baltimore), 2015, 94(6):e450.

[8] Kim D S, Kim B W, Hatano E, et al. Surgical outcomes of hepatocellular carcinoma with bile duct tumor thrombus: a Korea-Japan multicenter study[J]. Ann Surg, 2020, 271(5):913-921.

[9] Kokudo T, Hasegawa K, Matsuyama Y, et al. Liver resection for hepatocellular

carcinoma associated with hepatic vein invasion: a Japanese nationwide survey [J]. Hepatology, 2017, 66(2):510 - 517.

[10] Kokudo T, Hasegawa K, Matsuyama Y, et al. Survival benefit of liver resection for hepatocellular carcinoma associated with portal vein invasion[J]. J Hepatol, 2016, 65 (5):938 - 943.

[11] Kokudo T, Hasegawa K, Yamamoto S, et al. Surgical treatment of hepatocellular carcinoma associated with hepatic vein tumor thrombosis[J]. J Hepatol, 2014, 61(3): 583 - 588.

[12] Kudo M, Kitano M, Sakurai T, et al. General rules for the clinical and pathological study of primary liver cancer, nationwide follow-up survey and clinical practice guidelines: the outstanding achievements of the Liver Cancer Study Group of Japan [J]. Dig Dis, 2015, 33(6):765 - 770.

[13] Liu Q Y, Lin X F, Li H G, et al. Tumors with macroscopic bile duct thrombi in non-HCC patients: dynamic multi-phase MSCT findings[J]. World J Gastroenterol, 2012, 18(11):1273 - 1278.

[14] Llovet H M, Burroughs A, Bruix J. Hepatocellular carcinoma[J]. Lancet, 2003, 362 (9399):1907 - 1917.

[15] Llovet J M, Ricci S, Mazzaferro V, et al. Sorafenib in advanced hepatocellular carcinoma[J]. N Engl J Med, 2008, 359(4):378 - 390.

[16] Moon D B, Hwang S, Wang H J, et al. Surgical outcomes of hepatocellular carcinoma with bile duct tumor thrombus: a Korean multicenter study[J]. World J Surg, 2013, 37(2):443 - 451.

[17] Narita R, Oto T, Mimura Y, et al. Biliary obstruction caused by intrabiliary transplantation from hepatocellular carcinoma [J]. J Gastroenterol, 2002, 37 (1): 55 - 58.

[18] Navadgi S, Chang C C, Bartlett A, et al. Systematic review and meta-analysis of outcomes after liver resection in patients with hepatocellular carcinoma(HCC) with and without bile duct thrombus[J]. HPB(Oxford), 2016, 18(4):312 - 316.

[19] Noda T, Nagano H, Tomimaru Y, et al. Prognosis of hepatocellular carcinoma with biliary tumor thrombi after liver surgery[J]. Surgery, 2011, 149(3):371 - 377.

[20] Oba A, Takahashi S, Kato Y, et al. Usefulness of resection for hepatocellular carcinoma with macroscopic bile duct tumor thrombus[J]. Anticancer Res, 2014, 34 (8):4367 - 4372.

[21] Qin L X, Ma Z C, Wu Z Q, et al. Diagnosis and surgical treatments of hepatocellular carcinoma with tumor thrombosis in bile duct: experience of 34 patients[J]. World J Gastroenterol, 2004, 10(10):1397 - 1401.

[22] Satoh S, Ikai I, Honda G, et al. Clinicopathologic evaluation of hepatocellular carcinoma with bile duct thrombi[J]. Surgery, 2000, 128(5):779 - 783.

[23] Shen Y Y, Li P, Cui K, et al. Neoadjuvant transcatheter arterial chemoembolization

for biliary tumor thombosis: a retrospective study[J]. Int J Technol Assess Health Care, 2016, 32(4):212-217.

[24] Shi J, Lai Eric C H, Li N, et al. A new classification for hepatocellular carcinoma with portal vein tumor thrombus[J]. J Hepatobiliary Pancreat Sci, 2011, 18(1): 74-80.

[25] Shibata T, Yamamoto N, Ikai I, et al. Choledochojejunostomy: possible risk factor for septic complications after percutaneous hepatic tumor ablation[J]. AJR Am J Roentgenol, 2000, 174(4):985-986.

[26] Shiomi M, Kamiya J, Nagino M, et al. Hepatocellular carcinoma with biliary tumor thrombi: aggressive operative approach after appropriate preoperative management [J]. Surgery, 2001, 129(6):692-698.

[27] Sun J, Yang L, Shi J, et al. Postoperative adjuvant IMRT for patients with HCC and portal vein tumor thrombus: an open-label randomized controlled trial[J]. Radiother Oncol, 2019, 140:20-25.

[28] Ueda M, Takeuchi T, Takayasu T, et al. Classification and surgical treatment of hepatocellular carcinoma(HCC) with bile duct thrombi[J]. Hepatogastroenterology, 1994, 41(4):349-354.

[29] Wei X B, Jiang Y B, Zhang X P, et al. Neoadjuvant three-dimensional conformal radiotherapy for resectable hepatocellular carcinoma with portal vein tumor thrombus: a randomized, open-label, multicenter controlled study[J]. J Clin Oncol, 2019, 37 (24):2141-2151.

[30] Xp Z, Yz G, Zh C, et al. An eastern hepatobiliary surgery hospital/portal vein tumor thrombus scoring system as an aid to decision making on hepatectomy for hepatocellular carcinoma patients with portal vein tumor thrombus: amulticenter study[J]. Hepatology, 2019, 69(5):2076-2090.

[31] Yamamoto S, Hasegawa K, Inoue Y, et al. Bile duct preserving surgery for hepatocellular carcinoma with bile duct tumor thrombus[J]. Ann Surg, 2015, 261 (5):e123-125.

[32] Yang M J, Fang Z T, Yan Z P, et al. Transarterial chemoembolisation(TACE) combined with endovascular implantation of an iodine-125 seed strand for the treatment of hepatocellular carcinoma with portal vein tumour thrombosis versus TACE alone: a two-arm, randomised clinical trial[J]. J Cancer Res Clin Oncol, 2014, 140(2):211-219.

[33] Yang X, Qiu Z, Ran R, et al. Prognostic importance of bile duct invasion in surgical resection with curative intent for hepatocellular carcinoma using PSM analysis [J]. Oncol Lett, 2018, 16(3):3593-3602.

[34] Yu X H, Xu L B, Liu C, et al. Clinicopathological characteristics of 20 cases of hepatocellular carcinoma with bile duct tumor thrombi[J]. Dig Dis Sci, 2011, 56(1): 252-259.

［35］Zeng H, Xu L B, Wen J M, et al. Hepatocellular carcinoma with bile duct tumor thrombus: a clinicopathological analysis of factors predictive of recurrence and outcome after surgery［J］. Medicine(Baltimore), 2015, 94(1):e364.

［36］Zhang X P, Chen Z H, Zhou T F, et al. A nomogram to predict early postoperative recurrence of hepatocellular carcinoma with portal vein tumour thrombus after R0 liver resection: a large-scale, multicenter study［J］. Eur J Surg Oncol, 2019, 45(9): 1644-1651.

第二节　胆囊癌合并脉管癌栓

胆囊癌(carcinosarcoma of the gallbaldder)是较为少见的胆道系统恶性肿瘤,在全世界范围内其发病率低于 2/10 万。胆囊癌患者的预后极差,5 年生存率不足 5%。手术切除是胆囊癌唯一可能治愈的治疗方式,但是胆囊癌患者具有临床症状隐匿、容易转移等特征,绝大部分患者发现时即为晚期,从而丧失手术机会。胆囊癌患者即使手术,根治率也极低,术后早期易复发,预后不甚理想。目前研究表明,胆囊癌的转移状态(包括肝床直接浸润、淋巴转移、周围神经侵犯及血行转移等)是其术后最为重要的预后因素之一。由于肿瘤直接浸润或血行转移,肿瘤转移进入脉管内形成癌栓,包括 MVI、PVTT 和 BDTT,特别是 MVI 的情况在临床并不少见。因为淋巴转移是早于血管侵犯的转移事件,一直以来胆囊癌的淋巴转移状态是学者们的研究重点,而对胆囊癌的脉管转移情况的研究并不甚深入。事实上,现有研究表明,胆囊癌的脉管转移状态与肿瘤患者的预后密切相关。因此,了解脉管侵犯事件对提高胆囊癌的整体诊疗水平具有重要的临床意义。

一、流行病学

1. 胆囊癌中 MVI 的粗发病率

MVI 的发病率与胆囊癌进展密切相关,即早期胆囊癌的微血管转移率极低,而在进展期胆囊癌微血管转移率明显增加。例如,2014 年日本学者的一项基于 293 例胆囊癌病理研究的结果提示,86 例早期胆囊癌的病理检查结果无一例提示血行转移和淋巴转移,在 149 例 pT_2 期的胆囊癌患者中就有 61 例血管转移(41%,似早期为 15%,pT_2 期为 58%),在 pT_3 期有高达 73% 的患者出现血管转移。2015 年的一项国际多中心研究结果显示,即使是 T_1 期也有 8.7%(4/46)出现微血管转移,T_2 期微血管转移率为 31.8%(69/217),T_3 期微血管转移率高达 50%(53/106)。

Sasaki 等对 T_2 期胆囊癌进行细分研究,发现肿瘤对浆膜的侵犯深度与微血管转移密切相关,侵犯浆膜上层的患者微血管转移率为 22.2%(2/9),侵犯浆膜中层的患者微血管转移率为 62.5%(5/8),侵犯浆膜下层的患者微血管转移率为 78.6%(11/14)。此外,有研究表明,胆囊癌的位置与其微血管转移密切相关。2015 年 Shindoh 等研究发现,胆囊游离侧 T_2 期胆囊癌的微血管转移率为 19.2%(25/130),而胆囊肝床面的 T_2 期胆囊癌的微血管转移率可高达 50.6%(44/87)[注:文献中对微血管转移(微血管癌栓,MVI)定义:电镜下病理切片中所发现的静脉血管转移结节]。

2. 胆囊癌合并 PVTT/BDTT 的粗发病率

PVTT 形成是肝癌最为常见的肝内转移形式,在晚期肝癌患者中十分常见。胆囊癌侵犯门静脉壁并不少见,但胆囊癌转移进入门静脉管腔形成 PVTT 的现象十分罕见。例如,在一项分析 42 例胆囊癌合并肝脏侵犯患者病例资料的研究中,24 例患者有门静脉壁侵犯,但无一例形成 PVTT。有文献报道,胆囊癌不易形成 PVTT 主要是由于压力效应,正常情况下肿瘤细胞难以突破门静脉壁转移进入门静脉管腔。目前尚无确切的胆囊癌合并 PVTT 发病率的统计数据。查阅文献发现,英文文献报道的胆囊癌合并 PVTT 的病例也仅有 3 例。

BDTT 形成是胆囊癌的一种特殊转移方式,常为癌组织脱落进入胆管腔内形成的肿瘤栓子,这种现象在胆囊乳头状癌类型中常见。胆囊癌合并 BDTT 在临床较为少见,目前亦无确切的胆囊癌合并 BDTT 发病率的统计数据。胆囊癌侵犯胆管壁的现象并不少见,但胆囊癌转移入胆管内形成癌栓的情况并不多见。例如,Chan 等统计分析 1987—2002 年于台湾长庚医院行手术治疗的 120 例胆囊癌患者的临床病例资料,发现有 41 例(34.17%)胆囊癌患者有胆管壁侵犯,但并无 BDTT 形成的情况,这也与最近有学者提倡胆囊癌术中行肝外胆道切除的理念相符。查阅文献发现,目前有关胆囊癌合并 BDTT 的个案报道亦仅有 6 篇。

二、解剖学基础

胆囊位于肝脏面的胆囊窝内,借助疏松结缔组织与肝脏组织相连。胆囊窝内静脉血管丰富,肝中静脉、门静脉右支及分支及门静脉左支分支均可分布于此处,更为重要的是胆囊床面的胆囊小静脉可与肝中静脉、肝门静脉左右分支相交通。胆囊静脉的回流主要进入肝静脉系统。因而,胆囊癌的肿瘤细胞可直接经静脉转移进入邻近肝叶,出现原发灶附近的肝内局部转移或微小卫星灶;也可以通过门静脉系统转移进入肝脏形成肝脏任何部分的转移灶;同样,这些肿瘤细胞也可以定植在肝静脉或门静脉系统内形成癌栓。

胆管腔内转移是胆囊癌的一种特殊转移方式,主要是由于癌组织脱落掉入胆管形成的癌栓,常见于乳头状癌。BDTT形成的解剖学基础为胆囊经胆囊管与肝外胆管相通,胆囊癌脱落的肿瘤细胞与胆汁通过胆囊管排入肝外胆管,而肝外胆管末端有Oddis括约肌控制胆汁的排泄,BDTT并不容易排入十二指肠内,进而导致癌栓永久定植于肝外胆管的管腔内,从而导致梗阻性黄疸。

三、临床表现

原发性胆囊癌早期无特异性症状和体征,常表现为已有的胆囊或肝胆疾病,甚至胃病的临床特点,易于忽视。最常见的临床表现为上腹部疼痛、黄疸、厌食、腹胀、体重减轻和右上腹包块等。对于慢性结石性胆囊炎患者,年龄在50岁以上,出现持续性上腹部疼痛伴消瘦,或出现黄疸,或出现右上腹包块,需要高度怀疑胆囊癌变的可能。胆囊癌合并脉管癌栓的这部分患者常已伴随着癌症对周围脏器如肝脏、胆管的侵袭,为肿瘤晚期患者,因而最常表现为黄疸、体重减轻、恶病质、上腹部疼痛、腹水等。对于梗阻性黄疸需要考虑到癌症侵袭胆管、胆总管结石、BDTT可能,其治疗涉及是否能选择根治性切除,因而需要术前完善的CT、MRCP检查及仔细阅片。

四、诊断

（一）临床症状

胆囊癌患者早期无特异性表现,难以根据症状与体征进行早期诊断。需要特别注意的是,对于高危人群,如慢性结石性胆囊炎、胆囊息肉、胆囊腺肌症患者等,出现上腹痛、黄疸、右上腹包块、消瘦时,需要警惕胆囊癌的可能。对于胆囊癌合并脉管癌栓的患者,其临床表现也无特异性表现,但对于出现腹胀、腹泻、顽固性腹水,甚至上消化道出血等症状,需要考虑到PVTT的可能;

出现梗阻性黄疸时,需要考虑到 BDTT 的可能。

(二)影像学检查

1. 超声检查

超声检查是检查胆囊疾病最常用也是敏感度非常高的一种检查手段,具有无创、直观、无放射性损害、简便及收费低廉等优点。胆囊癌在超声影像学上可表现为小结节型、肿块型、厚壁型及混合型等。既往研究表明,腹部超声诊断胆囊癌的敏感度仅为 44%。随着仪器的发展,超声对胆囊癌的诊断敏感度有所提高。最近有研究表明,高分辨率的腹部超声对胆囊癌的诊断敏感度为 82.7%,而特异度仅为 44.4%。事实上,超声很难对胆囊癌进行准确的定性,特别是厚壁型胆囊癌,对这部分患者临床上超声很难鉴别出是胆囊癌还是胆囊壁的炎性水肿。近年来,临床开展的超声造影可以对恶性肿瘤进行定性诊断,但是目前尚无有关胆囊癌超声造影的准确诊断率的报道。对于胆囊癌合并 MVI 患者,超声很难明确发现 MVI,但是超声检查时常发现这部分患者有癌症的肝脏侵袭,超声表现为癌症临近肝脏Ⅳ或Ⅴ段的低回声不均质占位;超声是 PVTT 首选也是最常用的检查手段;PVTT 在超声上表现为门静脉内径增宽,管腔内充满中低回声密集的不均质团块,彩超提示管腔完全或不完全堵塞,癌栓内呈线状深暗色或多彩色血流;脉冲多普勒测血流,癌栓多为脉冲式血流,这是超声表现上不同于门静脉血栓之处,可作为癌栓与血栓的鉴别。由于肠道气体、肥胖等因素影响,超声对 BDTT 的定位或定性诊断,特别是中下段 BDTT 的诊断并不甚理想,很难与胆囊癌的胆管侵袭进行辨别。但其仍有一些超声表现值得借鉴,如肝内胆管扩张、肝外胆管管腔内的低回声团块等。

2. CT 检查

CT 是临床最为常用的检查手段之一,其不受胃肠道气体、皮下脂肪层等的影响,可以进行造影剂增强对比,因而在肿瘤的确诊率方面要优于超声。

(1)胆囊癌的 CT 表现。①厚壁型:胆囊壁不规则增厚,胆囊壁内面凹凸不平,增强扫描时肿瘤边缘不规则强化,并呈延迟性强化。②腔内结节型:胆囊腔内不规则软组织肿块,肿块呈乳头状或结节状突入腔内,基底部较宽,增强扫描时明显强化。③肿块型:胆囊区软组织肿块,肿块完全或不完全填充胆囊区,囊壁分界不清,增强扫描时显著强化。

(2)PVTT 的 CT 表现。CT 扫描时很难辨别出肝内的 MVI,但一般而言,伴随癌肿侵袭肝脏的影像学病例多伴有 MVI;对于大的脉管内癌栓,CT 有着良好的优势,如帮助了解癌栓大小、位置、与周围癌肿关系等全面信息。 PVTT 的 CT 所见有如下特征:①CT 平扫,癌栓呈低密度充盈缺损影;②呈树枝状分布的门静脉突然中断或门静脉血管内充盈缺损,可表现为结节状、条状、分支状或呈 Y 形或新月形;③受累静脉因滋养血管扩张,可见管壁强化,在主干及大的分支血管旁形成侧支血管。④巨大的 PVTT 使主支阻塞,致使所属肝的大部或一部分由于造影剂进入减少而强化不明显,其密度与平扫比较无明显增高。

(3) BDTT 的 CT 表现。①平扫时,癌栓呈低密度软组织影,近肝侧梗阻胆管扩张;②增强扫描时,BDTT 不强化。

3. MRI 检查

MRI 如同 CT 图像一样,胆囊癌根据肿瘤的形态可分为厚壁型、腔内结节型和肿块型。肿瘤相对于肝脏在 T_1WI 表现为不均质高信号,T_2WI 表现为不均质等信号或低信号,注入二乙三胺五醋酸钆(Gd - DTPA)后肿瘤边缘显著强化,并可能呈延迟性强化。在血管显影方面,MRI 要优于 CT。PVTT 的 MRI 表现为:①门静脉增粗,原来流空的分支状低信号被癌栓组织取代,变成与肝组织相似的信号;②动态增强扫描表现为癌栓段门静脉主干或分支显影弱或不显影,其内可见低信号的充盈缺损呈叉状或半月形,门静脉壁可有强化;③门静脉主干有癌栓时,肝门区可见到强化的、扭曲的侧支血管端面影;④除横断面成像外,PVTT 还可用三维成像技术进行血管重建,表现为高信号门静脉突然梗阻中断,梗阻端呈火柴头状、杯口状及不规则形状,并有丰富的侧支血管形成。

近年来临床常用的 MRCP 在胰胆管成像方面具有自身独特优势,可以清晰显影胰管和胆管,有利于胆道肿瘤、壶腹部肿瘤及胰头部肿瘤的鉴别诊断。 MRCP 在胆道梗阻时具有重要的诊断价值,可以初步辨别出梗阻部位、梗阻程度、范围以及梗阻物性质。胆囊癌出现胆道梗阻常需要考虑 3 种情况,包括肿瘤侵袭胆管、结石和 BDTT。肿瘤侵袭胆管的 MRCP 影像特点为胆管显影骤然中断,多可见梗阻段胆管鹰嘴样/鼠尾样改变,梗阻近段胆管呈软藤样扩张。 胆管内结石在 MRCP 显影方面表现为胆道内单个或多个低信号,信号呈圆形或类圆形,边缘光整,一般无胆管中断现象,梗阻近段胆管可扩张或不扩张; BDTT 亦表现为胆管内低信号,低信号呈条索状或杯口状,边界较为规整,梗阻近段胆管常扩张。

4. PET/CT 检查

近年来,PET/CT 在临床上亦较为广泛应用,一方面可以提供病灶的功能及代谢情况,另一方面可以了解病灶的位置。因此,目前 PET/CT 在肿瘤、心脏和脑疾病的早期发现和诊断方面应用较多。肿瘤细胞糖代谢活跃,摄取显像剂[18]F-脱氧葡萄糖的能力显著高于正常细胞,反映为 CT 图像上明显的"亮点或光团",有助于肿瘤的早期发现、肿瘤转移灶发现和肿瘤分期判断。PET/CT 对胆囊癌的诊断价值:①胆囊癌的早期发现和诊断;②胆囊癌肝脏微转移病灶、淋巴转移、血管侵犯(包括门静脉和肝动脉等)、胆管侵犯、远处转移灶等的早期发现,便于肿瘤分期预判,有利于治疗策略的精准制订;③准确判断肿瘤治疗后复发或转移情况,以及有利于治疗效果的判断。

5. 其他影像学检查

经皮穿刺肝胆道成像(percutaneous transhepatic cholangiography,PTC)和 ERCP 对胆囊癌的诊断意义不大,但是可以在一定程度上反映胆道的梗阻情况,并且在造影之后可以留置外引流管进行减黄,因而临床上有部分胆囊癌合并胆道梗阻的病例仍会选择进行 PTC 和 ERCP。

(三)肿瘤标志物检测

肿瘤生物学标志物在肿瘤诊断方面占据着十分重要的地位,然而迄今为止尚未发现胆囊癌的特异性诊断标志物。肿瘤相关糖类抗原 19-9(carbohydrate antigen 19-9,CA19-9)和癌胚抗原(carcinoembryonic antigen,CEA)水平常常在胆囊癌患者血清中升高,升高的程度也可以一定程度上反映肿瘤的进展,但二者对胆囊癌的诊断敏感度均不高。有报道称,CA19-9 诊断胆囊癌的敏感度和特异度分别为 77.5% 和 68.7%,CEA 诊断胆囊癌的敏感度和特异度分别为 61% 和 44%。其他肿瘤标志物如癌抗原 15-3(cancer antigen 15-3,CA15-3)、癌抗原 12-5(cancer antigen 12-5,CA12-5)、糖类抗原 242(carbohydrate antigen 242,CA242)、分泌性糖蛋白 MAC-2BP 和肿瘤抗原 RACSI 水平也发现在部分胆囊癌患者血清中升高,但其独自诊断的特异度和敏感度均不高。因而,临床上这些血清肿瘤标志物只能作为诊断参考,常需要结合病史、症状体征及影像学检查才能对胆囊癌进行准确的诊断。此外,目前尚无任何文献报道有关脉管癌栓诊断的肿瘤标志物。

五、治疗

（一）手术治疗

外科治疗目前被认为是胆囊癌最有效的治疗方式。近年来，随着诊疗技术的进步和对胆囊癌疾病认识的加深，胆囊癌患者获得手术的机会得以提高。例如，最近国内慎浩鑫等报道了国内西北地区 17 家医院 2 379 例胆囊癌病例，高达 1 486 例（62.5%）患者接受了手术治疗。尽管如此，胆囊癌术后的整体预后仍不甚理想。例如，国内耿智敏等回顾性分析 438 例胆囊癌患者的临床资料，发现整体胆囊癌患者术后的 1、3、5 年生存率分别为 34.2%、26.8% 和 25.4%。日本 Justo 等回顾性分析 92 例胆囊癌患者的临床资料，发现胆囊癌患者的 1、3、5 年生存率分别为 57%、30% 和 20%。

根治性切除过程中获得的肿瘤病理阴性切缘（R0 切缘）被认为是影响治疗效果的主要因素。有研究报道，即使是进展期胆囊癌患者在手术治疗过程中获得 R0 切缘，其 5 年生存率也仅为 13.7%～44.3%，而非 R0 切缘患者的 5 年生存率为 0。关于术中 R0 切除的获得必然涉及手术方式的选择。胆囊癌的临床病理分期决定手术方式的选择。既往观点认为，对于 Nevin Ⅰ、Ⅱ期或 TNM 分期 0、Ⅰ期的早期胆囊癌患者，仅仅行单纯胆囊切除即可达到根治性目的，Ⅱ、Ⅲ期的胆囊癌需行胆囊癌根治术，而Ⅳ期胆囊癌无手术价值；Tis 和 T_{1a} 期胆囊癌仅仅行单纯胆囊切除，无须进一步其他治疗方式已得到公认。尽管目前有研究表明，T_{1a} 期患者仍有 13% 的区域性淋巴结转移，但并不影响患者的临床预后。但是对于 T_{1b} 期胆囊癌患者手术治疗方式的选择，目前仍存在争议。最近，刘鹏等报道了一项有关 T_{1b} 期胆囊癌手术方式选择的回顾性研究，接受胆囊切除＋淋巴结清扫组和胆囊癌根治术（胆囊切除＋距胆囊中心床 2 cm 的肝脏楔形切除＋肝十二指肠韧带内淋巴结清扫）组患者的生存期要明显长于单纯胆囊切除组，在有区域淋巴结浸润时，接受胆囊癌根治术患者的临床预后要显著好于胆囊切除＋淋巴结清扫的患者。2016 年日本学者 Yamaquchi 等报道，早期胆囊癌先行单纯胆囊切除术，术后病理回报提示为 T_{1b} 的患者再行补救式胆囊癌根治术能明显改善患者的预后。然而，最近的一项荟萃分析研究报道，无论是 T_{1a} 还是 T_{1b} 期胆囊癌患者，接受胆囊根治术或胆囊切除＋淋巴结清扫等积极的外科手术与接受单纯胆囊切除相比较，并不改善临床预后。因此，有关 T_{1b} 期胆囊癌手术方式的选择仍无定论。如前所述，T_1 期患者仍有一定比例的微血管侵犯和区域性淋巴结转移，特别是肝床面胆囊癌，我们的经验更倾向于行胆囊癌根治术。

胆囊癌恶性程度高，就诊时大多为肿瘤晚期。最近慎浩鑫等报道了国内西北地区 17 家医院 2 379 例胆囊癌的病例中，TNM Ⅳ期患者占 55.3%，其中ⅣA 期占 12.8%，ⅣB 期占 42.3%。既往的观点认为，TNM Ⅳ期患者行手术治疗并不获益。但是最近研究表明，对Ⅳ期胆囊癌患者行扩大根治术可延长患者的生存期；对于Ⅳ期胆囊癌患者，即使无法行根治性切除，选择行姑息性手术治疗也可以改善患者的生活质量。所谓的扩大根治术主要是指胆囊切除、肝部分切除（S4a＋S5）或扩大右半肝切除、肝外胆道切除＋胆肠吻合、肝十二指肠韧带内淋巴结清扫、胰头十二指肠后上淋巴结清扫、腹腔干淋巴结、腹主动脉下腔静脉旁淋巴结清扫，有些病例选择门静脉切除重建或肝动脉切除重建，甚至加做胰十二指肠切除术。尽管这类手术在国内外某些大的临床中心常规开展，也取得了较好的临床效果，但其手术复杂程度高、手术时间长、涉及脏器多、术后并发症和病死率均较高。如日本 Shimizu 等报道了 79 例Ⅳ期胆囊癌行扩大根治术的临床研究结果，术后并发症高达 48.1%，较常见的并发症为胸腔积液（36.7%）、黄疸（16.5%）、腹腔脓肿形成（13.9%）、吻合口瘘（7.6%）、切口感染（7.6%）和肺炎（7.6%）等，术后病死率高达 11.4%。

诸多研究证实，MVI 与胆囊癌患者术后的临床预后密切相关。早在 20 世纪 90 年代，Ouchi 等报道临床预后差的患者中出现微血管、淋巴结及神经侵犯的比例显著高于其在临床预后好的患者（87% *vs* 29%）。Sasaki 等于 2006 年报道了 67 例行手术治疗的胆囊癌病例，发现 20 例患者有 MVI 形成，5 年生存率为 20%，显著低于无 MVI 形成患者的 48.5%；更为重要的是，进一步的 COX 多因素分析提示，MVI 形成是胆囊癌患者术后临床预后的独立风险因素。同样，Tanabe 等于 2012 年报道了 41 例行手术治疗的胆囊癌病例，发现淋巴结微转移和 MVI 形成可提示胆囊癌术后临床预后不良。因而，对存在微血管侵犯的患者常需要行胆囊癌根治术。然而，根据术前情况无法判断哪些胆囊癌患者存在 MVI，术后病理才能证实 MVI 的存在。如前所述，微血管侵犯与肿瘤的临床病理分期密切相关，就是在 T_1 期仍有一定比例的微血管侵犯，这也是我们提倡 T_{1b} 期胆囊癌患者也选择行胆囊癌根治术的原因。此外，术前影像学资料提示肝脏面侵犯的患者，常伴随着血管侵犯，对于这类患者常需要行胆囊癌根治术或扩大胆囊癌根治术。

　　胆囊癌侵犯门静脉壁的现象较为常见,但转移入门静脉腔内形成癌栓的情况并不常见,因而目前有关胆囊癌合并 PVTT 患者的临床预后情况不甚清楚。通常而言,胆囊癌合并 PVTT 通常认为无法行根治性切除,针对这部分患者通常选择行全身化疗,但是化疗对无法根治性切除胆囊癌的效果并不甚理想。但是,对胆囊癌合并 PVTT 的患者,当癌肿侵袭局限于右肝且癌栓局限于右侧门静脉系统时,似乎行右半肝切除可望获得较好的临床预后。例如,国内梁廷波团队等报道 1 例胆囊癌合并 PVTT 病例,术前影像学资料提示胆囊癌肝脏侵袭,门静脉右支及肝内 BDTT 形成,选择行扩大胆囊癌根治术＋术后 SOX(S1＋奥沙利铂)化疗方案,随访 5 个月,患者生存良好,未发现局部肿瘤复发。

　　胆囊癌合并 BDTT 的临床病例较为罕见,因而有关其临床预后的报道更为少见,但从目前仅有的几个个案报道来看,这类患者行胆囊癌根治术＋BDTT 取出或胆肠吻合术或胰十二指肠切除术,预后相对良好。Prinz 等报道了 2 例胆囊癌合并 BDTT 患者接受手术治疗,分别存活了 4 年和 10 个月。Hughes 和 Modorikawa 等分别报道了 1 例胆囊癌合并 BDTT 患者,接受手术治疗后分别存活了 18 个月和 24 个月。国内东方肝胆医院张宝华团队等报道了 3 例接受手术治疗的胆囊癌合并 BDTT 病例,术后无瘤生存期分别为 30、17、23 个月,总生存时间分别为 58、41、40 个月。这些研究提示,胆囊癌合并 BDTT 在胆囊癌根治术同时加癌栓取出或肝外胆管切除或胰十二指肠切除术,术后预后良好。

（二）非手术治疗

1. 化疗

　　对于不可切除的胆囊癌或胆囊癌术后患者常选择行全身化疗。目前胆囊癌最常采用吉西他滨＋顺铂(GC)方案和吉西他滨＋奥沙利铂(GO)方案。GC 方案和 GO 方案在化疗反应有效率和延长患者生存期方面并无差异,但是选择 GC 化疗方案的患者更容易出现化疗后的贫血、粒细胞减少和血小板减少等骨髓抑制情况,选择 GO 方案的患者更容易出现周围神经病变和肝脏毒性反应。总体来说,目前针对胆囊癌的化疗方案仍难以令人满意。例如,国外一项应用 GC 方案的多中心临床研究发现,尽管有 92.3％的疾病控制率,但是化疗有效反应率少于 10％。尽管如此,目前学术界公认的是选择对胆囊癌患者进行积极的化疗可以延长患者的生存期。例如,2016 年 Singh 等发表的一项回顾性临床研究表明,65 例接受化疗的不可切除胆囊癌患者的生存期显著长于 20 例仅接受支持对症治疗的患者,并且进行联合化疗方案(GC 方案或 GO 方案)的患者生存期长于选择单一化疗药物的患者。目前,积极探索针对胆囊癌的新辅助化疗可望肿瘤降期获得根治性手术的机会,进而延长患者的生存期。例如,Takita 等报道了 1 例胆囊癌侵袭肝脏、结肠、十二指肠和腹腔干淋巴结转移的病例,选择吉西他滨＋S1 化疗方案,经过 10 个疗程,行 PET/CT 检查提示胆囊癌原发灶和转移淋巴结消失,获得手术机会。Adikrisna 等报道了 1 例伴腹腔干淋巴结转移的Ⅳ期胆囊癌病例,选择 GC 化疗方案,经过 4 个疗程,CT 检查提示胆囊癌原发灶缩小和腹腔干淋巴结消失,进而获得根治性手术的机会。此外,目前观点认为胆囊癌手术治疗后选择进一步辅助化疗可望使患者获益。2015 年的一项荟萃分析发现,术后选择辅助化疗可以延长患者的总体生存时间,特别是在合并淋巴结转移、切缘阳性和非 T_1 期的胆囊癌患者中更为明显。基于此观点,我们亦提倡胆囊癌合并 MVI 或 BDTT/PVTT 的患者,在选择积极手术的同时需行术后辅助化疗。

2. 放疗

早在 1970—1980 年代,有学者就发现对无法行手术治疗的胆囊癌行放疗可以使患者获益,如缓解黄疸、皮肤瘙痒和疼痛,甚至可以使肿瘤缩小及延长患者的总体生存期。对行根治性手术切除的胆囊癌患者术后可常规选择放疗作为辅助治疗。例如,Mojica 等回顾性分析了其所在医疗单位 10 年的胆囊癌患者资料时发现,行手术治疗后选择放疗组的胆囊癌患者的中位生存期为 14 个月,显著长于单纯手术治疗组的 8 个月;进一步分析发现,有区域性淋巴结转移和肝脏局部浸润的胆囊癌患者选择术后放疗最能获益。最近的一项荟萃分析报道,与单纯行手术治疗的胆囊癌患者相比较,术后选择行辅助放射治疗能显著降低患者的死亡风险比(HR)和复发 HR,进一步分析亦证实,术后选择辅助性放疗主要是使转移淋巴结阳性或 R1 切除的胆囊癌患者生存时间延长,并不延长获得 R0 切除的胆囊癌患者的生存期。此外,即使是行姑息性手术的胆囊癌患者术后选择行放疗,也可以显著延长患者的生存时间。目前无有关胆囊癌合并 MVI 或 PVTT/BDTT 患者选择行放疗的文献报道。但是,淋巴结转移是早于血管侵犯的肿瘤转移事件,有淋巴结转移的胆囊癌患者行放疗可获益。因而,针对合并 MVI 或 PVTT/BDTT 的胆囊癌患者,我们建议可常规选择放疗。

3. 其他治疗

胆囊癌的治疗效果不甚令人满意,积极探索其他治疗方式以期提高患者的生存质量和延长生存期。有文献报道,中医药治疗胆囊癌可以缓解患者的腹痛,降低黄疸,提高患者的生存质量。此外,免疫治疗联合放疗或化疗,可以提高胆囊癌患者的生活质量及延长生存期。例如,Bhamare 等报道了 1 例手术治疗后化疗的Ⅳ期胆囊癌患者再选择行自身免疫强化治疗,患者的生活质量提高,生存期延长。

六、问题与展望

综上所述,脉管癌栓是制约胆囊癌治疗效果的重要因素之一。然而,目前对于胆囊癌合并脉管癌栓的研究仍不甚重视。例如,进一步了解 MVI 与胆囊癌临床病理分期的关系,对于手术方案的选择具有重要意义。深入开展对胆囊癌合并脉管癌栓的流行病学统计及分子基础研究,可望加深对胆囊癌的进一步认识和帮助制订有效的治疗方案,对提高胆囊癌整体疗效具有重要的意义。近年来开展的肿瘤 MDT 旨在整合各学科专业技术的团队优势,不同专业背景的专家为患者量身定制诊疗方案,提供规范化、精准化、专业化和个体化的"一站式"医疗服务,有利于提高整体诊疗效果。

(唐裕福,项延俊,程树群)

📖 参考文献

[1] Adikrisna R, Nakamura N, Irie T, et al. Curative resection of stage Ⅳ advanced gallbladder cancer following combined treatment with gemcitabine and CDDP[J]. Gan To Kagaku Ryoho, 2014, 41(1): 117 - 120.

[2] Bhamare S, Prabhakar P, Dharmadhikari A, et al. Autologous immune enhancement therapy in a case of gall bladder cancer stage Ⅳ after surgical resection and chemotherapy yielding a stable non-progressive disease[J]. J Cancer Res Ther, 2014, 10(3): 752 - 754.

[3] Chan K M, Yeh T S, Yu M C, et al. Gallbladder carcinoma with biliary invasion: clinical analysis of the differences from nonbiliary invasion[J]. World J Surg, 2005, 29(1): 72 - 75.

[4] Chen C, Geng Z, Shen H, et al. Long-term outcomes and prognostic factors in advanced gallbladder cancer: focus on the advanced T stage[J]. PLoS One, 2016, 11

(11): e0166361.

［5］ Chijiiwa K, Kai M, Nagano M, et al. Outcome of radical surgery for stage Ⅳ gallbladder carcinoma［J］. J Hepatobiliary Pancreat Surg, 2007, 14(4): 345 - 350.

［6］ Goel M, Tamhankar A, Rangarajan V, et al. Role of PET CT scan in redefining treatment of incidental gall bladder carcinoma［J］. J Surg Oncol, 2016, 113(6): 652 - 658.

［7］ Goetze T O. Gallbladder carcinoma: Prognostic factors and therapeutic options ［J］. World J Gastroenterol, 2015, 21(43): 12211 - 12217.

［8］ Hanna S S, Rider W D. Carcinoma of the gallbladder or extrahepatic bile ducts: the role of radiotherapy［J］. Can Med Assoc J, 1978, 118(1): 59 - 61.

［9］ Hennedige T, Venkatesh S K. Advances in computed tomography and magnetic resonance imaging of hepatocellular carcinoma［J］. World J Gastroenterol, 2016, 22 (1): 205 - 220.

［10］ Hirooka Y, Ishikawa T, Kawashima H, et al. Prospective multicenter phase Ⅱ study of gemcitabine plus cisplatin in patients with unresectable gallbladder cancer ［J］. Cancer Chemother Pharmacol, 2017, 80(1): 119 - 125.

［11］ Hughes O D, Haray P N, Williams I M, et al. Carcinoma of the gall-bladder producing mucous obstruction of the common bile duct: a cautionary note［J］. J R Coll Surg Edinb, 1997, 42(4): 280 - 282.

［12］ Hundal R, Shaffer E A. Gallbladder cancer: epidemiology and outcome［J］. Clin Epidemiol, 2014(6): 99 - 109.

［13］ Iyomasa S M Y, Hiei K, et al. Adenosquamous carcinoma of the gallbladder with tumor thrombus in left portal trunk［J］. J Hep Bil Pancr Surg, 1997(4): 332.

［14］ Justo I, Marcacuzco A, Nutu O A, et al. A retrospective analysis of patients with gallbladder cancer: surgical treatment and survival according to tumor stage［J］. Rev Esp Enferm Dig, 2018, 110(8): 485 - 492.

［15］ Kaneko T, Nakao A, Endo T, et al. Intraportal tumor thrombus of gallbladder carcinoma: detection with intravascular ultrasonography［J］. Am J Gastroenterol, 1996, 91(6): 1268 - 1269.

［16］ Kijima H, Wu Y, Yosizawa T, et al. Pathological characteristics of early to advanced gallbladder carcinoma and extrahepatic cholangiocarcinoma ［J］. J Hepatobiliary Pancreat Sci, 2014, 21(7): 453 - 458.

［17］ Kim B H, Kwon J, Chie E K, et al. Adjuvant chemoradiotherapy is associated with improved survival for patients with resected gallbladder carcinoma: a systematic review and meta-analysis［J］. Ann Surg Oncol, 2018, 25(1): 255 - 264.

［18］ Kim S J, Lee J M, Lee J Y, et al. Analysis of enhancement pattern of flat gallbladder wall thickening on MDCT to differentiate gallbladder cancer from cholecystitis ［J］. AJR Am J Roentgenol, 2008, 191(3): 765 - 771.

［19］ Kohn N, Maubach J, Warschkow R, et al. High rate of positive lymph nodes in T_{1a}

gallbladder cancer does not translate to decreased survival: a population-based, propensity score adjusted analysis[J]. HPB(Oxford), 2018, 20(11): 1073 - 1081.

[20] Kopelson G, Harisiadis L, Tretter P, et al. The role of radiation therapy in cancer of the extra-hepatic biliary system: an analysis of thirteen patients and a review of the literature of the effectiveness of surgery, chemotherapy and radiotherapy[J]. Int J Radiat Oncol Biol Phys, 1977, 2(9 - 10): 883 - 894.

[21] Lee H, Kwon W, Han Y, et al. Optimal extent of surgery for early gallbladder cancer with regard to long-term survival: a meta-analysis[J]. J Hepatobiliary Pancreat Sci, 2018, 25(2): 131 - 141.

[22] Lee J S, Kim J H, Kim Y J, et al. Diagnostic accuracy of transabdominal high-resolution US for staging gallbladder cancer and differential diagnosis of neoplastic polyps compared with EUS[J]. Eur Radiol, 2017, 27(7): 3097 - 3103.

[23] Ma N, Cheng H, Qin B, et al. Adjuvant therapy in the treatment of gallbladder cancer: a meta-analysis[J]. BMC Cancer, 2015(15): 615.

[24] Midorikawa Y, Kubota K, Komatsu Y, et al. Gallbladder carcinoma with a tumor thrombus in the common bile duct: an unusual cause of obstructive jaundice[J]. Surgery, 2000, 127(4): 473 - 474.

[25] Miller G, Jarnagin W R. Gallbladder carcinoma[J]. Eur J Surg Oncol, 2008, 34(3): 306 - 312.

[26] Misra S, Chaturvedi A, Misra N C, et al. Carcinoma of the gallbladder[J]. Lancet Oncol, 2003, 4(3): 167 - 176.

[27] Mojica P, Smith D, Ellenhorn J. Adjuvant radiation therapy is associated with improved survival for gallbladder carcinoma with regional metastatic disease[J]. J Surg Oncol, 2007, 96(1): 8 - 13.

[28] Okada K, Kijima H, Imaizumi T, et al. Clinical significance of wall invasion pattern of subserosa-invasive gallbladder carcinoma[J]. Oncol Rep, 2012, 28(5): 1531 - 1536.

[29] Ouchi K, Suzuki M, Tominaga T, et al. Survival after surgery for cancer of the gallbladder[J]. Br J Surg, 1994, 81(11): 1655 - 1657.

[30] Prinz R A, Ko T C, Maltz S B, et al. Common bile duct obstruction by free floating tumor[J]. HPB Surg, 1993, 6(4): 319 - 323.

[31] Ramaswamy A, Ostwal V, Pinninti R, et al. Gemcitabine-cisplatin versus gemcitabine-oxaliplatin doublet chemotherapy in advanced gallbladder cancers: a match pair analysis[J]. J Hepatobiliary Pancreat Sci, 2017, 24(5): 262 - 267.

[32] Rana S, Dutta U, Kochhar R, et al. Evaluation of CA242 as a tumor marker in gallbladder cancer[J]. J Gastrointest Cancer, 2012, 43(2): 267 - 271.

[33] Rau C, Marec F, Vibert E, et al. Gallbladder cancer revealed by a jaundice caused by an endobiliary tumor thrombus[J]. Ann Chir, 2004, 129(6 - 7): 368 - 371.

[34] Reid K M, Ramos-De la Medina A, Donohue J H. Diagnosis and surgical

management of gallbladder cancer: a review[J]. J Gastrointest Surg, 2007, 11(5): 671-681.

[35] Sakamoto Y, Kosuge T, Shimada K, et al. Clinical significance of extrahepatic bile duct resection for advanced gallbladder cancer[J]. J Surg Oncol, 2006, 94(4): 298-306.

[36] Sasaki E, Nagino M, Ebata T, et al. Immunohistochemically demonstrated lymph node micrometastasis and prognosis in patients with gallbladder carcinoma[J]. Ann Surg, 2006, 244(1): 99-105.

[37] Sasaki R, Uesugi N, Itabashi H, et al. Clinicopathological study of depth of subserosal invasion in patients with pT2 gallbladder carcinoma[J]. J Surg Oncol, 2005, 92(2): 83-88.

[38] Sharma A, Sharma K L, Gupta A, et al. Gallbladder cancer epidemiology, pathogenesis and molecular genetics: recent update[J]. World J Gastroenterol, 2017, 23(22): 3978-3998.

[39] Shen H X, Song H W, Xu X J, et al. Clinical epidemiological survey of gallbladder carcinoma in northwestern China, 2009-2013: 2379 cases in 17 centers[J]. Chronic Dis Transl Med, 2017, 3(1): 60-66.

[40] Shimizu H, Kimura F, Yoshidome H, et al. Aggressive surgical approach for stage Ⅳ gallbladder carcinoma based on Japanese Society of Biliary Surgery classification [J]. J Hepatobiliary Pancreat Surg, 2007, 14(4): 358-365.

[41] Shindoh J, de Aretxabala X, Aloia T A, et al. Tumor location is a strong predictor of tumor progression and survival in T2 gallbladder cancer: an international multicenter study[J]. Ann Surg, 2015, 261(4): 733-739.

[42] Shukla V K, Gurubachan, Sharma D, et al. Diagnostic value of serum CA242, CA 19-9, CA 15-3 and CA 12-5 in patients with carcinoma of the gallbladder[J]. Trop Gastroenterol, 2006, 27(4): 160-165.

[43] Singh S K, Talwar R, Kannan N, et al. Aggressive surgical approach for gallbladder cancer: a single-center experience from Northern India[J]. J Gastrointest Cancer, 2015, 46(4): 399-407.

[44] Singh S K, Talwar R, Kannan N, et al. Chemotherapy compared with best supportive care for metastatic/unresectable gallbladder cancer: a non-randomized prospective cohort study[J]. Indian J Surg Oncol, 2016, 7(1): 25-31.

[45] Smoron G L. Radiation therapy of carcinoma of gallbladder and biliary tract[J]. Cancer, 1977, 40(4): 1422-1424.

[46] Song Z Z, Huang M, Jiang T A, et al. Diagnosis of portal vein thrombosis discontinued with liver tumors in patients with liver cirrhosis and tumors by contrast-enhanced US: a pilot study[J]. Eur J Radiol, 2010, 75(2): 185-188.

[47] Takita M, Iwasaki E, Hatogai K, et al. Advanced gallbladder cancer that showed complete response to gemcitabine plus S-1 chemotherapy[J]. Nihon Shokakibyo

Gakkai Zasshi, 2011, 108(7): 1263-1270.

[48] Tan C H, Lim K S. MRI of gallbladder cancer[J]. Diagn Interv Radiol, 2013, 19 (4): 312-319.

[49] Tanabe M, Endo I, Masunari H, et al. Is lymph-node micrometastasis in gallbladder cancer a significant prognostic factor[J]? Hepatogastroenterology, 2012, 59(113): 31-35.

[50] Tongdee R, Maroongroge P, Suthikeree W. The value of MDCT scans in differentiation between benign and malignant gallbladder wall thickening[J]. J Med Assoc Thai, 2011, 94(5): 592-600.

[51] Wakai T, Shirai Y, Sakata J, et al. Mode of hepatic spread from gallbladder carcinoma: an immunohistochemical analysis of 42 hepatectomized specimens[J]. Am J Surg Pathol, 2010, 34(1): 65-74.

[52] Xin-Wei Y, Jue Y, Bao-Hua Z, et al. An unusual gallbladder carcinoma with tumor thrombus in the common bile duct[J]. J Cancer Res Ther, 2013, 9(1): 122-124.

[53] Yamaguchi J, Kaneoka Y, Maeda A, et al. Benefit of extended radical surgery for incidental gallbladder carcinoma[J]. Surg Today, 2016, 46(4): 453-459.

[54] Zhang X Z, Tu J J, Chen W, et al. Gallbladder cancer with tumor thrombus in the portal vein: A case report[J]. Medicine(Baltimore), 2018, 97(16): e0271.

[55] 陈博, 张先珍, 孙尚见. 中医药治疗胆囊癌的经验[J]. 中国医药导刊, 2009, 11(8): 401-402.

[56] 陈泽洋, 高红桥. 胆囊癌伴胆总管癌栓一例[J]. 中华肿瘤杂志, 2017, 39(12):958-959.

[57] 耿志敏, 王林, 陈晨, 等. 438例胆囊癌外科治疗及预后因素分析[J]. 中华消化外科杂志, 2016, 15(4): 346-352.

[58] 刘鹏, 张贤彬, 耿智敏, 等. 不同手术方式治疗 T_{1b} 期胆囊癌效果的多中心研究[J]. 中华外科杂志, 2018, 56(5): 355-359.

[59] 王刚佐. 中医药治愈胆囊癌1例[J]. 中医杂志, 1996(9): 541.

第三节 胰腺癌与血管癌栓

胰腺癌(pancreatic cancer)是临床最为常见的致命性恶性肿瘤之一,患者的5年总生存率不足10%。手术切除是胰腺癌患者唯一可能治愈的治疗方式。然而,绝大分胰腺癌患者在初诊时即为晚期,仅15%~20%的患者能获得手术切除的机会。一直以来,淋巴转移状态和手术切缘被认为是影响手术预后的两个最为重要的因素。为提高胰腺癌的R0切除率和淋巴结清扫数目,诸多临床中心开展了激进的扩大根治手术;不容乐观的是,这部分患者的 5 年总生存率仍不足 20%。目前研究证实,血管癌栓(BVI)的形成与诸多实体肿瘤不良的临床预后密切相关。由于手术切缘和淋巴转移状态是学者们研究的重点,从而忽视了对胰腺癌的血行转移情况的研究。事实上,最近有研究表明,MVI 形成与胰腺癌患者术后的不良预后密切相关。因而,关注和进一步研究胰腺癌的 MVI 形成事件对提高胰腺癌的整体认识甚至诊疗水平具有重要的临床意义。

一、胰腺癌与淋巴转移

众所周知,淋巴转移是胰腺癌主要的转移方式之一,同时也是影响手术疗效和预后的重要因素之一。胰腺癌的淋巴转移是目前胰腺癌研究的热点和重点。Egawa 等对 822 例肿瘤直径<2 cm 的小胰腺癌患者的临床病例资料进行回顾性分析,发现 306 例(37.2%)患者有淋巴结转移,并且有 63 例(7.7%)患者已经出现远处第 3 站淋巴结转移。2007 年韩国的一项回顾性研究同样发现,在 74 例极早期胰腺癌患者中,21 例(28.4%)患者出现第 1 站淋巴结转移,10 例(13.5%)患者出现第 2 站淋巴结转移,3 例(4.1%)患者出现了远处第 3 站淋巴结转移。这些研究结果均表明,胰腺癌在早期即出现淋巴转移,且转移范围分布广泛。基于这样的认识,淋巴结清扫已成为胰腺癌手术中最为重要的组成部分。然而,淋巴结清扫范围一直是胰腺外科界颇受争议的话题。为探讨淋巴结清扫范围,近 20 年来学者们开展了数项随机对照研究,研究结果均表明,与经典的淋巴结清扫相比,扩大的淋巴结清扫并没有改善患者术后的整体预后。为此,2014 年国际胰腺外科研究小组发文,胰头癌推荐淋巴结清扫范围:第 5、6、8a、12b1、12b2、12c、13a、13b、14a、14b、17a 和 17b 站,胰体尾癌推荐淋巴结清扫范围:第 8、10、11 站。尽管如此,在淋巴结清扫范围的基础上,近年来研究结果提示需要重视淋巴结清扫数目和淋巴结阳性率对胰腺癌手术预后的预测价值。例如,Marmor 等回顾性分析 4 831 例接受手术治疗的胰腺癌患者的临床病例资料,发现淋巴结清扫数目>15 枚时可以改善患者的整体生存率。Slidell 等回顾性分析了 4 005 例胰腺癌患者的临床病例资料,结果显示在 N_0 期胰腺癌患者中,淋巴结清扫数目 1~11 枚的患者中位生存期为 16 个月,远低于淋巴结清扫数目>12 枚患者的 23 个月($P<0.001$);在 N_1 期胰腺癌患者中,淋巴结阳性率可以更好地提示临床预后。Huebner 等回顾分

析美国梅奥医学中心 499 例胰腺癌患者的临床病例资料,结果同样提示在 N_0 期患者中,淋巴结清扫数目<11 枚患者的预后要差于淋巴结清扫数目>11 枚的患者($P=0.01$);在 N_1 期胰腺癌患者中,淋巴结阳性率高的患者预后更差。基于这些研究结果,目前提倡淋巴结清扫数目至少 15 枚,以便准确进行 N 分期,有利于精准地指导后续治疗和判断预后。

二、胰腺癌与手术切缘

手术切缘是胰腺癌手术预后的另一个独立危险因素。在胰腺癌的诸多预后影响因素中,唯一受医生影响的因素是手术切缘。为追求更高的 R0 切除率,近年来又有多项技术应用到胰腺癌手术中,如动脉优先途径、门静脉切除重建、全系膜切除等。然而这些技术的应用是否能提高患者的整体生存率,仍是目前争论的一个热点问题。近年来,手术切缘多提倡"1 mm 原则",即切缘 1 mm 范围内无肿瘤细胞为 R0 切除,否则为 R1 切除。Hank 等回顾性分析 455 例胰体尾癌患者接受远端胰腺切除的临床病例资料,发现仅有 107 例 (23.5%)患者获得 R0 切除,348 例(76.5%)患者为 R1 切除;在 R1 切除的患者中,104 例(22.9%)为切缘 1 mm 以内检出肿瘤细胞[R1(<1 mm)],244 例 (53.6%)为切缘表面检出肿瘤细胞[R1(direct)];R0、R1(<1 mm)和 R1 (direct)的患者的中位生存期截然不同,分别为 62.4、24.6 和 17.2 个月,5 年生存率分别为 52.6%、16.8%和 13.0%($P<0.001$);进一步的分析结果提示,手术切缘是胰体尾癌预后的独立危险因素。Strobel 等回顾性分析了 561 例胰头癌患者接受胰十二指肠切除术的临床病例资料,也得到同样的结果,即 R0、R1(<1 mm)和 R1(direct)的患者的中位生存期也是截然不同,以及手术切缘是胰体尾癌预后的独立危险因素。尽管以手术切缘 1 mm 为标准来定义 R1 已经可以显示出不同的临床预后,并且 R1(<1 mm)切除率已经十分高,但是否以 1 mm 为标准仍有不同的意见。最初提出"1 mm"标准是基于直肠癌切缘与临床预后的研究,但是胰腺癌具有浸润性生长的生物学特性,可能比直肠癌的扩散距离更远,因而实际的 R1 切除率可能还要高于目前的数据。有研究者回顾性分析了 365 例胰腺癌手术患者的临床病例资料,以 0.5、1、1.5 和 2 mm 作为不同的切缘标准对患者进行亚群分析,发现只有当以 1.5 mm 或 2 mm 切缘为标准时,这些患者的 5 年生存率才与更远切缘标准(>2 mm)的患者相近,提示至少应以 1.5 mm 切缘为标准来定义 R1。还有研究发现,获得

R0 切除的胰腺癌患者的生存期要明显长于 R1 切除的患者；然而，以 1 mm 切缘为标准时，即使是 R0 切除，患者的生存期与 R1 切除组并无统计学差异。因而，对于是否采用手术切缘"1 mm 原则"，目前外科界仍是争论不休。此外，基于 R0 切除可以延长患者的生存期，近年来国内外许多大型的胰腺中心对胰腺癌开展了扩大根治术。事与愿违，扩大根治术并没有提高胰腺癌患者的整体生存率。例如，有一项随机对照研究结果显示，与标准的胰腺癌根治术相比，胰腺癌扩大根治术的 R0 切除率并未提高，但可以获得更多的淋巴结清扫数目（33.7 vs 17.3），然而扩大根治术并没有延长患者的中位生存期（18.0 vs 19.0 个月）。Hartwig 等回顾性分析了 1828 例交界可切除和局部进展胰腺癌患者的临床病例资料，发现选择行扩大根治性手术患者的手术并发症发生率（42.7% vs 34.2%）、术后 30 天病死率（4.3% vs 1.8%）及住院期间死亡率（7.5% vs 1.8%）均要明显高于选择行标准根治性手术的患者；而选择行扩大根治性手术患者的 5 年生存率为 11.3%，低于选择行标准根治性手术患者的 5 年生存率（20.6%）。

三、胰腺癌与 MVI

基于淋巴转移和手术切缘对临床预后的影响，由此而开展的扩大淋巴结清扫术或扩大根治术，并没有改善胰腺癌患者的整体临床预后，那么一定还有其他因素在影响临床预后。血行转移是原发恶性肿瘤转移至远处脏器的主要途径。因而，有研究者检测胰腺癌患者血液中的循环肿瘤细胞（CTC），发现检测出 CTC 的胰腺癌患者临床预后较差，提示 CTC 可能是胰腺癌的一个预后因素。然而，CTC 的规范化检测技术仍未建立且难以短期内在临床应用。MVI 在某种程度上被认为是血管内簇集的 CTC。因而，最近有学者将目光瞄准 MVI，期望从 MVI 的角度去探索胰腺癌患者不良预后的原因。众所周知，MVI 是恶性肿瘤侵袭转移的一个极重要的指标，同时也是诸多不同类型恶性肿瘤不良预后的因素。最近的研究结果显示，胰腺癌的 MVI 发生率竟然高达 44.3%～64.5%。日本学者 Yamada 等回顾性分析 352 例胰腺导管癌的临床病例资料，发现 MVI 与肿瘤大小、肿瘤分化程度、淋巴结转移及周围神经侵犯等密切相关，并且 MVI 的形成与胰腺癌术后的肝转移、肺转移及局部复发密切相关；胰腺癌合并 MVI 的患者中位生存期明显短于胰腺癌未合并 MVI 的患者（21 个月 vs 58 个月），并且 MVI 形成是胰腺癌患者预后的独立危险因素;更为重要的是,进一步根据 TNM 分期进行分层分析发现,Ⅰ期患者与ⅡA 期无 MVI 患者的中位生存期相当,ⅡA 期合并 MVI 患者与ⅡB 期无 MVI 患者的中位生存期并无统计学差异,ⅡB 期合并 MVI 患者与Ⅳ期患者的中位生存期相当,提示将 MVI 纳入 TNM 分期元素,可能更为准确反映出胰腺癌的临床病理分期。无独有偶,法国学者 Panaro 等回顾性分析了 79 例胰头癌的临床病例资料,发现胰腺癌合并 MVI 患者的中位生存期和无瘤生存期分别为 9 个月和 16 个月,均要远远短于无 MVI 患者的 15 个月和 38 个月;进一步的多因素分析亦提示,MVI 是胰头癌患者预后不良的独立危险因素。

如上所述,胰腺癌患者的 MVI 发生率极高,一方面解释了胰腺癌术后早期的远处系统转移,另一方面认证了系统性新辅助化疗在胰腺癌治疗上的重要意义。Mokdad 等研究发现,即使是可切除的胰腺癌术前接受新辅助化疗,亦可以延长患者的整体生存期(中位生存期:26 个月 *vs* 21 个月;$P < 0.001$)。更为重要的是,有研究发现即使在 MVI 存在的情况下,术前接受新辅助化疗亦可以延长胰腺癌患者术后的整体生存期。因而,有学者认为,新辅助化疗使得接受手术的可切除性或交界可切除的胰腺癌患者生存获益,其主要原因在于新辅助化疗帮助消除了未检测到的微小转移灶。然而,目前的检测手段仍无法在术前明确诊断 MVI,常常需要术后病理结果帮助诊断。因而,有学者提出新的建议,对于胰腺癌患者的新辅助化疗的疗程进行重新规划,即一半疗程在手术前进行,另一半疗程在手术后进行。

四、展望

综上所述,近 20 年来胰腺癌的研究聚焦于淋巴转移和手术切缘,并由此开展的扩大根治术并没有延长患者的整体生存时间,MVI 形成可能是导致胰腺癌患者预后较差的一个重要原因。目前,对胰腺癌合并 MVI 的研究仍不充分,一方面需要探索 MVI 的术前诊断模型或诊断标志物,基于术前 MVI 的预判,进行新辅助化疗可望延长患者的整体生存期;另一方面需要探索胰腺癌形成 MVI 的分子机制,并期望基于 MVI 研究成果转化新的治疗方法,进而提高胰腺癌的整体治疗效果。

(唐裕福,程树群)

参考文献

［1］ Chang D K, Johns A L, Merrett N D, et al. Marginclearance and outcome in resectedpancreatic cancer［J］. J Clin Oncol, 2009, 27(17):2855 – 2862.

［2］ Court C M, Ankeny J S, Sho S, et al. Circulating tumor cells predict occult metastatic disease and prognosis in pancreatic cancer［J］. Ann Surg Oncol, 2018, 25 (4):1000 – 1008.

［3］ Dhir M, Zenati M S, Hamad A, et al. FOLFIRINOX versus gemcitabine/nab- paclitaxel for neoadjuvant treatment of resectable and borderline resectable pancreatic head adenocarcinoma［J］. Ann Surg Oncol, 2018, 25(7):1896 – 1903.

［4］ Du F, Wang X, Lin H, et al. Pancreaticoduodenectomy with arterial approach of total mesenteric resection of the pancreas for pancreatic head cancer ［J］. Gastroenterology Res, 2019, 12(5):256 – 262.

［5］ Ducreux M, Cuhna A S, Caramella C, et al. Cancer of the pancreas: ESMO clinical practice guidelines for diagnosis, treatment and followup［J］. Ann Oncol, 2015, 26 (suppl 5):v56 – v68.

［6］ Dumitrascu T, Martiniuc A, Brasoveanu V, et al. One hundred pancreatectomies with venous resection for pancreatic adenocarcinoma［J］. Chirurgia(Bucur), 2018, 113(3):363 – 373.

［7］ Egawa S, Takeda K, Fukuyama S, et al. Clinicopathological aspects of small pancreatic cancer［J］. Pancreas, 2004, 28(3):235 – 240.

［8］ Farnell M B, Pearson R K, Sarr M G, et al. A prospective randomized trial comparing standard pancreatoduodenectomy with pancreatoduodenectomy with extended lymphadenectomy in resectable pancreatic head adenocarcinoma ［J］. Surgery, 2005, 138(4):618 – 628.

［9］ Hamidian Jahromi A, Jafarimehr E, Dabbous H M, et al. Curative resection of pancreatic adenocarcinoma with major venous resection/repair is safe procedure but will not improve survival［J］. JOP, 2014, 15(5):433 – 441.

［10］ Han L, Chen W, Zhao Q. Prognostic value of circulating tumor cells in patients with pancreatic cancer: a meta-analysis［J］. Tumor Biol, 2014, 35(3):2473 – 2480.

［11］ Hank T, Hinz U, Tarantino I, et al. Validation of at least 1 mm as cut-off for resection margins for pancreatic adenocarcinoma of the body and tail［J］. Br J Surg, 2018, 105(9):1171 – 1181.

［12］ Hartwig W, Gluth A, Hinz U, et al. Outcomes after extended pancreatectomy in patients with borderline resectable and locally advanced pancreatic cancer［J］. Br J Surg, 2016, 103(12):1683 – 1694.

［13］ Huebner M, Kendrick M, Reid-Lombardo K M, et al. Number of lymph nodes evaluated: prognostic value in pancreatic adenocarcinoma［J］. J Gastrointest Surg,

2012, 16(5):920-926.

[14] Ironside N, Barreto S G, Loveday B, et al. Meta-analysis of an artery-firstapproach versus standard pancreatoduodenectomy on perioperative outcomes and survival [J]. Br J Surg, 2018, 105(6):628-636.

[15] Jang J Y, Kang M J, Heo J S, et al. A prospective randomized controlled study comparing outcomes of standard resection and extended resection, including dissection of the nerve plexus and various lymph nodes, in patients with pancreatic head cancer[J]. Ann Surg, 2014, 259(4):656-664.

[16] Jang J Y, Kang M J, Heo J S, et al. A prospective randomized controlled study comparing outcomes of standard resection and extended resection, including dissection of the nerve plexus and various lymph nodes, in patients with pancreatic head cancer[J]. Ann Surg, 2014, 259(4):656-664.

[17] Jung K W, Kim M H, Lee T Y, et al. Clinicopathological aspects of 542 cases of pancreatic cancer: a special emphasis on small pancreatic cancer[J]. J Korean Med Sci, 2007, 22(Suppl):S79-85.

[18] Konstantinidis I T, Warshaw A L, Allen J N, et al. Pancreatic ductal adenocarcinoma: is there a survival difference for R1 resections versus locally advanced unresectable tumors? What is a "true" R0 resection[J]. Ann Surg, 2013, 257(4):731-736.

[19] Marmor S, Burke E E, Portschy P R, et al. Lymph nodeevaluation for treatment of adenocarcinoma of the pancreas[J]. Surg Oncol, 2015, 24(3):284-291.

[20] Mokdad A A, Minter R M, Zhu H, et al. Neoadjuvant therapy followed by resection versus upfront resection for resectable pancreatic cancer: a propensity score matched analysis[J]. J Clin Oncol, 2017, 35(5):515-522.

[21] Nanno Y, Toyama H, Otani K, et al. Microscopicvenousinvasion in patients with pancreatic neuroendocrine tumor as a potential predictor of postoperativerecurrence [J]. Pancreatology, 2016, 16(5):882-887.

[22] Panaro F, Kellil T, Vendrell J, et al. Microvascular invasion is a major prognostic factor after pancreatico-duodenectomy for adenocarcinoma[J]. J Surg Oncol, 2019, 120(3):483-493.

[23] Pedrazzoli S, DiCarlo V, Dionigi R, et al. Standard versus extended lymphadenectomy associated with pancreatoduodenectomy in the surgical treatment of adenocarcinoma of the head of the pancreas: a multicenter, prospective, randomized study. Lymphadenectomy Study Group[J]. Ann Surg, 1998, 228(4):508-517.

[24] Rawla P, Sunkara T, Gaduputi V. Epidemiology of pancreatic cancer: global trends, etiology and risk factors[J]. World J Oncol, 2019, 10(1):10-27.

[25] Sabater L, Cugat E, Serrablo A, et al. Does the artery-first approach improve the rate of R0 resection in pancreatoduodenectomy: a multicenter, randomized, controlled trial[J]. Ann Surg, 2019, 270(5):738-746.

[26] Sanli O, Zorba O U, Erdem S, et al. Microscopicvenousinvasion is associated with disease free and cancer free survival in renal cell carcinoma[J]. Minerva Urol Nefrol, 2010, 62(4):347 - 353.

[27] Sgroi M D, Narayan R R, Lane J S, et al. Vascular reconstruction plays an important role in the treatment of pancreatic adenocarcinoma[J]. J Vasc Surg, 2015, 61(2): 475 - 480.

[28] Slidell M B, Chang D C, Cameron J L, et al. Impact of total lymph node count and lymph node ratio on staging and survival after pancreatectomy for pancreatic adenocarcinoma: a large, population-based analysis[J]. Ann Surg Oncol, 2008, 15 (1):165 - 174.

[29] Strobel O, Hank T, Hinz U, et al. Pancreatic cancer surgery: the new R-status counts[J]. Ann Surg, 2017, 265(3):565 - 573.

[30] Tol J A, Gouma D J, Bassiet C, et al. Definition of a standard lymphadenectomy in surgery for pancreatic ductal adenocarcinoma: a consensus statement by the International Study Group on Pancreatic Surgery(ISGPS)[J]. Surgery, 2014, 156 (3):591 - 600.

[31] Tzeng C W D, Cao H S T, Lee J E, et al. Treatment sequencing for resectable pancreatic cancer: influence of early metastases and surgical complications on multimodality therapy completion and survival[J]. J Gastrointest Surg, 2014, 18 (1):16 - 24.

[32] Wagner M, Redaelli C, Lietz M, et al. Curative resection is the single most important factor determining outcome in patients with pancreatic adenocarcinoma[J]. Br J Surg, 2004, 91(5):586 - 594.

[33] Xu J, Tian X, Chen Y, et al. Total mesopancreas excision for the treatment of pancreatic head cancer[J]. J Cancer, 2017, 8(17):3575 - 3584.

[34] Yamada M, Sugiura T, Okamura Y, et al. Microscopic venous invasion in pancreatic cancer[J]. Ann Surg Oncol, 2018, 25(4):1043 - 1051.

[35] Zhang X P, Zhou T F, Cheng S Q, et al. Association of preoperative hypercoagulability with poor prognosis in hepatocellular carcinoma patients with microvascular invasion after liver resection: a multicenter study[J]. Ann Surg Oncol, 2019, 26(12):4117 - 4125.

第四节　胃癌合并脉管癌栓

胃癌(gastric cancer)是常见的恶性肿瘤,居全球癌症发病率第四位,病死率第二位。东亚、东欧、南美为胃癌高发地区,我国胃癌发病率仅次于日本,居全球第二。早期胃癌根治性切除术后的 5 年生存率可达 90％以上，但由于常规胃镜检查的普及不足，80％的胃癌患者就诊时已达进展期，5 年总生存率为 20％～30％。胃癌的治疗方法包括手术治疗（早期胃癌的内镜下切除，进展期胃癌的根治性切除＋D2 淋巴结清扫）、化疗、放疗及靶向治疗等，其中手术治疗仍是目前唯一有可能治愈胃癌的方法。胃癌的预后受多种因素影响，包括肿瘤组织学类型、TNM 分期、患者年龄等。以肿瘤浸润（T）、淋巴结转移数目（N）、远处转移（M）为指标的 TNM 分期是当前研究人员制订胃癌治疗方案和判断预后的主要依据，然而临床上部分 TNM 分期相同的胃癌患者其预后仍相差较大。因此，需要综合分析和探索更多的生存影响因素，以期建立更为精准的预后评判体系。近年来研究表明，脉管癌栓作为肿瘤恶性生物学行为的表型之一，是影响胃癌预后的危险因素，其存在可能影响胃癌的治疗决策（早期胃癌的扩大手术和进展期胃癌的辅助治疗等）。本节就有关胃癌合并脉管癌栓的研究作一阐述。

一、定义与诊断

脉管癌栓，又称肿瘤脉管侵犯，是肿瘤侵犯血管或淋巴管的表现，分为血管侵犯和淋巴管侵犯。有学者认为血管侵犯既包括肿瘤组织周围的大血管（静脉），也包括肿瘤组织中新生的微血管。Minsky 等把血管侵犯分为壁内型和壁外型，即肠壁内的血管侵犯和肠壁外脂肪层的血管侵犯，而目前的研究并未将二者区分开来。对于淋巴管侵犯的认识则比较一致，大部分学者认为肿瘤的淋巴结转移是淋巴管侵犯的结果。现通常将淋巴管侵犯定义为脉管中出现被内皮层包绕的肿瘤细胞栓子，而血管侵犯则除此外还存在纤维蛋白血凝块、红细胞或平滑肌细胞层中出现肿瘤细胞。研究显示，胃癌的淋巴管和血管之间有着广泛的互连，不应视作独立的传播途径，因此淋巴管侵犯和血管侵犯有时又统称为淋巴血管侵犯（lymphovascular invasion）。

脉管癌栓实际上是病理组织学概念，其诊断主要靠组织病理学检查。目前常用的方法有苏木精-伊红染色（HE 染色）、弹性组织染色和免疫组织化学染色。HE 染色是检测脉管癌栓最常用的方法，简单方便，相对可靠；但缺点是难以区别淋巴管和血管，带有一定的主观性。与常规 HE 染色相比，免疫组织化学染色通过血管和淋巴管组合标记（如 CD34、CD31 和 D2－40)可以更准确地检测血管侵犯和淋巴管侵犯，从而提高检出率和预测淋巴结转移。既往研究报道,胃癌合并脉管癌栓的检出率差别较大,为 $7.2\%\sim86\%$。其原因除了不同胃癌人群肿瘤自身因素的影响外,可能的解释是由于检测方法的不同或不同的病理科医生对脉管侵犯判断标准的不同。目前一般认为,在各种检测方法中免疫组织化学染色的检出率最为可靠。

二、发生机制

1. 脉管癌栓与肿瘤侵袭和转移

脉管癌栓是肿瘤细胞侵入淋巴管和/或血管的表现,是肿瘤淋巴转移和血行转移的前奏。肿瘤侵袭和转移包括一系列内在联系的步骤。最早是 Liotta 提出的三步骤学说,即黏附、降解和移动。随着人们对肿瘤微血管研究的深入,发现肿瘤转移的每一步都与肿瘤的微血管生成密切相关。首先,随着原位肿瘤细胞的不断增殖,肿瘤组织开始建立起自己的血管网。由于新生的血管内皮和基底膜有缺陷,肿瘤细胞易穿越基底膜屏障进入血液循环,以便向远端扩散和转移。这一侵袭的过程主要受黏附作用、细胞迁移力及一些基质水解酶影响。具体表现:细胞间同质黏附作用降低、细胞流动性增加以及癌细胞分泌降解基底膜的酶,如基质金属蛋白酶类、组织蛋白酶类和纤溶酶原激活因子。肿瘤细胞进入循环系统后,它们自身形成同聚物或与白细胞、血小板形成异聚合物,通常这些聚合物被称为癌栓。癌栓将留驻在远端血流缓慢的毛细血管网处,进而黏附于微血管内皮并诱导内皮崩解。癌细胞穿出微血管后,与基底膜接触并通过特殊膜受体结合基质蛋白,如癌细胞表面的某些整合素受体与基质中的层粘连蛋白结合。这样,癌细胞再通过与最初侵袭原发组织同样的机制,完成在远端组织中转移。转移的癌灶进一步诱生新生血管以满足其过度的增长需要,并在一定的情况下发生再度转移。

肿瘤细胞在转移过程中因本身的因素(如细胞缺乏变形性、缺乏形成癌栓的能力等)和来自宿主的环境因素(包括机体的免疫系统、血流湍急等),绝大多数在短期内死亡,形成转移灶的效率非常低。当肿瘤细胞通过与血小板、白细胞、纤维蛋白沉积物等相互聚集形成异类癌栓,或自身相互聚集形成同类癌栓时,可使其免受机械性及免疫性损伤,从而提高转移成功率。因此,脉管癌栓的形成是肿瘤细胞存活和转移的重要因素。

2. 脉管癌栓与肿瘤的病理学特征

脉管癌栓是肿瘤侵犯脉管在显微镜下的病理学特征。研究显示,胃癌脉管癌栓跟肿瘤组织学类型、胃壁浸润深度等相关。Patricia 等回顾了胃癌脉管侵犯的研究,认为在胃癌的两种主要病理组织类型中,弥漫型胃癌(分化较差,无腺样结构)易于侵犯周围组织及腹膜,并通过侵犯淋巴管造成淋巴结转移;而肠型胃癌(分化较好,有腺样结构)则表现为血行转移。研究发现,肠型胃癌中静脉血管受侵犯的发生远远高于弥漫型胃癌,在弥漫型胃癌中血管的侵犯几乎很少发生。侵犯到血管里的癌栓含有肿瘤组织的一般成分,如神经钙黏附素、β-联蛋白、IV 型胶原蛋白、层粘连蛋白和纤维结合蛋白。这些癌栓能完全或部分地堵塞血管,最近发现癌栓也能形成机化的血栓堵塞血管。胃黏膜下有丰富的脉管系统,血管及淋巴引流丰富,当肿瘤侵及黏膜下层(T_{1b})时,极易侵及这些脉管系统,导致脉管癌栓形成。刘志才等认为肿瘤浸润的深度越深,累及血管及淋巴管的概率越大,脉管癌栓的发生率也就越高,T_4 期脉管癌栓的发生率明显高于 $T_1 \sim T_3$ 期。韦之见等回顾性分析 449 例早期胃癌标本发现,脉管侵犯发生率随胃癌浸润深度的增加而增加,T_{1a} 期为 1.3%,T_{1b} 期脉管侵犯上升到 10.9%,肿瘤浸润至黏膜下层(T_{1b})是早期胃癌脉管侵犯的独立危险因素。

3. 脉管癌栓的分子机制

目前有关胃癌合并脉管癌栓形成的具体分子机制还知之甚少。根据 Folkman 提出的假说,肿瘤的生长大致分为克隆增殖期和血管形成期两个阶段。当肿瘤直径＞2 mm 时,必需依赖新生的毛细血管提供充足的血液。肿瘤血管化级别越高,肿瘤细胞进入循环系统和发生远处转移的可能性越大。血管内皮生长因子(VEGF)是驱动肿瘤血管生成的最重要因素之一,研究最为广泛。Yoshihiko 等回顾性分析 1 184 例胃癌患者资料,将肿瘤的血管侵犯程度分为 V_0(无)、$V_1 \sim V_3$(轻、中、重)四个等级,同时测定其中 300 例胃癌组织中 VEGF 和 P53 的表达。研究发现,有 254 例(21.5%)胃癌患者伴有血管侵犯,这类患者的淋巴管侵犯更为频繁(伴随而行),淋巴结转移率更高;胃癌患者的 VEGF 表达水平较健康组为高,其阳性表达率随血管侵犯程度增加而增加;在血管侵犯组,VEGF 阳性的患者 P53 表达率更高,预后更差。作者认为,VEGF 是胃癌血管侵犯的独立危险因子,P53 基因通过调控 VEGF mRNA 的转录调控在新生血管形成控制中起重要作用。

VEGF-C 和 VEGF-D 是 VEGF 家族的重要成员,其受体为 VEGFR-3,主要分布在淋巴内皮表面。体内外研究显示,VEGF-C 和 VEGF-D 是刺激肿瘤淋巴管生成和淋巴转移的重要因素。在胃癌中,肿瘤 VEGF-C 的 mRNA 表达和蛋白表达与淋巴管侵犯和淋巴结转移显著相关,部分报道显示与血管侵犯和存活率下降有关。Wang 等研究发现,胃癌患者的血清 VEGF-C 水平显著高于健康对照组,与淋巴结转移呈正相关;胃癌组织中 VEGF-C 的阳性表达率显著高于正常组织,在淋巴管密度较高区域 VEGF-C 表达上调。血清 VEGF-C 水平有可能成为预测胃癌淋巴结转移的生物标志物,提示不良预后。

此外,del Casar 等利用 HE 染色结合 CD34 免疫组织化学方法测定 144 例胃癌患者脉管侵犯的发生情况,并试图研究 EGFR、c-erbB-2、tPA、pS2、组织蛋白酶 D、透明质酸、血管内皮生长因子受体 1(VEGFR - 1)、血管内皮生长因子受体 2(VEGFR - 2)等与淋巴血管侵犯之间的关系,但结果令人遗憾。Ougolkov 等发现脉管侵犯的发生与早期肠型胃癌中一部分 *ERBB2* 癌基因的高表达有明显的关系,而 *ERBB2* 的高表达使胃癌肝转移的风险大大增加。戴东方等回顾性分析 242 例胃癌患者发现,有脉管侵犯者的 TOP2A 高表达率显著高于无脉管侵犯者,而微管蛋白 β_3、TS、NM23、P 糖蛋白、Ki - 67、ERCC1 及 HER2 的表达率在两组间差异均无统计学意义。提示 TOP2A 在脉管侵犯中起作用,而 TOP2A 是蒽环类化疗药物的直接靶点,具有重要的临床参考价值。Hanyu 等研究表明,伴有淋巴管侵犯的胃癌患者其 pSphK1 表达显著高于无淋巴管侵犯者。体内外模型证实,SphK1 在癌细胞中表达产生的磷酸鞘氨醇(S1P)通过肿瘤微环境促进淋巴管生成和淋巴结转移。

三、预后判断和治疗决策

脉管癌栓是恶性肿瘤的常见病理特征,被认为与多种肿瘤的预后有关。作为肿瘤恶性生物学行为的表型之一,脉管侵犯对判断胃癌预后、指导治疗决策有着重要的临床意义。

1. 脉管侵犯和预后判断

淋巴结转移被认为是胃癌预后最重要的影响因素,然而目前尚无准确评估胃癌淋巴结转移的非侵入性成像方法。早期胃癌的淋巴结分期仍然依赖于特定肿瘤病理特征的评估推测,如肿瘤胃壁浸润深度、肿瘤大小、Lauren 组织学分类和脉管侵犯等。其中,淋巴管侵犯是发生淋巴结转移最重要的独立预测因子。多数研究认为,脉管侵犯是影响胃癌预后的独立判断指标,与肿瘤的分化程度、胃壁浸润深度、淋巴结转移等有关。

　　Gabbert 等回顾性分析 529 例根治性切除的胃癌患者,发现血管侵犯 127 例(24.0%),淋巴管侵犯 245 例(46.3%)。伴有血管侵犯或淋巴管侵犯的胃癌患者 5 年生存率显著下降,分别为 14.9% *vs* 54.7% 和 22.2% *vs* 64.1%。血管侵犯和淋巴管侵犯均是独立于肿瘤分期、分化程度和淋巴结受累的胃癌预后危险因素。Scartozzi 等回顾性分析 734 例行根治性切除的进展期胃癌患者,将其分为两组:A 组有神经/脉管侵犯(189 例),B 组没有神经/脉管侵犯(545 例);A 组的无瘤生存期是 32.1 个月,中位生存期为 45.5 个月,均低于 B 组。多因素统计分析显示,神经/脉管侵犯是影响胃癌无瘤生存和总生存的独立预后因子。他们的研究指出,在早期胃癌中这种差异仍然存在,且仅存在血管侵犯的患者比仅存在淋巴管侵犯的患者预后更差。Noguchi 等的早期研究表明,血管侵犯与胃癌的肝转移有关。Eom 等回顾性分析 439 例胃癌术后复发患者,发现早期复发组(251 例,1 年以内)常见血行转移,晚期复发组(188 例,1 年以后)常见局部复发和腹膜转移。研究认为,血管侵犯是胃癌早期复发的重要原因,是预测胃癌复发时间的一个重要因素。

　　然而,也有部分学者对胃癌合并脉管癌栓的预后价值持保留态度。Kim 的研究结果显示:脉管侵犯的胃癌患者预后较脉管未侵犯者差,但脉管侵犯不是影响胃癌患者预后的独立危险因素。亚群研究显示,脉管癌栓是 Ⅱ、Ⅲ 期胃癌患者预后的独立危险因素,但不是 Ⅰ 期胃癌患者预后的独立影响因素。可能由于淋巴结转移对胃癌预后的权重影响掩盖了脉管侵犯的作用,部分研究显示脉管侵犯对胃癌淋巴结转移阳性者无意义,但对淋巴结转移阴性者具有预后判断价值。Liu 等回顾性分析 1 024 例胃癌手术患者,285 例(27.8%)发生淋巴管侵犯。多因素分析显示,年龄、肿瘤位置、浸润深度、淋巴结转移是胃癌的独立预后因素,而淋巴管侵犯不是胃癌的独立危险因素。但亚组分析显示,淋巴管侵犯是淋巴结阴性胃癌的独立预后因素。Du 等分析 487 例经术后病理证实的Ⅱ期胃癌患者,认为脉管侵犯是影响淋巴结阴性患者预后的独立危险因子,但对淋巴结阳性患者无意义。Araki 等回顾性分析了 130 例接受手术的Ib期无淋巴结转移的胃癌患者,发现肿瘤静脉侵犯是影响患者无瘤生存和总体生存的唯一独立预后因素,而淋巴管侵犯则不是,建议给予辅助化疗以改善预后。综上所述,脉管侵犯对淋巴结阴性的胃癌患者可能更具有临床指导价值。

　　2. 脉管侵犯和治疗决策

　　随着胃镜检查的普及开展,早期胃癌的发现率逐渐增加,相应的胃癌治疗模式也在探索改变。从早期的扩大根治,到标准的 D2 淋巴结清扫,以及更加微创的腹腔镜手术和内镜下切除,无不体现着循证医学、肿瘤生物学和微创理念在胃癌治疗中的融合应用。脉管癌栓的存在预示淋巴转移和血行转移的高风险,是影响胃癌治疗决策的重要因素,具体表现在以下几个方面。

(1) 决定早期胃癌内镜切除后是否需要追加外科手术。获益于健康人群的胃镜体检和内镜治疗技术的发展,内镜下黏膜切除(endoscopic mucosal resection,EMR)、内镜下黏膜剥离(endoscopic submucosal dissection,ESD)是目前早期胃癌的重要治疗方法。内镜下治疗早期胃癌的指征主要包括两个方面:①完整的肿瘤切除,切缘阴性;②极低的淋巴结转移率($<1\%$ 或 $<3\%$)。早期胃癌内镜下手术时由于无法准确判断是否伴有淋巴结转移,只能通过切除标本的肿瘤病理特征加以预测,如病灶大小、浸润深度、是否溃疡型、分化程度、有无脉管侵犯等。其中淋巴管侵犯被认为是淋巴结转移的最强预测因子。Kang 等的研究显示,淋巴管侵犯和静脉侵犯均是早期胃癌淋巴结转移的显著预测因子。他们回顾性分析了 329 例内镜切除术后不符合根治标准的胃癌患者,其中 140 例追加手术,171 例因拒绝手术而随访观察。结果显示,手术组有 12.1% 患者发生淋巴结转移,淋巴管侵犯($OR=5.84,P=0.014$)和静脉侵犯($OR=5.66,P=0.006$)患者淋巴结转移率明显升高。根据日本《早期胃癌内镜黏膜切除术和黏膜剥除术治疗指南》建议,早期患者在接受内镜切除治疗后,如切除标本病理学检查示切缘阳性、肿瘤侵犯至黏膜下层深层(基底阳性)、有脉管累及或胃周围淋巴结转移可能性较大时,应追加外科手术。Jeon 等回顾性研究分析了 512 例非治愈性内镜切除术的早期胃癌患者,发现额外的手术切除显示出更好的癌症特异生存率和无病生存率。

(2) 对于淋巴结检测数量不足的病例,进行补充分析。淋巴结转移是影响胃癌预后最重要的危险因素。UICC/AJCC TNM 分期系统建议在胃癌中应至少检查 16 枚以上淋巴结,然而临床实践中可能由于多种因素的影响导致淋巴结检测不足,从而影响胃癌淋巴结分期的准确判断。部分淋巴结检查不足的 pN_0 患者实际上已经发生了淋巴结转移。有研究发现,对 pN_0 的淋巴结检测数 <16 枚的胃癌患者,其淋巴管侵犯($+$)相当于淋巴结阳性。具有淋巴管侵犯的淋巴结检测数 <16 枚的 pN_0 患者,与 pN_1 患者具有相似的总体生存率,但比淋巴结检测数 $\geqslant16$ 枚的 pN_0 患者的生存率差得多;相反,没有淋巴管侵犯的淋巴结检测数 <16 枚的 pN_0 患者与淋巴结检测数 $\geqslant16$ 枚的 pN_0 患者

的总体生存率相似,但明显优于 pN_1 患者。

（3）术后辅助化疗、靶向治疗的依据。在日本,目前推荐Ⅱ～Ⅲ期胃癌患者根治性切除术后常规进行 S-1 辅助化疗。根据 ACTS-GC 试验结果,术后联合 S-1 化疗,Ⅱ期胃癌患者的 5 年总生存率为 84.2%,Ⅲa 期和Ⅲb 期分别为 57.3% 和 44.1%,提示 S-1 的疗效可能仅局限为Ⅱ期。Nishibeppu 等研究显示,术后常规 S-1 化疗的Ⅲ期胃癌患者,血管侵犯组患者具有更差的无病生存率和总体生存率,而且血管侵犯组的血源性复发率明显高于无血管侵犯组。作者认为,传统的 S-1 化疗对腹膜和淋巴结转移有效,但对血行转移效果有限,建议给予其他更加有效的辅助治疗,如卡培他滨＋奥沙利铂（XELOX）化疗或靶向治疗。CLASSIC 试验结果表明,XELOX 辅助化疗具有降低血行性复发的可能。此外,已有证据表明分子靶向药物具有对抗肿瘤血管生成的作用,如曲妥珠单抗联合化疗、贝伐单抗联合 5-FU 和顺铂、VEGFR-2拮抗剂雷莫西单抗联合紫杉醇等有可能成为胃癌辅助治疗的更佳选择。

四、术前预测

胃癌合并脉管癌栓属于术后病理学诊断,目前尚无法在术前准确预测。但可通过胃镜活检、内镜超声进行肿瘤病理分化类型、浸润深度的评估,进而加以推测。一般来讲,胃癌分化类型越差、浸润程度越深,则脉管侵犯的可能性越大。也有学者通过术前影像学检查对脉管侵犯进行诊断预测。殷信道等对 64 例胃癌患者进行分析,比较胃癌多层 CT 增强扫描强化率与其组织分化程度及瘤内微血管或淋巴管侵犯之间的关系。研究发现,瘤内微血管侵犯的胃癌瘤体动脉期强化率高于无瘤内微血管侵犯者,而动脉-实质期强化率低于无瘤内微血管侵犯者,两者分别比较差异均具有统计学意义。说明瘤内淋巴管侵犯的胃癌瘤体实质期强化率高于无瘤内淋巴管侵犯者。Ma 等通过研究278 例进展期胃癌患者的 CT 结果表明,多排螺旋 CT 检查可以作为一种非侵入性的方法预测脉管癌栓。姚学清等通过计算机体层血管成像（CTA）对 40例胃癌患者进行术前肿瘤周围血管侵犯的评估,发现 14 例提示血管侵犯的患者中有 12 例与术中探查相符,CTA 判断血管侵犯的敏感度为 98.1%,特异度为 96.4%。程瑾等参考直肠癌 MRI 的壁外血管侵犯（extramural vascular mvasion,EMVI）评分标准研究多排螺旋增强 CT 在诊断胃癌 EMVI 中的应用,结果显示 CT 的 EMVI 阳性率为 32.8%,与胃癌浸润深度、淋巴结转移、远处转移、肿瘤大小、肿瘤位置及生长方式有关，提示 CT 判断胃癌 EMVI 具有可行性。

理论上讲，若能在术前获知肿瘤合并脉管癌栓情况，则更有利于手术方案的制订，如是否需要给予新辅助治疗（化疗或放疗），避免不必要的内镜切除（范围过小）或淋巴结清扫（范围多大）等。遗憾的是，目前尚无准确判断术前是否存在脉管癌栓的检查方法，因此无法进行相应的干预。

五、结语

总之，目前对胃癌合并脉管癌栓的定义、检测手段、预后影响等尚有许多未统一的地方。例如，脉管癌栓是指局限于肿瘤内的微小血管或淋巴管，还是有包括肿瘤周围的大血管侵犯；淋巴管侵犯和血管侵犯是否该看作一整体，还是需要分开独立研究；免疫组织化学染色法的检出率高，是否意味着传统 HE 染色法需要摒弃。脉管癌栓的预后影响倾向考虑对淋巴结转移阴性的胃癌患者更有价值。有关脉管癌栓的分子机制仍知之甚少，需要更多的实验探索。

（林建华，程树群）

参考文献

[1] An J Y, Baik Y H, Choi M G, et al. Predictive factors for lymph node metastasis in early gastric cancer with submucosal invasion: analysis of a single institutional experience[J]. Ann Surg, 2007, 246(5): 749 - 753.

[2] Araki I, Hosoda K, Yamashita K, et al. Prognostic impact of venous invasion in stage I B node-negative gastric cancer[J]. Gastric Cancer, 2015, 18(2): 297 - 305.

[3] Castro P, David L, Soares P, et al. Vascular invasion in thyroid and gastric carcinomas[J]. Ultrastruct Pathol, 2003, 27(1): 41 - 48.

[4] David L, Nesland J M, Holm R, et al. Expression of laminin, collagen IV, fibronectin, and type IV collagenase in gastric carcinoma. An immunohistochemical study of 87 patients[J]. Cancer, 1994, 73(3): 518 - 527.

[5] del Casar J M, Corte M D, Alvarez A, et al. Lymphatic and/or blood vessel invasion in gastric cancer: relationship with clinicopathological parameters, biological factors and prognostic significance[J]. J Cancer Res Clin Oncol, 2008, 134(2): 153 - 161.

[6] Du C Y, Chen J G, Zhou Y, et al. Impact of lymphatic and/or blood vessel invasion in stage II gastric cancer[J]. World J Gastroenterol, 2012, 18(27): 3610 - 3616.

［7］ Duff S E, Li C, Jeziorska M, et al. Vascular endothelial growth factors C and D and lymphangiogenesis in gastrointestinal tract malignancy［J］. Br J Cancer, 2003. 89 (3): 426 - 430.

［8］ Eom B W, Yoon H, Ryu K W, et al. Predictors of timing and patterns of recurrence after curative resection for gastric cancer［J］. Dig Surg, 2010, 27(6): 481 - 486.

［9］ Gabbert H E, Meier S, Gerharz C D, et al. Incidence and prognostic significance of vascular invasion in 529 gastric-cancer patients［J］. Int J Cancer, 1991, 49(2): 203 - 207.

［10］ Gresta L T, Rodrigues-Junior I A, de Castro L P, et al. Assessment of vascular invasion in gastric cancer: a comparative study［J］. World J Gastroenterol, 2013, 19 (24): 3761 - 3769.

［11］ Hanyu T, Nagahashi M, Ichikawa H, et al. Expression of phosphorylated sphingosine kinase 1 is associated with diffuse type and lymphatic invasion in human gastric cancer［J］. Surgery, 2018, 163(6): 1301 - 1306.

［12］ Hatta W, Gotoda T, Oyama T, et al. A scoring system to stratify curability after endoscopic submucosal dissection for early gastric cancer: "eCura system"［J］. Am J Gastroenterol, 2017, 112(6): 874 - 881.

［13］ Huang J Y, Xing Y N, Wang X, et al. The prognosis value of lymphatic vessel invasion in pN$_0$ gastric cancer patients with insufficient examined lymph nodes［J］. J Gastrointest Surg, 2020, 24(2): 299 - 306.

［14］ Hyung W J, Lee J H, Choi S H, et al. Prognostic impact of lymphatic and/or blood vessel invasion in patients with node-negative advanced gastric cancer［J］. Ann Surg Oncol, 2002. 9(6): 562 - 567.

［15］ Jeon M Y, Park J C, Hahn K Y, et al. Long-term outcomes after noncurative endoscopic resection of early gastric cancer: the optimal time for additional endoscopic treatment［J］. Gastrointest Endosc, 2018, 87(4): 1003 - 1013.

［16］ Kang H J, Chung H, Kim S G, et al. Synergistic effect of lymphatic invasion and venous invasion on the risk of lymph node metastasis in patients with non-curative endoscopic resection of early gastric cancer［J］. J Gastrointest Surg, 2020, 24(7): 1499 - 1509.

［17］ Kim J H, Park S S, Park S H, et al. Clinical significance of immunohistochemically-identified lymphatic and/or blood vessel tumor invasion in gastric cancer［J］. J Surg Res, 2010, 162(2): 177 - 183.

［18］ Li P, He H Q, Zhu C M, et al. The prognostic significance of lymphovascular invasion in patients with resectable gastric cancer: a large retrospective study from Southern China［J］. BMC Cancer, 2015, 15: 370.

［19］ Liu E, Zhong M, Xu F, et al. Impact of lymphatic vessel invasion on survival in curative resected gastric cancer［J］. J Gastrointest Surg, 2011, 15(9): 1526 - 1531.

［20］ Ma Z, Liang C, Huang Y, et al. Can lymphovascular invasion be predicted by preoperative multiphasic dynamic CT in patients with advanced gastric cancer[J]. Eur Radiol, 2017, 27(8): 3383 - 3391.

[21] Macedo F, Ladeira K, Longatto-Filho A, et al. Gastric cancer and angiogenesis: is VEGF a useful biomarker to assess progression and remission[J]. J Gastric Cancer, 2017, 17(1): 1 - 10.

[22] Maehara Y, Kabashima A, Koga T, et al. Vascular invasion and potential for tumor angiogenesis and metastasis in gastric carcinoma[J]. Surgery, 2000, 128(3): 408 - 416.

[23] Minsky B D, Cohen A M. Blood vessel invasion in colorectal cancer-an alternative to TNM staging[J]. Ann Surg Oncol, 1999, 6(2): 129 - 130.

[24] Nishibeppu K, Komatsu S, Ichikawa D, et al. Venous invasion as a risk factor for recurrence after gastrectomy followed by chemotherapy for stage Ⅲ gastric cancer [J]. BMC Cancer, 2018, 18(1): 108.

[25] Noguchi Y, Tsuburaya A, Fukuzawa K, et al. Significance of blood vessel invasion in gastric carcinoma—prediction of liver metastases from the blood vessel invasion in the primary tumors[J]. Nihon Geka Gakkai Zasshi, 1991, 92(9): 1078 - 1081.

[26] Noguchi Y. Blood vessel invasion in gastric carcinoma[J]. Surgery, 1990, 107(2): 140 - 148.

[27] Noh S H, Park S R, Yang H K, et al. Adjuvant capecitabine plus oxaliplatin for gastric cancer after D2 gastrectomy(CLASSIC): 5-year follow-up of an open-label, randomised phase 3 trial[J]. Lancet Oncol, 2014, 15(12): 1389 - 1396.

[28] Ono H, Yao K, Fujishiro M, et al. Guidelines for endoscopic submucosal dissection and endoscopic mucosal resection for early gastric cancer[J]. Dig Endosc, 2016, 28 (1): 3 - 15.

[29] Ougolkov A, Yamashita K, Bilim V, et al. Abnormal expression of E-cadherin, beta-catenin, and c-erbB-2 in advanced gastric cancer: its association with liver metastasis [J]. Int J Colorectal Dis, 2003, 18(2): 160 - 166.

[30] Sasako M, Sakuramoto S, Katai H, et al. Five-year outcomes of a randomized phase Ⅲ trial comparing adjuvant chemotherapy with S - 1 versus surgery alone in stage Ⅱ or Ⅲ gastric cancer[J]. J Clin Oncol, 2011, 29(33): 4387 - 4393.

[31] Scartozzi M, Galizia E, Verdecchia L, et al. Lymphatic, blood vessel and perineural invasion identifies early-stage high-risk radically resected gastric cancer patients [J]. Br J Cancer, 2006, 95(4): 445 - 449.

[32] Van Cutsem E, Sagaert X, Topal B, et al. Gastric cancer[J]. Lancet, 2016, 388 (10060): 2654 - 2664.

[33] Wang T B, Deng M H, Qiu W S, et al. Association of serum vascular endothelial growth factor-C and lymphatic vessel density with lymph node metastasis and prognosis of patients with gastric cancer[J]. World J Gastroenterol, 2007, 13(12): 1794 - 1797.

[34] 程瑾,武靖,洪楠,等.CT诊断胃癌壁外血管侵犯相关因素分析[J].中华胃肠外科杂志,2016,19(3):300-303.

[35] 戴东方,陈德玉,李小琴,等.胃癌组织DNA拓扑异构酶2α等8种分子的蛋白表达与脉管侵犯的关系[J].江苏大学学报(医学版),2018(2):149-153.

[36] 李春海,李克勤.肿瘤微血管生成的机制与肿瘤侵袭和转移[J].中华肿瘤杂志,2000,22(3):181.

[37] 刘志才,管福顺,郭建庄,等.食管贲门癌脉管癌栓与病理相关因素分析[J].癌症,2002,21(5):530-532.

[38] 尚琳,李博斐,贺奋飞,等.脉管侵犯对Ⅰ期胃癌根治术后患者预后的影响[J].中华胃肠外科杂志,2018,21(2):175-179.

[39] 隋洺骅,张良明.脉管癌栓对Ⅱ期胃癌术后患者预后的影响分析[J].中国医师进修杂志,2013,36(8):37-39.

[40] 提云霞,安永恒,王立森,等.胃癌病人脉管内癌栓与临床病理因素及预后的关系[J].青岛大学医学院学报,2007.43(3):256-258.

[41] 王彦东,吴佩.肿瘤的脉管内侵犯与转移[J].国际外科学杂志,2007,34(3):209-212.

[42] 韦之见,徐阿曼,韩文秀,等.早期胃癌患者脉管浸润的危险因素分析[J].中华胃肠外科杂志,2018,21(7):803-807.

[43] 徐扬,王文义.脉管癌栓对Ⅲ期胃癌患者预后的影响[J].中国实用医药,2012,7(32):11-13.

[44] 叶再生,魏晟宏,林振孟,等.胃癌手术标本中脉管癌栓的临床意义[J].中华普通外科杂志,2017,32(10):816-819.

[45] 殷信道,黄文斌,张林,等.胃癌多层CT三期扫描强化率与肿瘤组织分化程度及瘤内脉管侵犯的关系[J].中华胃肠外科杂志,2010,13(10):728-731.

[46] 张殿彩,李强,杨力,等.影响1260例胃癌脉管癌栓形成的临床病理因素分析[J].中华消化外科杂志,2017,16(3):269-274.

第五节 结直肠癌与脉管侵犯

结直肠癌(colorectal cancer)是常见的消化道恶性肿瘤,2020年全球结直肠癌新发病例约193万、死亡约94万,发病率排名第三、病死率排名第二。根据2019年国家癌症中心发表的《中国恶性肿瘤流行情况分析(2015年)》估计,我国2015年新发结直肠癌病例约38.8万例,发病率为28.20/10万,位于我国恶性肿瘤的第三位;死亡约18.7万例,死亡率为13.61/10万,位于我国恶性肿瘤的第五位。流行病学方面,由于西方饮食模式、高危行为(如吸烟、过量热量的摄入)及老龄化人口的增加,近年来我国结直肠癌的发病率显著增长,其中男性的发病率和病死率几乎是女性的 2 倍,且城市地区远高于农村,多数患者发现时已属于中晚期。结直肠癌发病可能与溃疡性结肠炎、结直肠息肉、克罗恩病、血吸虫病等疾病相关。遗传性结直肠癌发病率约占总体结直肠癌发病率的 6%,相关家族史包括林奇综合征、家族性腺瘤性息肉病、黑斑息肉综合征等。

目前已经确立了包括手术治疗、化疗、放疗、靶向药物和免疫治疗的整体治疗方案。原发性肿瘤和局部淋巴结的完全切除被认为是治疗结直肠癌最重要的任务,然而即便行根治性切除手术,仍有 30%～50% 的患者发生局部肿瘤复发或转移。美国癌症联合委员会和国际癌症联合会建议 TNM 分级系统用于评估结直肠癌原发性肿瘤(T)、淋巴结转移(N)和远处转移(M),作为预测预后和做出治疗决策的通用指南。淋巴结是 TNM 分期系统的一个关键因素,被认为是预测无远处转移的结直肠癌患者无病生存率和总生存率的重要因素,也是决定手术切除后辅助化疗使用的一个重要因素。第 8 版 TNM 分级系统中根据转移淋巴结数目将 N 类分为 N_1 和 N_2。N_1:有 1～3 枚区域淋巴结转移(淋巴结中的肿瘤直径 $\geqslant 0.2$ mm),或无区域淋巴结转移但存在任意数目的肿瘤结节,其中有 1 枚区域淋巴结转移为 N_{1a},有 2～3 枚区域淋巴结转移为 N_{1b},无区域淋巴结转移但浆膜下肠系膜内或无腹膜覆盖的结直肠周围组织内有肿瘤结节为 N_{1c}。N_2:有 4 枚以上区域淋巴结转移,其中 4～6 枚区域淋巴结转移为 N_{2a},有 $\geqslant 7$ 枚区域淋巴结转移为 N_{2b}。多数肿瘤结节源于淋巴血管侵犯,其内没有可辨认的淋巴结、血管、神经结构是诊断要点。如果 HE、弹力或其他染色可辨认出血管壁,应归类为淋巴血管侵犯。同样,如果可辨认出神经结构,病变应列为神经侵犯。肿瘤结节不改变原发肿瘤的 T 分期。如果不伴有区域淋巴结转移,肿瘤结节会改变 N 分期(N_{1c});如果合并区域淋巴结转移,肿瘤结节数目无须计算到阳性淋巴结数量。

然而,TNM 系统的预测准确性有限,尤其是在局部进展期患者中。同一类或者相同分期的肿瘤,其生物学行为及预后不尽相同。单纯依靠解剖学分期既不能准确评判患者的预后风险,更不能预测患者的治疗效果。因此,仍有必要确定其他预后指标,以便对结直肠癌患者的预后进行改善,以达成更为个性化的预测。

淋巴血管侵犯是一种组织病理学发现,定义为内皮层淋巴管或血管内有肿瘤细胞,分为淋巴管及血管侵犯,但管径 300 μm 以下的淋巴管、血管不易区分,故而统称脉管。淋巴血管侵犯是淋巴结转移和癌细胞系统性播散的重要环节,能增加局灶癌微转移的风险。1938 年,Brown 和 Warren 首次发现并报告结直肠癌淋巴血管侵犯,目前已发现淋巴血管侵犯与结直肠癌的淋巴结转移及复发、远处转移相关,是结直肠癌患者的不良预后因素。由于研究人群的规模和使用的诊断技术不同,淋巴血管侵犯在结直肠癌患者中的发生率跨度较大,为 10.0%~89.5%。明确结直肠癌淋巴血管侵犯的影响因素,采取积极干预治疗措施,可以提高结直肠癌的治疗效果,改善预后。

一、淋巴血管侵犯与结直肠癌淋巴结转移的关系

结直肠肿瘤周边有较多毛细淋巴管,毛细淋巴管的管腔较宽,仅有单层内皮细胞,且连接不紧密,当组织液压力高于淋巴管内压力时癌细胞可随着组织液压力的增加而脱落,并进入淋巴管,形成癌栓或被运送到区域淋巴结;区域淋巴结内的肿瘤细胞增殖导致淋巴结转移,进而播散更多的肿瘤细胞到达输出淋巴管,形成淋巴链中更高层次的淋巴结转移。此外,侵入微血管的肿瘤细胞也可以通过微血管与毛细淋巴管间广泛的交通到达淋巴结并导致淋巴结转移。

二、淋巴血管侵犯与结直肠癌浸润层次的关系

结直肠黏膜下血管及淋巴管较为丰富,肿瘤浸润越深,肿瘤组织接触并侵犯肠壁内外血管及淋巴管的概率越大,肿瘤细胞通过脉管内皮细胞间隙进入血管及淋巴管并进一步形成淋巴血管侵犯的可能性就越大。

三、淋巴血管侵犯与结直肠癌分化程度的关系

肿瘤的分化程度与肿瘤侵袭性相关,分化越差的肿瘤对周边组织的侵袭能力越强,侵犯肿瘤内或周边微血管、淋巴管的可能性越大。低分化结直肠癌中血管内皮生长因子 D(vascular endothelial growth factor D,VEGF-D)表达较高中分化结直肠癌高,而 VEGF-D 的高表达可诱导肿瘤淋巴管生成及肿瘤血管的再生。此外,结直肠癌淋巴管密度与肿瘤分化程度相关,分化越差的肿瘤其淋巴管密度越高。肿瘤细胞比较容易通过新生淋巴管内皮细胞之间的间隙侵入毛细淋巴管进而形成癌栓。肿瘤周围血管密度增加也增加了肿瘤侵犯

血管及形成淋巴血管侵犯的概率。

四、淋巴血管侵犯与结直肠癌肠腔梗阻的关系

结直肠癌进展可出现肠腔狭窄、梗阻,以左半结肠癌多见。合并肠腔梗阻的结直肠癌淋巴血管侵犯显著高于无肠腔梗阻者:肠梗阻后肠腔内压力增加,导致肿瘤内高压,进而导致组织间液被动流动并携带肿瘤细胞进入淋巴管;此外,肠梗阻后肠腔内粪便等通过梗阻肠段时对肿瘤的反复挤压易导致的肿瘤细胞脱落也促进了淋巴血管侵犯的发生;并发肠梗阻的患者病程较长,肿瘤侵犯较深,出现淋巴血管侵犯的概率较大,发生远处转移的概率也相应增加。

五、淋巴血管侵犯与结直肠癌神经侵犯的关系

神经侵犯是一种独特的病理特征,于 19 世纪初由俄国和法国病理学家在研究头颈癌时首次报道,直到 20 世纪 70 年代科学家才明确这种组织病理学特征对预后的影响,但其促进疾病进展和远处转移的机制尚不确切。目前认为神经侵犯是肿瘤细胞沿着覆盖神经鞘的结缔组织中阻力最小的平面的被动扩散,更像是侵入而不是单纯的肿瘤扩散。几种神经营养因子和趋化因子在肿瘤细胞和神经周围微环境之间相互作用,这些相互作用可能导致癌症的侵袭性和转移,而化疗可能会阻碍肿瘤的特异性外周神经扩散。在高达 20% 的结直肠癌中可见神经侵犯。多中心研究证实,肿瘤淋巴引流区的外周神经(包括神经周围的间隙)被侵犯时,提示其是预后不良的因素,也表明该肿瘤的侵袭性较强。神经侵犯状态有助于甄别能从辅助化疗中受益的淋巴结转移阴性的结直肠癌患者。肠壁交感神经伴随肠道血管进入肠壁内,分布于血管壁平滑肌及肠壁腺体,这种伴随关系及分布特点可能是神经侵犯阳性者淋巴血管侵犯阳性率高的原因。2000 年,美国癌症联合委员会采用淋巴血管侵犯和神经侵犯作为结直肠癌预后因素,并建议在病理报告中进行分类。已有文献证实神经侵犯及淋巴血管侵犯均可作为预测肿瘤复发的独立预后标志物,将神经侵犯及淋巴血管侵犯状态纳入结直肠癌诊断评分系统将有助于区分哪些患者更可能从辅助化疗中获益。

六、淋巴血管侵犯与结直肠癌肿瘤出芽的关系

肿瘤出芽已被国际抗癌联盟(UICC)正式承认为结直肠癌的独立预后因

素,日本结直肠癌症协会也已将肿瘤出芽纳入了病理分期 T_1 期患者需进一步手术的指南中(包括血管侵犯、高级别分期和黏膜下浸润深度>1 mm)。肿瘤出芽的病理特征在于癌细胞从侵袭性肿瘤的侵入边缘脱离并迁移到肿瘤周围基质中。肿瘤出芽与低分化、淋巴血管侵犯和神经侵犯相关,有研究报道了淋巴血管侵犯、神经侵犯和肿瘤出芽同时在结直肠癌中的预后作用,基于淋巴血管侵犯、神经侵犯和肿瘤出芽的新型组织学分级是结直肠癌患者强有力的个体化预后预测因子。

七、淋巴血管侵犯与结直肠癌基因组学的关系

与结直肠癌转移相关的基因特征研究较多。淋巴管生成因子可调节并促进淋巴血管侵犯的过程,趋化因子也可通过吸引肿瘤细胞进入淋巴管、血管起到相同的作用。淋巴管生成因子不仅可以被肿瘤细胞释放,还可被与肿瘤相关的激活的基质细胞和免疫细胞释放。结直肠癌淋巴血管侵犯相关的基因组变化与炎症相关:血管周围淋巴细胞浸润与淋巴血管侵犯和侵袭性肿瘤行为密切相关,结直肠癌中根据比较基因组杂交数据,发现与淋巴血管侵犯显著相关的 DNA 拷贝数变化大多数位于 22q、17q、10q 和 6q,它们在免疫球蛋白和免疫复合物介导的免疫反应和炎症中显著富集。此外,结直肠癌淋巴血管侵犯相关的基因组变化(如 *EP300*、*STAT3*、*SIRT1* 和 *RPS6KB1*)与上皮-间充质转化(EMT)、血管生成和基质重塑相关:*EP300* 对一些核蛋白(如 HIF-1α)起转录辅激活因子的作用,从而参与缺氧诱导的侵袭和 EMT 过程;*STAT3* 是一种中心细胞质转录因子,通过调节 VEGF 和基质金属蛋白酶(matrix metalloproteinases,MMPS)的表达,可能参与肿瘤的增殖、凋亡、侵袭和迁移;*SIRT1* 编码一种烟酰胺腺嘌呤二核苷酸(nicotinamide adenine dinucleotide,NAD)依赖性去乙酰化酶,并作为 EMT、肿瘤血管化和转移生长的阳性调节因子;*RPS6Kb1* 通过 HIF-1α 和 VEGF 表达参与肿瘤生长和血管生成。对淋巴血管侵犯分子机制的研究将有助于发现结直肠癌早期转移扩散的靶点,为更好地管理结直肠癌提供有价值的信息。

美国国家综合癌症网络(National Comprehensive Network,NCCN)发布的《结直肠癌临床实践指南》已提出,结直肠癌病理报告中要包括淋巴血管侵犯的内容以指导临床治疗。《中国临床肿瘤学会(CSCO)结直肠癌诊疗指南(2018 版)》也已将淋巴血管侵犯作为结直肠癌是否接受辅助治疗的高危因素。

目前第 8 版 TNM 分级系统对结直肠癌预后和预测体系进行了一定程度的完善。在进一步细化解剖学 TNM 分期基础上,引入以组织病理学和基因检测为依据的非解剖学预后和预测体系,对获得Ⅰ～Ⅱ级证据支持的包括淋巴血管侵犯、神经侵犯在内的 8 个预后和/或预测因素进行了推荐(淋巴血管侵犯、神经侵犯作为预后因素的证据等级为Ⅰ级)。

1. 癌胚抗原(carcinoembryonic antigen,CEA)水平

结直肠癌分泌产生 CEA 并通过肝细胞和肺细胞清除,成为亚临床肝转移和肺转移的重要指标。动物模型研究显示,CEA 可以通过增加黏附诱导转移,诱导产生的细胞因子增加肿瘤细胞存活,并抑制炎性反应和凋亡。临床推荐Ⅰ～Ⅲ期结直肠癌患者术前采用酶联免疫吸附法检测 CEA,术后 2 年内每 3～6 个月检测 1 次,随后每年检测 1 次。而对Ⅳ期结直肠癌患者,CEA 作为治疗反应标志物,每月检测 1 次。CEA 作为预后因素的证据等级为Ⅰ级。

2. 肿瘤退缩评分

直肠癌术前放化疗后的病理反应是重要的预后因素。证据表明,治疗反应分级与预后有关,新辅助治疗后病理学完全缓解(pathologic complete response,pCR)是预后良好的指标;没有或仅有微小残余肿瘤病灶患者的预后优于大量残余病灶患者;新辅助治疗无反应是预后不良的表现。病理科医师需要根据《美国病理学会关于结直肠癌病理标本检查指南》评价并记录切除标本的肿瘤退缩评分情况。对于新辅助放化疗后的直肠癌标本应检查原发肿瘤、区域淋巴结、肿瘤周边卫星病灶或肿瘤沉积的肿瘤退缩情况。原发肿瘤部位无残余并不代表区域淋巴结无肿瘤残余。目前使用最多的肿瘤退缩评分方法是改良 Ryan"0～3 级"评分法,肿瘤退缩评分作为预后因素的证据等级为Ⅱ级。

3. 环周切缘(circumferential resection margin,CRM)

CRM 是指从肿瘤最深位置到后腹膜或系膜切缘的距离。对于结肠和直肠肿瘤,手术解剖分离的腹膜后和腹膜外区域都是其 CRM,因此鼓励外科医生标记腹膜反折和/或有环周切缘的肿瘤浸润最深部位,以便病理科医生准确判断和评价 CRM。对于中下段直肠癌,切除标本腹膜反折以下的表面均为 CRM。遵照《美国病理学会关于结直肠癌病理标本检查指南》评价直肠全系膜切除术(total meso rectal excision,TME)手术标本的质量非常重要。评价和记录 CRM 的距离同样也很重要,不超过 1 mm 定义为 CRM 阳性,并将导致患

者复发风险明显升高。外科医生 TME 技术与直肠癌患者术后的局部复发甚至长期生存效果明显相关。很多随机对照研究已经证实，TME 技术加足够的 CRM 距离可降低局部复发率，CRM 距离越远，结直肠癌患者的预后就越好。CRM 作为预后因素的证据等级为Ⅰ级。

4. 微卫星不稳定（micro-satellite instability，MSI）

MSI 表现为一段重复的 1～6 个核苷酸片段（DNA 的微卫星序列），这是 DNA 错配修复（mismatch repair，MMR）的功能性缺失所致。约 15% 的结直肠癌中可见高度微卫星不稳定（MSI-H），MSI 常见于右半结肠癌，组织学类型通常分化较差或伴有黏液腺癌，但预后通常较好。MSI 是遗传性非腺瘤性结直肠癌和林奇综合征的典型标志。大多数 MSI 肿瘤是散发型的，而其余的则是因为 *MMR* 基因突变所致。MSI-H 既提示预后良好，也能预测对 5-FU 化疗反应不佳。MSI 作为预后和预测因素的证据等级均为Ⅰ级。

5. *KRAS* 与 *NRAS* 基因突变

KRAS 和 *NRAS* 基因是生长受体信号转导通路中重要的介导因子，控制细胞增殖和存活。表皮生长因子与表皮生长因子受体（epidermal growth factor，EGF）及其受体（EGFR）结合可以激活下游的 RAS/RAF/MAPK 通路。肿瘤细胞 *RAS* 基因突变后无须 EGFR 接受信号即可自动激活其下游的信号转导通路，引起肿瘤细胞增殖并抑制凋亡。结直肠癌中 *KARS* 基因突变发生率约 40%，*NRAS* 基因突变发生率约 7%。*KRAS* 和 *NRAS* 基因突变均提示Ⅲ～Ⅳ期结直肠癌预后不良。更重要的是，*RAS* 基因突变预示进展期结直肠癌的抗 EGFR 靶向治疗反应较差。*KRAS* 基因突变作为预后和预测因素的证据等级分别为Ⅰ级和Ⅱ级，*NRAS* 基因突变作为预测因素的证据等级为Ⅱ级。

6. *BRAF* 基因突变

BRAF 肿瘤蛋白是一种丝氨酸/苏氨酸激酶，负责将增殖信号从 KRAS 或 NRAS 蛋白转导到其他酶上，从而介导细胞的生长或增殖。6%～10% 的结直肠癌中可以检测到 *BRAF* 基因 V600E 位点突变，*BRAF* 基因突变能够激活其他酶使肿瘤细胞持续生长，从而抵消抗 EGFR 靶向治疗阻止细胞增殖和生长的作用。多项关于Ⅳ期结直肠癌的研究和最近的关于Ⅲ期结直肠癌的研究提示，*BRAF* V600E 位点突变与不良的预后（包括复发后的生存效果）显著相关。*BRAF* V600E 位点突变能够阻止 EGFR 单克隆抗体对Ⅳ期结直肠癌的疗效。因此，*BRAF* 基因突变检测能够预测抗 EGFR 靶向药物的疗效。*BRAF* 基因突变作为预后和预测因素的证据等级分别为Ⅱ级和Ⅰ级。

目前国内部分基层医院由于技术条件、经济等的限制或对结直肠癌预后风险和疗效预测评价体系的认识及重视不足，不利于对患者病情及预后的评估以及对结直肠癌术后的治疗。

（冯盈，程树群）

参考文献

［1］ Betge J, Pollheimer M J, Lindtner R A, et al. Intramural and extramural vascular invasion in colorectal cancer: prognostic significance and quality of pathology reporting ［J］. Cancer, 2012, 118(3): 628 - 638.

［2］ Bian C X, Shi Z, Meng Q, et al. P70S6K 1 regulation of angiogenesis through VEGF and HIF - 1alpha expression ［J］. Biochem Biophys Res Commun, 2010, 398(3): 395 - 399.

［3］ Cheng F, Su L, Yao C, et al. SIRT1 promotes epithelial-mesenchymal transition and metastasis in colorectal cancer by regulating Fra - 1 expression ［J］. Cancer Lett, 2016, 375(2): 274 - 283.

［4］ Das S, Skobe M. Lymphatic vessel activation in cancer ［J］. Ann N Y Acad Sci, 2008, 1131:235 - 241.

［5］ Harris E I, Lewin D N, Wang H L, et al. Lymphovascular invasion in colorectal cancer: an interobserver variability study ［J］. Am J Surg Pathol, 2008, 32(12): 1816 - 1821.

［6］ Hou X, Gong R, Zhan J, et al. p300 promotes proliferation, migration, and invasion via inducing epithelial-mesenchymal transition in non-small cell lung cancer cells ［J］. BMC Cancer, 2018, 18(1): 641.

［7］ Huh J W, Kim H R, Kim Y J. Prognostic value of perineural invasion in patients with stage Ⅱ colorectal cancer ［J］. Ann Surg Oncol, 2010, 17(8): 2066 - 2072.

［8］ Huh J W, Lee W Y, Shin J K, et al. A novel histologic grading system based on lymphovascular invasion, perineural invasion, and tumor budding in colorectal cancer ［J］. J Cancer Res Clin Oncol, 2019, 145(2): 471 - 477.

［9］ Jiang H H, Zhang Z Y, Wang X Y, et al. Prognostic significance of lymphovascular invasion in colorectal cancer and its association with genomic alterations ［J］. World J Gastroenterol, 2019, 25(20): 2489 - 2502.

［10］ Karaman S, Detmar M. Mechanisms of lymphatic metastasis ［J］. J Clin Invest, 2014, 124(3): 922 - 928.

［11］ Lieberman D A, Rex D K, Winawer S J, et al. Guidelines for colonoscopy surveillance after screening and polypectomy: a consensus update by the US Multi-Society Task Force on Colorectal Cancer ［J］. Gastroenterology, 2012, 143(3): 844 - 857.

［12］ Liebig C, Ayala G, Wilks J A, et al. Perineural invasion in cancer: a review of the literature ［J］. Cancer, 2009, 115(15): 3379 - 3391.

［13］ Mannelqvist M, Stefansson I M, Bredholt G, et al. Gene expression patterns related to vascular invasion and aggressive features in endometrial cancer ［J］. Am J Pathol, 2011, 178(2): 861 - 871.

［14］ Solinas G, Marchesi F, Garlanda C, et al. Inflammation-mediated promotion of invasion and metastasis ［J］. Cancer Metastasis Rev, 2010, 29(2): 243 - 248.

［15］ Syk E, Lenander C, Nilsson P J, et al. Tumour budding correlates with local recurrence of rectal cancer ［J］. Colorectal Dis, 2011, 13(3): 255 - 262.

［16］ Tsubamoto H, Yamamoto S, Kanazawa R, et al. Prognostic factors for locally advanced cervical cancer treated with neoadjuvant intravenous and transuterine arterial chemotherapy followed by radical hysterectomy ［J］. Int J Gynecol Cancer, 2013, 23 (8): 1470 - 1475.

［17］ Xiong H, Zhang Z G, Tian X Q, et al. Inhibition of JAK1, 2/STAT3 signaling induces apoptosis, cell cycle arrest, and reduces tumor cell invasion in colorectal cancer cells ［J］. Neoplasia, 2008, 10(3): 287 - 297.

［18］ 姚宏伟,吴鸿伟,刘荫华.美国癌症联合委员会第八版结直肠癌分期更新及其"预后和预测"评价体系［J］.中华胃肠外科杂志,2017,20(1):24 - 27.

第三章

呼吸系统肿瘤合并癌栓

第一节　非小细胞肺癌合并脉管癌栓总论

非小细胞肺癌（non-small cell lung carcinoma，NSCLC）约占所有原发性肺癌病例的 80%，是全球最常见的肿瘤之一。虽然手术切除是目前早期患者的治疗标准，但 NSCLC 患者的 5 年生存率仍然不足 20%。即使是 Ⅰ 期 NSCLC 患者，5 年生存率也仅为 $65\%\sim73\%$，远低于大多数其他实体器官肿瘤，并且大约 2/3 的 Ⅰ 期患者最终死于肿瘤远处转移。

肺癌预后因素的探究可以识别预后较差的患者群体，并有助于选择更有针对性的治疗策略。目前研究发现，肿瘤的大小、分化程度、病理分期、癌胚抗原（CEA）、血管内皮生长因子（VEGF）、细胞周期蛋白 D1 等都是 NSCLC 独立的预后危险因子，而肺癌合并脉管癌栓的形成是否为肺癌的不良预后因素一直充满争议。目前，关于早期 NSCLC 脉管癌栓的研究大多是针对直径＜ $1\,000\,\mu\mathrm{m}$ 的微脉管。早在 1992 年，Macchiarini 等首次提出病理证实存在脉管癌栓的 NSCLC 患者在术后前 5 年内有明显的复发倾向，因此他建议这部分患者应常规行术后辅助化疗。在之后的近 20 年中，越来越多的文献报道脉管癌栓为 NSCLC 患者复发或死亡的一个强有力的预测因子，但是也有部分研究得出了相反的结论。

2009 年，国际抗癌联盟/美国癌症联合委员会（UICC/AJCC）颁布的第 7 版肺癌的 TNM 分期，脉管癌栓并未纳入肺癌分期依据中，同样地，2016 年第 8 版肺癌 TNM 分期中，仍旧没有将其纳入分期依据。对此，我们进行了一项基于近 10 年来最新高质量文献的系统综述，以便更好地阐述脉管癌栓对 NSCLC 患者预后的影响。

一、脉管癌栓的分类和病理学诊断

脉管癌栓在早期 NSCLC 患者中的发生率为 $5\%\sim30\%$，是肿瘤血行转移和淋巴转移的重要机制。常规组织学评估过程中，将动脉、静脉或淋巴管腔内存在肿瘤细胞描述为脉管癌栓。病理学家通常根据血管内皮细胞通道中的血细胞证据来区分血管和淋巴管。一般来说，血管结构在镜下表现为内皮细胞形成的管道样结构中且充斥着大量红细胞，同时在大血管壁内可观察到丰富的弹性纤维。而淋巴管是由毛细淋巴管汇合而成，其形态结构与静脉相似，但管径较细，管壁较薄，在镜下表现为仅由内皮和极薄的结缔组织构成，其管腔内无红细胞且几乎不存在淋巴细胞。尽管如此，在病理科的日常工作中对动脉、静脉或淋巴管之间的区别仍存在一定的困难。

病理学常使用苏木精-伊红（HE）染色、弹性染色和免疫组织化学染色来区分血管侵犯和淋巴血管侵犯，因为仅通过 HE 染色基本上不可能可靠地将淋巴管与毛细血管和毛细血管后小静脉在内的小血管区分开来，弹性染色可通过识别弹性纤维来帮助较大血管的鉴别，但它们在排除毛细血管方面用处较小，在区分间质退缩和真正的淋巴管间隙时也没有用处。

近年来，免疫组织化学染色方法被应用于两者的区别，用于区分血管和淋巴管的标志物包括 PODPLAIN、D2-40、CD31 和 CD34。由于毛细血管的内皮细胞与抗 CD31 和 CD34 的抗体反应，其反应性通常在血管中较强，其中 CD34 抗体在对肿瘤内毛细血管和小血管内皮细胞的识别上具有较高的稳定性及敏感性，同时还具有较强的可重复性，因此被视为目前评价血管侵犯的首选泛内皮细胞标志物，但其同时也存在于淋巴管中。PODPLAIN 与 D2-40 则具有较高的淋巴管特异性，是目前应用最为广泛的用以诊断淋巴血管侵犯的标志物抗体，但 D2-40 免疫反应性也在鳞状上皮的基底细胞层、间质肌成纤维细胞、间皮细胞和肺癌细胞中被检测到。因此，虽然检测方法在进步，但是仍然存在不足。

二、脉管癌栓与 VEGF 和外周血 CEA 的关系

VEGF 是 NSCLC 发生和发展的重要影响因子，它的高表达可以促使肿瘤内部血管的通透性增高，从而促进癌细胞的侵袭和转移。我国学者高禹舜等研究发现，NSCLC 患者中 VEGF 表达阳性者，脉管癌栓的比例高达 74.2%，

而在阴性表达者中脉管癌栓只占 13.4%。另外，意大利学者 Mineo 的研究结果表明，VEGF 表达与血管侵犯之间显著相关（$P=0.04$）。此外，多因素 COX 回归分析显示，血管侵犯（$P=0.024$）和 VEGF 高表达（$P=0.042$）是影响总生存率的重要预测因素。这些研究结果表明脉管癌栓对早期术后肺癌发生复发及转移可能跟 VEGF 表达上调有关。而脉管癌栓是导致肿瘤细胞转移扩散的步骤之一。在肿瘤生长的早期阶段，需要血管生成来促进肿瘤进展，来自原发性肿瘤的肿瘤细胞可以穿透这些新血管并从原发部位逃逸到远处器官。Tomoshi 和 Sakao 的研究提出，当术前 CEA>5 ng/ml 时，脉管癌栓发生的可能性将会增高。这些都提示脉管癌栓和 CEA 对预后影响方面存在相关性。因此，外周血肿瘤标志物的检查在一定程度上能为脉管癌栓的形成提供指导意义。

参考文献

[1] Araki K, Adachi Y, Metsugi H, et al. Prognostic implication of lymphatic vessel invasion in stage ⅠB(pT2aN0M0) non-small cell lung cancer[J]. Gen Thorac Cardiovasc Surg, 2011, 59(9): 605.

[2] Bodendorf M O, Haas V, Laberke H G, et al. Prognostic value and therapeutic consequences of vascular invasion in non-small cell lung carcinoma[J]. Lung Cancer, 2009, 64(1): 71-78.

[3] Cagini L, Monacelli M, Giustozzi G, et al. Biological prognostic factors for early stage completely resected non-small cell lung cancer[J]. J Surg Oncol, 2000, 74(1): 53-60.

[4] Evangelou E, Kyzas P A, Trikalinos T A. Comparison of the diagnostic accuracy of lymphatic endothelium markers: Bayesian approach[J]. Mod Pathol, 2005, 18(11): 1490.

[5] Fu X L, Zhu X Z, Shi D R, et al. Study of prognostic predictors for non-small cell lung cancer[J]. Lung cancer, 1999, 23(2): 143-152.

[6] Hashizume S, Nagayasu T, Hayashi T, et al. Accuracy and prognostic impact of a vessel invasion grading system for stage ⅠA non-small cell lung cancer[J]. Lung Cancer, 2009, 65(3): 363-370.

[7] Kaiserling E. Immunohistochemical identification of lymph vessels with D2-40 in Diagn Pathol[J]. Pathologe, 2004, 25(5): 362-374.

[8] Kashiwabara K, Saeki S, Sasaki J, et al. Combined evaluation of postoperative serum levels of carcinoembryonic antigen less than or equal to 2.5 ng/ml and absence of vascular invasion may predict no recurrence of stage Ⅰ adenocarcinoma lung cancer

［J］. J Thorac Oncol, 2008, 3(12): 1416 - 1420.

［9］ Kawachi R, Nakazato Y, Masui K, et al. Clinical significance of pleural lavage cytology for non-small cell lung cancer: is surgical resection valid for patients with positive pleural lavage cytology［J］. J Card Surg, 2009, 9(2): 265 - 268.

［10］ Kawachi R, Tsukada H, Nakazato Y, et al. Early recurrence after surgical resection in patients with pathological stage I non-small cell lung cancer ［J］. Thorac Cardiovasc Surg, 2009, 57(8): 472 - 475.

［11］ Macchiarini P, Fontanini G, Hardin M J, et al. Blood vessel invasion by tumor cells predicts recurrence in completely resected T1 N0 M0 non-small-cell lung cancer［J］. J Thorac Cardiovasc Surg, 1993, 106(1): 80 - 89.

［12］ Mineo T C, Ambrogi V, Baldi A, et al. Prognostic impact of VEGF, CD31, CD34, and CD105 expression and tumour vessel invasion after radical surgery for I B-II A non-small cell lung cancer［J］. J Clin Pathol, 2004, 57(6): 591 - 597.

［13］ Naito Y, Goto K, Nagai K, et al. Vascular invasion is a strong prognostic factor after complete resection of node-negative non-small cell lung cancer［J］. Chest, 2010, 138 (6): 1411 - 1417.

［14］ Okada M, Sakamoto T, Nishio W, et al. Characteristics and prognosis of patients after resection of nonsmall cell lung carcinoma measuring 2 cm or less in greatest dimension［J］. Cancer, 2003, 98(3): 535 - 541.

［15］ Ordóñez N G. D2 - 40 and podoplanin are highly specific and sensitive immunohistochemical markers of epithelioid malignant mesothelioma ［J］. Hum Pathol, 2005, 36(4): 372 - 380.

［16］ Roberts T E, Hasleton P S, Musgrove C, et al. Vascular invasion in non-small cell lung carcinoma［J］. J Clin Pathol, 1992, 45(7): 591 - 593.

［17］ Ryuge S, Sato Y, Wang G Q, et al. Prognostic significance of nestin expression in resected non-small cell lung cancer［J］. Chest, 2011, 139(4): 862 - 869.

［18］ Sakao Y, Tomimitsu S, Takeda Y, et al. Carcinoembryonic antigen as a predictive factor for postoperative tumor relapse in early-stage lung adenocarcinoma［J］. Eur J Cardiothorac Surg, 2004, 25(4): 520 - 522.

［19］ Shao W, Wang W, Xiong X, et al. Prognostic impact of MMP - 2 and MMP - 9 expression in pathologic stage I A non-small cell lung cancer［J］. J Surg Oncol, 2011, 104(7): 841 - 846.

［20］ Starnes S L, Pathrose P, Wang J, et al. Clinical and molecular predictors of recurrence in stage I non-small cell lung cancer［J］. Ann Thorac Surg, 2012, 93(5): 1606 - 1612.

［21］ Stewart B W, Wild C. International Agency for Research on Cancer, World Health Organization. World cancer report 2014［M］. Lyon, France, Geneva, Switzerland: International Agency for Research on Cancer, WHO Press, 2014: 630.

［22］ Takanami I. Lymphatic microvessel density using D2 - 40 is associated with nodal metastasis in non-small cell lung cancer[J]. Oncol Rep2006, 15(2): 437 – 442.

[23] Tamura A, Hebisawa A, Hayashi K, et al. Prognostic significance of thrombomodulin expression and vascular invasion in stage Ⅰ squamous cell carcinoma of the lung[J]. Lung Cancer, 2001, 34(3): 375 – 382.

[24] Tanaka F, Otake Y, Yanagihara K, et al. Evaluation of angiogenesis in non-small cell lung cancer: comparison between anti-CD34 antibody and anti-CD105 antibody [J]. Clin Cancer Res, 2001, 7(11): 3410 – 3415.

[25] Tsuchiya T, Akamine S, Muraoka M, et al. Stage Ⅰ A non-small cell lung cancer: vessel invasion is a poor prognostic factor and a new target of adjuvant chemotherapy [J]. Lung Cancer, 2007, 56(3): 341 – 348.

[26] Tsuchiya T, Hashizume S, Akamine S, et al. Upstaging by vessel invasion improves the pathology staging system of non-small cell lung cancer[J]. Chest, 2007, 132(1): 170 – 177.

[27] Turhan K, Samancilar O, Cagirici U, et al. The effect of blood vessel invasion on prognosis of operated stage Ⅰ non-small cell lung cancer patients [J]. Thorac Cardiovasc Surg, 2010, 58(1): 28 – 31.

[28] Varlotto J M, Recht A, Flickinger J C, et al. Varying recurrence rates and risk factors associated with different definitions of local recurrence in patients with surgically resected, stage I nonsmall cell lung cancer[J]. Cancer, 2010, 116(10): 2390 – 2400.

[29] Yamaguchi Y, Ishii G, Kojima M, et al. Histopathologic features of the tumor budding in adenocarcinoma of the lung: tumor budding as an index to predict the potential aggressiveness[J]. J Thorac Oncol, 2010, 5(9): 1361 – 1368.

[30] 高禹舜,邢学忠,王兵,等.VEGF,Flt‑1,PIGF 和脉管癌栓与非小细胞肺癌预后的相关性研究[J].中国肿瘤临床与康复,2009(1): 1 – 6.

第二节　脉管癌栓对早期非小细胞肺癌手术患者预后的影响

一、脉管癌栓对早期 NSCLC 患者预后的影响

关于血管侵犯和淋巴血管侵犯是否对早期 NSCLC 的预后存在不良影响，学术界的研究结论差异较大。尽管在 2009 年的第 7 版肺癌 TNM 分期中没有将脉管癌栓纳入 T 分期考虑因素，但是对这个问题的关注度没有因此而减弱。关于脉管癌栓对早期 NSCLC 预后的影响的研究仍在继续。

2010 年,日本学者 Yoshida 在 *Chest* 杂志上发表了基于第 7 版 TNM 肿瘤分期来评估 I B 期 NSCLC 患者的不良预后因素的报道,该团队收集了 1992 年 7 月至 2004 年 12 月共 1 204 例根据第 6 版 TNM 分期归类为 I 期 NSCLC 患者,在这些患者中有 434 例患者根据第 7 版 TNM 分期被重新归类为 I B 期。对这部分被重新分期的患者的预后因素分析结果显示:在 COX 多因素分析中,血管侵犯($HR=1.982$,$95\%CI$:$1.221\sim3.217$,$P=0.006$)和脏层胸膜侵犯($HR=1.691$,$95\%CI$:$1.090\sim2.623$,$P=0.019$)是不良预后的独立危险因子。而淋巴血管侵犯对总生存期和无复发生存期(relapse free survive, RFS)的影响均没有显著性意义。由于在第 7 版肺癌 TNM 分期中已经将脏层胸膜侵犯纳入 T 分期范畴。那么,对于同样是独立危险因素的血管侵犯是否应纳入 T 分期引起了胸外科学术界广泛的讨论。同年,日本的学者 Shoji 通过鉴定了 217 例 I A 期 NSCLC 切除患者的术后病理来评估脉管癌栓对预后的影响。COX 多因素分析结果显示,血管侵犯是 RFS 的独立危险因素($P=0.000\,6$),而淋巴血管侵犯对预后的影响没有统计学意义。血管侵犯阳性患者的 5 年复发相对风险是阴性患者的 4.599 倍($95\%CI$:$1.913\sim11.056$);在亚组分析中,不管是 T_{1a}(肿瘤直径$\leqslant2\,cm$)还是 T_{1b}(肿瘤直径$>2\,cm$),血管侵犯患者预后均更差($P<0.001$;$P=0.002$)。血管侵犯阴性的 T_{1a} 期和 T_{1b} 期患者的生存曲线相似($P=0.089\,2$)。血管侵犯阳性的 T_{1a} 期和 T_{1b} 期患者中远处复发率增高。因此,作者提出应考虑将血管侵犯纳入 TNM 分期当中,因为这部分患者可能从辅助化疗中受益。

2011 年,日本学者 Harada 在 *JTO* 杂志上发表了一项基于 610 名术后病理证实为 I 期的 NSCLC 患者的研究,COX 多因素分析显示淋巴血管侵犯是术后 5 年总生存率的独立危险因素($HR=0.514$,$95\%CI$:$0.364\sim0.726$,$P=0.000\,2$),血管侵犯则不是预后的独立危险因素($HR=1.001$,$95\%CI$:$0.664\sim1.509$,$P=0.997\,5$)。根据肿瘤大小进行的亚组分析显示,I A、I B 期中淋巴血管侵犯阳性的患者 5 年生存率均较差,I A 期和 I B 期之间的患者预后存在部分重叠效应。作者提出应将有淋巴血管侵犯患者的病理分期从 I A 期升至 I B 期,从 I B 期升至 II A 期,并调整术后的治疗方案,使部分患者接受辅助化疗。与此同时,来自意大利都灵大学胸外科的学者 Ruffini 研究了 $pT_1\sim T_2N_0$ 的 I ~ II 期 NSCLC 术后病理证实存在脉管癌栓的意义及其与肿瘤大小分类的关系并对 2009 年第 7 版肺癌 TNM 分期系统未将脉管癌栓纳入提出了质疑,在该研究中,共纳入了 746 名 $pT_1 \sim T_2N_0$ 期的 NSCLC 患者,其中 257 例患者在术后病理中观察到脉管癌栓(34%),脉管癌栓在腺癌中的发生率高于鳞状细胞癌($P = 0.002$)。该研究结果表明脉管癌栓的存在与患者 5 年总生存率的降低显著相关($P = 0.003$),尤其在肺腺癌中更加显著($P = 0.0002$)。在 COX 多因素回归分析中,脉管癌栓是总体生存不良的指标($P = 0.003$)。随后,作者根据第 7 版 TNM 分期 T 类别($T_{1a} \sim T_{2b}$ 期)进行了亚组分析,结果显示每个亚组中血管侵犯阳性患者的生存率明显低于血管侵犯阴性的患者;T_{1a} 和 T_{1b} 期脉管癌栓患者的生存率与 T_2 期患者相似。作者认为,脉管癌栓的存在应当被纳入 TNM 分期当中。

2011 年和 2012 年我国学者发表了 2 篇对血管侵犯和淋巴血管侵犯的荟萃分析研究结果。对血管侵犯的荟萃分析中共纳入了 2011 年前共计 52 项16 535 例 NSCLC 患者,结果显示血管侵犯是 NSCLC 患者术后预后不良的一个独立危险因素($HR = 1.90, 95\% CI: 1.65 \sim 2.19, P < 0.001$),尤其是在 I 期 NSCLC 患者中。COX 多因素回归分析表明,血管侵犯对于复发($HR = 6.93, 95\% CI: 4.23 \sim 11.37, P < 0.001$)和死亡($HR = 2.15, 95\% CI: 1.68 \sim 2.75, P < 0.001$)的风险仍具有高度显著性;对淋巴血管侵犯的荟萃分析共纳入了 1978—2012 年共计 53 项 18 442 例 NSCLC 患者,结果显示淋巴血管侵犯发生率为 32.1%(中位数:2.8% $\sim$ 70.9%)。经荟萃分析调整后,COX 多因素回归分析显示,淋巴血管侵犯同时为 RFS 的独立危险因素($HR = 1.73, 95\% CI: 1.24 \sim 2.41, P = 0.001$)和 OS 的独立危险因素($HR = 1.59, 95\% CI: 1.41 \sim 1.79, P < 0.001$)。亚组分析显示淋巴血管侵犯对 I 期 NSCLC 的预后影响更为显著。根据是否使用免疫组织化学的方法来鉴别淋巴血管侵犯的亚组分析结果显示,淋巴血管侵犯对腺癌的复发和死亡仍具有相似的显著风险。

2012 年,日本学者 Shimada 在 *JTO* 杂志上发表了一项基于 532 例 IA 期 NSCLC 患者的临床回顾性研究成果。病理分析结果证实有 116 例血管侵犯,122 例淋巴血管侵犯,COX 多因素回归分析结果表明,血管侵犯和淋巴血管侵犯均为是 RFS 的独立危险因素($HR = 1.712, 95\% CI: 1.088 \sim 2.694, P = 0.020; HR = 1.751, 95\% CI: 1.103 \sim 2.779, P = 0.017$)。同年,日本学者 Kato 在 *Lung Cancer* 杂志上发表了脉管癌栓对早期 NSCLC 预后影响的研究结果。本研究对 195 例 I 期 NSCLC 术后患者进行了病理分析,31.8% 的患者存在脉管癌栓。脉管癌栓阳性患者的 5 年 RFS 明显低于阴性患者

（50.6% *vs* 85.9%，$P<0.0001$）。亚组分析结果显示脉管癌栓阳性仅与腺癌患者的 RFS 相关（$P<0.0001$），而在非腺癌患者中脉管癌栓与预后无关（$P=0.7710$）。重要的是，通过多因素分析，血管侵犯与淋巴血管侵犯均被确定为复发的独立危险因素。因此，应考虑将脉管癌栓作为复发危险因素的组织病理学检测纳入分期标准，并作为确定 I 期 NSCLC 术后辅助治疗的附加信息，尤其是在腺癌患者中。

2013 年，日本学者 Minami 在 *Lung Cancer* 上发表了题为《肺腺癌和鳞状细胞癌血管侵犯对预后意义的差异》的文章。结果表明，在 336 例患者中，血管侵犯阳性和阴性患者的 5 年生存率分别为 38.4% 和 76.3%，差异具有统计学意义（$P<0.001$）。COX 多变量分析确定血管侵犯是一个独立的预后因素（$HR=1.86$，$95\%CI:1.08\sim3.22$，$P=0.026$）。在腺癌中血管侵犯阳性和阴性患者的 RFS 差异有统计学意义（$P<0.001$），但在鳞状细胞癌中差异无统计学意义（$P=0.086$）。在对腺癌的各亚型的亚组分析中，血管侵犯阳性和阴性患者生存曲线之间的差异对于以伏壁样为主（$P<0.0001$）、乳头状为主（$P=0.0026$）和腺泡为主（$P=0.0060$）的亚型是有意义的，而对于以实体瘤为主的亚型差异无统计学意义（$P=0.58$）。分析结果显示，淋巴血管侵犯对预后无显著性影响（$HR=1.42$，$95\%CI:0.80\sim2.54$，$P=0.23$）。

2014 年，日本学者 Neri 在杂志 *Annal of Surgery* 上发表了一项基 2 657 例病理为 $T_1\sim4N_0\sim2M_0$ 患者的回顾性分析，结果显示有脉管癌栓组和无脉管癌栓组的总 5 年总生存率分别为 57.2% *vs* 87.3%（$P<0.001$），5 年 RFS 分别为 52.6% *vs* 87.5%（$P<0.001$）。COX 多因素分析表明，脉管癌栓与脏层胸膜侵犯一样，同是 RFS 的独立危险因素（$HR=2.78$），特别是在未经辅助化疗的 1 601 例病理 I 期的患者中，这两者是预测复发最强的独立因子（HR 分别为 2.74 和 1.84）。作者提出，脉管癌栓应该与脏层胸膜侵犯一样应被考虑纳入 TNM 分期。同年，美国学者 Mollberg 在 *Annal of Thoracic Surgery* 上发表了一项基于脉管癌栓对早期 NSCLC 患者预后影响的荟萃分析，该分析共纳入了 20 项已发表的研究，涉及 8 032 例患者。结果显示未调整合并效应前，脉管癌栓的形成与较差的 RFS（$HR=3.63$，$95\%CI:1.62\sim8.14$）和总生存期（$HR=2.38$，$95\%CI:1.72\sim3.30$）显著相关。调整潜在的混杂因素也产生了类似的结果，脉管癌栓患者的 RFS（$HR=2.52$，$95\%CI:1.73\sim3.65$）和总生存期（$HR=1.81$，$95\%CI:1.53\sim2.14$）均明显更差。

2015 年,日本学者 Hamanaka1 在 *Diagnostic Pathology* 杂志上发表了血管侵犯对 I 期 NSCLC 预后的影响及其评估的标准化研究结果。在 467 例肿瘤直径≤3 cm 的 I 期 NSCLC 患者中,335 例根据是否有脏层胸膜侵犯而被归类为 I A 或 I B 期,同时记录了所涉及的脉管癌栓的数量。结果显示:≥2 条血管侵犯的患者与 0 或 1 条血管侵犯的患者的 RFS 存在统计学差异($P <$ 0.05)。同样,RFS 在无淋巴血管侵犯的患者和有 1 条淋巴血管侵犯患者之间存在显著差异。这是一项对于脉管癌栓标准化的研究结果,脉管癌栓形成的数量对预后可能也存在影响。

2016 年,英国学者 Patel 在 *Interactive Cardio Vascular and Thoracic Surgery* 上发表了一项关于早期 NSCLC 术后脉管癌栓对预后影响的荟萃分析,该分析根据结构化的协议编写,被认为是证据强度较好的一项分析。分析共纳入了 13 篇已经发表的文献,其中 12 篇代表了回答临床问题的最佳证据。评估中使用的结果参数包括 5 年总生存率、RFS 和转移复发的发生率。在对纳入的 16 000 多名患者数据进行荟萃分析的结果显示,血管侵犯与 RFS 显著缩短有关,COX 多因素分析的合并 *HR* 为 3.98($95\% CI$:2.24~7.06,$P <$ 0.000 1)。因此,在早期 NSCLC 中存在血管侵犯是一个危险的预后因素。

2017 年,日本学者 Shimada 在著名杂志 *Chest* 上发表了一项关于 NSCLC 的肿瘤大小与血管侵犯发生率及对预后影响的研究,结果显示在 1 884 例患者中,1 097 例(58.2%)患者存在血管侵犯。多因素分析显示,血管侵犯为总生存期(*HR*=1.666,$P <$0.001)和 RFS(*HR*=2.268,$P <$0.001)的独立预测因子。血管侵犯发生率随着肿瘤大小的不同而不同,根据肿瘤直径(≤2 cm、2~3 cm 和>3 cm)进行的亚组分析结果显示:每个亚组中,血管侵犯对生存结果的影响均具有统计学差异。这项研究表明,血管侵犯是预后不良的有力预测因子,并且在肿瘤直径≤5 cm 的患者中这种影响更为突出。作者最后提倡应将其纳入 TNM 分期系统。

二、展望

结合以上近 10 年来各高质量期刊对早期 NSCLC 脉管癌栓的研究报道结果来看,几乎其他的研究结果均表明血管侵犯是预后的独立危险因素。而关于淋巴血管侵犯对预后的影响仍然存在争议,部分原因可能应归咎于现阶段对淋巴血管侵犯的病理学诊断方法的不完善和各机构病理诊断水平的差异。

由于病理学上对血管侵犯和淋巴血管侵犯的鉴别存在一定的困难,有些学者提出是否可以不对两者进行区分,而在统一为脉管癌栓的基础上对预后进行分析。Kato 与 Minami 的研究结果均表明,脉管癌栓的形成在腺癌中的发生率更高,对腺癌预后产生的影响更显著。在对腺癌各亚型的亚组分析中,脉管癌栓在以伏壁样、乳头状和腺泡为主的亚型中是有意义的,而对于以实体瘤为主的亚型差异不显著。

结合近 10 年来的高水平文献表明,脉管癌栓对早期 NSCLC 患者预后的影响已趋于明确,血管侵犯和淋巴血管侵犯均对预后存在不同程度的不良作用。但由于病理学诊断上的困难与差异,其研究结果一直没能被纳入 TNM 的分期当中。但是对于将脉管癌栓纳入 TNM 分期的呼声也越来越高。

相信随着科学技术的不断发展和研究水平的不断提高,对脉管癌栓,无论是血管侵犯还是淋巴血管侵犯的病理诊断水平一定能不断提高,同时也期待脉管癌栓能被纳入下一版的肺癌 TNM 分期中,重新评估 I A 期具有脉管癌栓的患者是否需行术后辅助化疗,寻找可从辅助化疗中受益的群体,使治疗更具精准化,让研究成果更好地造福患者。

（王瑞，方文涛）

参考文献

[1] Hamanaka R, Yokose T, Sakuma Y, et al. Prognostic impact of vascular invasion and standardization of its evaluation in stage I non-small cell lung cancer[J]. Diagn Pathol, 2015, 10(1): 17.

[2] Harada M, Hato T, Horio H. Intratumoral lymphatic vessel involvement is an invasive indicator of completely resected pathologic stage I non-small cell lung cancer [J]. J Thorac Oncol, 2011, 6(1): 48 - 54.

[3] Kato T, Ishikawa K, Aragaki M, et al. Angiolymphatic invasion exerts a strong impact on surgical outcomes for stage I lung adenocarcinoma, but not non-adenocarcinoma[J]. Lung Cancer, 2012, 77(2): 394 - 400.

[4] Maeda R, Yoshida J, Ishii G, et al. Poor prognostic factors in patients with stage I B non-small cell lung cancer according to the seventh edition TNM classification [J]. Chest, 2011, 139(4): 855 - 861.

[5] Mollberg N M, Bennette C, Howell E, et al. Lymphovascular invasion as a prognostic indicator in stage I non-small cell lung cancer: a systematic review and meta-analysis[J]. Ann Thorac Surg, 2014, 97(3): 965 - 971.

［6］Neri S, Yoshida J, Ishii G, et al. Prognostic impact of microscopic vessel invasion and visceral pleural invasion in non-small cell lung cancer: a retrospective analysis of 2 657 patients［J］. Ann Surg, 2014, 260(2): 383-388.

［7］Patel A J, Daniel G, Naidu B, et al. The significance of microvascular invasion after complete resection of early-stage non-small-cell lung cancer［J］. J Card Surg, 2015, 22(1): 101-105.

［8］Ruffini E, Asioli S, Filosso P L, et al. Significance of the presence of microscopic vascular invasion after complete resection of stage Ⅰ—Ⅱ pT1-T2N0 non-small cell lung cancer and its relation with T-size categories: did the 2009 7th edition of the TNM staging system miss something［J］. J Thorac Oncol, 2011, 6(2): 319-326.

［9］Shimada Y, Saji H, Kato Y, et al. The frequency and prognostic impact of pathological microscopic vascular invasion according to tumor size in non-small cell lung cancer［J］. Chest, 2016, 149(3): 775-785.

［10］Shimada Y, Saji H, Yoshida K, et al. Pathological vascular invasion and tumor differentiation predict cancer recurrence in stage Ⅰ A non-small-cell lung cancer after complete surgical resection［J］. J Thorac Oncol, 2012, 7(8): 1263-1270.

［11］Shoji F, Haro A, Yoshida T, et al. Prognostic significance of intratumoral blood vessel invasion in pathologic stage Ⅰ A non-small cell lung cancer［J］. Ann Thorac Surg, 2010, 89(3): 864-869.

［12］Usui S, Minami Y, Shiozawa T, et al. Differences in the prognostic implications of vascular invasion between lung adenocarcinoma and squamous cell carcinoma［J］. Lung Cancer, 2013, 82(3): 407-412.

［13］Wang J, Chen J, Chen X, et al. Blood vessel invasion as a strong independent prognostic indicator in non-small cell lung cancer: a systematic review and meta-analysis［J］. PLoS One, 2011, 6(12): e28844.

［14］Wang J, Wang B, Zhao W, et al. Clinical significance and role of lymphatic vessel invasion as a major prognostic implication in non-small cell lung cancer: a meta-analysis［J］. PLoS One, 2012, 7(12): e52704.

第四章

泌尿系统肿瘤合并癌栓

第一节　肾癌合并癌栓

肾癌(kidney cancer)是一种常见的泌尿生殖系统恶性肿瘤,占所有恶性肿瘤的2%~3%。我国每年有将近6.6万例新发病例,同时约有2.3万例患者死于肾癌。侵犯血管是肾癌的特性之一,它容易侵犯肾静脉及下腔静脉从而形成静脉癌栓,甚至有部分癌栓延伸至心腔内。5%~10%的肾癌患者同时合并静脉癌栓,癌栓的发生与肿瘤的大小、分期及Fuhrman分级相关。甚至大约1%的患者下腔静脉癌栓(IVCTT)侵及右心房。

一、病因及病理类型

肾癌的发病原因并不十分明确,其发病与肥胖、吸烟、高血压、遗传等因素有关。此外,特殊的饮食习惯、职业暴露、肾结石、病毒性肝炎也可能是致病因素之一。目前认为避免吸烟和肥胖是预防肾癌的有效举措。

WHO将肾癌分为多种病理组织类型,最常见的肾癌病理类型依次为透明细胞癌、乳头状细胞癌和嫌色细胞癌。以往常用Fuhrman四级分级法对肾癌进行组织病理学分级,但目前逐渐被WHO国际泌尿病理学会(International Society of Urological Pathology, ISUP)的四级分级系统取代。

二、解剖学特点

肾脏是腹膜外器官,位于脊柱两侧,紧贴腹后壁,其主要机能是维持机体水、电解质平衡。肾脏长10~12 cm,宽5~7 cm,厚约3 cm;重量约140 g。由于肝脏的挤压,右肾比左肾低1~2 cm,且右肾稍短但较宽。肾脏内侧缘中央凹陷处称为肾门,两肾肾门相对,其中有肾脏血管、肾盂、淋巴管及神经等出入并组成肾蒂。肾蒂内由前到后依次是肾静脉、肾动脉及肾盂,自上而下分别是肾动脉、肾静脉及肾盂。肾脏的被膜共 3 层,由外向内分别是肾周筋膜、脂肪囊和纤维囊。肾实质分为肾皮质及肾髓质。肾脏的淋巴管分为浅组及深组,两组淋巴管相互吻合,在肾蒂汇合成较粗的淋巴管,最后汇入腰淋巴结。

三、转移途径

肾癌的主要转移途径包括直接转移、血行转移和淋巴转移等。肾癌可突破肾包膜直接侵犯肾脏周围组织器官,如肾周脂肪囊、同侧肾上腺,也可侵犯肾静脉和/或下腔静脉形成静脉癌栓。肿瘤细胞进入血液系统后可转移至全身,较常见的转移器官包括肺、肝、骨、脑,也有部分肾癌转移至甲状腺。淋巴转移也是肾癌一种重要的转移方式,其中最易受累的淋巴结为肾门淋巴结,也可转移至主动脉旁、髂血管旁、锁骨上等淋巴结。

四、分期

肾癌使用最广泛的分期系统为 TNM 分期系统,AJCC 于 2017 年做了最新的修订(见表 4-1 和表 4-2)。T 分期反映原发肿瘤的情况,N 分期反映区域淋巴结的情况,M 分期反映是否存在远处转移。

表 4-1　2017 年 AJCC 肾癌 TNM 分期

分　期		评 估 标 准
原发肿瘤(T)		
Tx		原发肿瘤无法评估
T_0		无原发肿瘤的证据
T_1		肿瘤局限于肾脏,最大径≤7 cm
	T_{1a}	肿瘤最大径≤4 cm
	T_{1b}	4 cm<肿瘤最大径≤ 7 cm
T_2		肿瘤局限于肾脏,最大径 >7 cm
	T_{2a}	7 cm<肿瘤最大径≤10 cm
	T_{2b}	肿瘤局限于肾脏,最大径>10 cm

（续表）

分 期	评 估 标 准
T_3	肿瘤侵及肾静脉或除同侧肾上腺外的肾周围组织,但未超过肾周筋膜
T_{3a}	肿瘤侵及肾静脉或侵及肾静脉分支的肾段静脉(含肌层的静脉)或侵犯肾周围脂肪和/或肾窦脂肪(肾盂旁脂肪),但是未超过肾周筋膜
T_{3b}	肿瘤侵及横膈下的下腔静脉
T_{3c}	肿瘤侵及横膈膜上的下腔静脉或侵及下腔静脉壁
T_4	肿瘤侵透肾周筋膜,包括侵及邻近肿瘤的同侧肾上腺
区域淋巴结（N）	
Nx	区域淋巴结无法评估
N_0	没有区域淋巴结转移
N_1	有区域淋巴结转移
远处转移（M）	
M_0	无远处转移
M_1	有远处转移

表4-2 TNM分期组合

分 期	肿瘤情况		
Ⅰ	T_1	N_0	M_0
Ⅱ	T_2	N_0	M_0
Ⅲ	T_3	N_0	M_0
	T_1、T_2、T_3	N_1	M_0
Ⅳ	T_4	任何N分期	M_0
	任何T分期	任何N分期	M_1

五、临床表现

临床出现肉眼血尿、腰痛及腹部包块称为"肾癌三联征",当出现这些症状时诊断多数为晚期。然而随着影像学检查技术的不断普及，以及大众体检意识的不断强化，越来越多的肾癌被早期诊断，诊断时多数患者无明显临床症状。但是多数合并癌栓的肾癌患者会出现相关临床症状，包括血尿、腹痛、腰痛等，也有一些患者表现为副肿瘤综合征，如发热、高血压、贫血、恶病质等。还有一些症状取决于癌栓的水平及下腔静脉梗阻的程度，如下腔静脉梗阻引起的下肢水肿、腹壁浅静脉曲张、精索静脉曲张和难愈性静脉性溃疡等。当癌栓达到肝静脉以上时，可能出现上腹痛、黄疸、腹水等。此外，也可能因肺栓塞而出现呼吸困难、咯血、胸痛等症状。体格检查时多数患者无明显阳性体征，部分患者可见贫血貌、腹部触及肿块、下肢水肿等体征。然而，因为这些症状及体征缺少特异性，在肾癌合并静脉癌栓的诊断以及癌栓分级中还需要进行影像学检查。

六、诊断

1. 辅助检查

由于肾癌合并静脉癌栓时肿瘤相对晚期，且常伴有副肿瘤综合征，所以实验室检查中血常规、红细胞沉降率、肝肾功能、电解质水平等检查都是必要的。

高质量的影像学检查手段对于肾癌合并静脉癌栓的诊断及治疗至关重要。常用的影像学检查手段包括超声、CT 和 MRI 等。

（1）超声检查：是一种价格相对便宜的无创检查手段，它对肾癌及静脉癌栓的诊断有重要作用，可以帮助明确癌栓的位置和性质。肾癌在超声检查中表现为低回声实性占位。当肾癌合并癌栓时，因静脉回流受阻及凝血系统被激活等原因会出现癌栓及血栓同时形成的情况。超声检查有利于两者的鉴别，若彩超提示团块内有血流信号的为癌栓，反之则考虑为血栓。部分癌栓为乏血供癌栓或者内部血流速度缓慢，超声鉴别困难，此时进一步行超声造影可以很好地反映团块内血管情况以帮助鉴别栓子的性质。超声心动图可以帮助判断是否有心房癌栓，对于手术风险的评估及手术方案的制订具有重要作用。经食管超声检查对心房内癌栓的诊断具有更高的准确率，同时它还有助于癌栓手术围手术期的循环监测。此外，术中超声的应用弥补了经腹超声无法显示过多细节的缺陷，它可以让外科医生在术中更直观地了解癌栓的情况，包括癌栓的位置、切除后是否有残留等。

（2）CT：是肾癌患者的首选检查之一，包括腹部 CT，必要时行胸部 CT，有利于肾癌的分期及癌栓的分级。对于考虑肾癌的患者,推荐行腹部 CT 平扫加联合其他检查,若检查发现肾静脉或下腔静脉内有充盈缺损、肾静脉或下腔静脉管径增大,则考虑肾癌合并静脉癌栓(见图 4-1)。但有时因腹膜后肿大的淋巴结压迫导致的静脉变形、管径增大难以与癌栓引起的鉴别,有时也因静脉湍流现象而造成的与下腔静脉栓子相似的 CT 表现,此时 CT 检查不能完全排除癌栓,需与超声检查、MRI 检查等相结合进行鉴别。总体上,CT 检查可以较准确地显示癌栓的大小、水平和长度等,有助于术前详细评估癌栓的情况。通常 CT 对癌栓的诊断率高于超声检查,但对癌栓性质的鉴别率低于超声检查。有报道指出,CT 检查 IVCTT 的检出率达 91%。

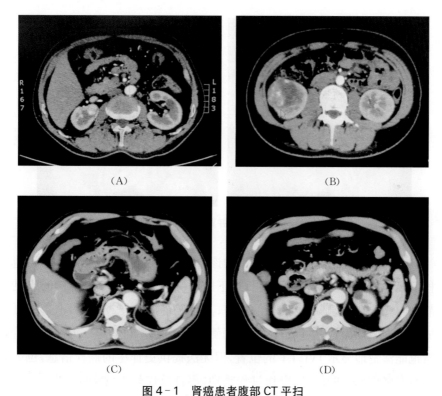

(A) (B)

(C) (D)

图 4-1 肾癌患者腹部 CT 平扫

注:A、B,箭头所指为肾癌;C、D,箭头所指见下腔静脉内充盈缺损为 IVCTT。

(3) MRI:目前被认为是诊断肾癌合并静脉癌栓的"金标准"。MRI 具有无创、无辐射、无须对比剂等优势,可以做到多参数、多层面成像(横断面、冠状面、矢状面等),可清楚地显示肿瘤血管分布,癌栓的大小、长度和到达水平,以及癌栓是否侵犯静脉壁等,为临床决策提供准确依据。MRI 检查时,血管在 T_1 和 T_2 时相都表现为无信号影像,这是血液流空效应造成的。基于此,MRI 可在无须使用对比剂的情况分辨血管内是否有癌栓。若在 MRI 检查中观察到静脉内出现与肾肿瘤相似的 T_1 等信号和 T_2 长信号影,则考虑为肾肿瘤合并静脉内癌栓(见图 4-2),但须鉴别因血液流动加强引起的血管内高信号影。在诊断癌栓是否侵犯静脉壁方面 MRI 具有明显优势。有研究指出,MRI 诊断癌栓是否侵犯下腔静脉血管壁的敏感度、特异度及准确率可达 100%、89% 和 92%。此外,在鉴别是否因淋巴结肿大引起的静脉变形、管径增大方面,MRI 也优于 CT。但总体上,MRI 及 CT 应用于静脉癌栓分期的准确率相近。

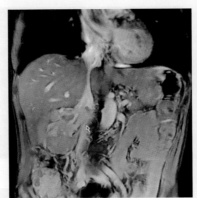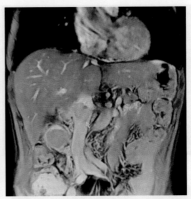

图 4-2 肾癌合并肾静脉及 IVCTT

下腔静脉造影也能用于 IVCTT 的诊断。当下腔静脉内有癌栓时,可造成癌栓下段静脉回流受阻、管径增粗;当下腔静脉梗阻不完全时,造影时可见下腔静脉内充盈缺损,显示出癌栓的形态;当下腔静脉完全梗阻时,造影剂可从形成的侧支循环血管通过,显示出周围侧支循环血管的情况。下腔静脉造影虽然也能清楚地显示 IVCTT 的位置,但无法提供更详尽的癌栓信息,也无法显示原发肿瘤病灶的信息,操作过程繁琐,不良反应较多,操作过程可能导致癌栓脱落引起肺栓塞等严重并发症,故一般不作为常规检查。但因下腔静脉造影可以帮助明确下腔静脉侧支循环的情况,利于手术方案的制订,明确是否需要在术中阻断主要的侧支循环血管,这一独特的优势可作为 CT 或 MRI 等检查的补充。

(4) PET/CT:被越来越多地应用于恶性肿瘤的诊断。[18]F-脱氧葡萄糖

(^{18}F-fluorodeoxyglucose，^{18}F－FDG)是一种葡萄糖类似物,肿瘤细胞会大量摄取不能分解代谢的^{18}F－FDG,通过 PET/CT 探测出^{18}F－FDG 摄取增加的部位,从而应用于肿瘤的诊断。有报道指出,PET/CT 诊断肾癌合并静脉癌栓的敏感度为 77%～94%。PET/CT 也能清楚显示癌栓的大小、长度和到达水平等,帮助癌栓的分级。此外,PET/CT 在诊断肿瘤是否有远处转移上明显优于 CT 等检查,可为临床医生制订最优的治疗方案提供证据。目前因 PET/CT 检查价格高昂,并未作为常规检查。

2. 癌栓分级

静脉癌栓有多种分类方法,包括 Mayo 分级法、"301"分级法、Neves 分级法和 Novick 分级法等。

目前使用最广泛的是美国梅奥医学中心提出的 Mayo 分级法,根据癌栓顶端到达的位置总共分为 5 级:0 级,癌栓局限在肾静脉内;Ⅰ级,癌栓侵入下腔静脉,癌栓顶端距肾静脉开口≤2 cm;Ⅱ级,癌栓顶端距肾静脉开口＞2 cm,但未达到肝静脉水平;Ⅲ级,癌栓顶端达到或超过肝静脉水平,未达到膈肌水平;Ⅳ级,癌栓顶端超过膈肌水平。Mayo 分级法对手术方案的制订发挥了重要作用。

然而,随着腹腔镜技术以及机器人辅助腹腔镜手术的发展,这些微创技术被越来越多地应用于肾癌合并静脉癌栓的手术,有学者认为 Mayo 分级法在微创手术策略的制订上存在一定局限性。中国人民解放军总医院总结他们的经验,依据术前影像学可辨认的解剖标志,并按照每一类癌栓对应一类手术策略的原则,提出了肾癌伴静脉癌栓"301 分级系统"。右肾静脉癌栓为 0 级,左肾静脉癌栓根据是否超过肠系膜上动脉分为 0a 及 0b 级。IVCTT 分为 4 级:第一肝门以下的 IVCTT 为Ⅰ级,第一肝门以上至第二肝门Ⅱ级,第二肝门至膈肌水平为Ⅲ级,膈肌以上为Ⅳ级。

Neves 分级法提出的时间较早,是基于肾静脉、肝下静脉、膈肌等解剖标志制定的。随后提出的 Novick 分级法也与之大同小异。所有分级方法的提出均是为了术前能更好地制订手术方案。

七、治疗

1. 总体治疗原则

外科手术是肾癌的首选治疗方法,对局限性或局部进展性(早期或中期)

肾癌患者采用以外科手术切除病灶为主的治疗方式,对中期肾癌患者通常采用根治性肾切除术,这些手术可以采用腹腔镜手术或传统的开放性手术进行;对转移性肾癌(晚期)应采用以内科为主的综合治疗方式。

肾癌合并癌栓病变较单纯肾癌病变更严重,手术治疗过程复杂,面临风险也显著增加,是泌尿外科手术难题之一。肾癌合并静脉癌栓的治疗首先需准确分级,依据不同分级水平确定不同的手术方案。总体治疗原则是在保证患者生命安全的前提下,尽最大可能通过手术彻底切除肿瘤及癌栓,从而有效改善患者的预后。

2. 手术适应证

对肾癌合并癌栓患者,在确保无其他手术禁忌证外,如果没有明确的远处癌细胞转移,在采取肾癌根治治疗的同时行 IVCTT 取出术,可以获得良好的预后效果。

3. 手术方法

肾癌合并癌栓的手术难度较大,早期多采用开放手术为主,随着腔镜技术的发展,≤Ⅱ级癌栓的治疗越来越多采用腔镜手术;但对于Ⅲ、Ⅳ级 IVCTT,特别是癌栓位置较高的患者,仍以开放手术为主,并常常需要多学科协作完成。

开放手术作为传统的手术方式,其常用切口一般包括:①第 12 肋缘下切口(腰部斜切口),此切口简单、常用,不进入腹腔,更适用于癌栓级别较低者;②腹部肋缘下切口或腹正中直切口,此为经腹切口,经腹空间大,肾蒂暴露较好,适用于各类癌栓级别;③腹部"人"字形切口,对于癌栓位于膈上但未达心房者,可采用不开胸取膈上癌栓技术。对于复杂Ⅳ级癌栓,需延长切口或胸腹联合切口,建立体外循环。

腹腔镜 IVCTT 取出术对术者的专业技能要求更高。常用的入路分为经腰、经腹和腰腹联合入路,皮肤切口的选择主要依据病变的性质、肿瘤大小、部位及术者经验等多种因素来决定。①后腹腔镜入路的建立:要求患者在 90°侧卧位状态下背侧靠床,于腋后线第 12 肋缘下(即肋脊角)纵行切开皮肤 2 cm 左右,中弯血管钳依次钝性突破肌层及腰背筋膜,并与深层适度扩张,后以示指置入切口深层对腹膜外脂肪进行钝性分离,注意勿损伤腹膜。随后将自制气囊置入并充气,600~800 ml 为宜,充分扩张腹膜后腔隙后排气拔除。在示指指引下,分别于腋中线髂嵴上约 2 cm 处、腋前线肋缘下分别置入 10 mm、

12 mm 套管,分别作为镜头孔和操作孔;腋后线切口置入 12 mm 套管,缝合以防止漏气,作为另一操作孔。也可先置入窥镜,直视下置入另 2 个套管。②腹腔入路的建立:要求患者在侧卧位状态下腹部尽量贴近床沿,对体位的要求较后腹腔入路稍低,一般选脐外上 2 cm 处作为镜头孔,常在切开约 12 mm 皮肤切口后置入气腹针入腹腔内,充入适量二氧化碳(气腹压一般 14 mmHg)后置入 12 mm 套管,后放置镜头,于直视下分别于腋中线肋缘下、髂前上棘内上 3 cm 处分别置入 12 mm 套管,作为操作孔。具体位置可依据患者的体型、病变部位及术者经验做适当调整。③腰腹联合入路:一般是采用后腹腔入路,而在建立后腹腔空间时将腹膜彻底打开,完全显露腹内空间。套管入路以后腹腔入路为主,具体可依据手术情况变化而定。

机器人手术系统在泌尿外科手术中已得到广泛应用,也越来越受到人们的重视和认可,其精准定位及辅助操作使得患者和术者双方受益。与普通腔镜手术相比,机器人辅助腔镜手术的体位基本同腔镜手术体位,有时可根据具体操作进行微调。①经腹入路套管布局:镜头臂通道一般定位于脐外上 2 cm;机械臂通道 1 定位于锁骨中线肋缘下,距离镜头套管 8～10 cm;通道 2 定位于髂嵴内上,同样距离镜头套管 8～10 cm;机械臂通道 1、通道 2 及镜头套管形成以镜头孔为顶点的等腰三角形,顶角约 120°,不可过小,避免术中机械臂打架。此外,根据需要也可在髂嵴水平腹直肌旁做机械臂 3 号通道。辅助孔通道一般 2 个,头侧定位于剑突下,与镜头孔、头侧机械臂孔呈一定距离(6～8 cm)和角度(120°左右);尾侧定位脐下,与镜头孔、尾侧机械臂孔呈一定距离(6～8 cm)和角度(120°左右)。②经后腹腔入路套管布局:镜头臂通道一般定位于腋中线髂嵴上 3 cm 左右,背侧机械臂通道定于腋后线肋缘下,腹侧机械臂通道定位于锁骨中线肋缘下,均距离镜头通道 8 cm 左右,机械臂两个通道与镜头套管形成以镜头孔为顶点的等腰三角形,顶角约 120°;必要时腹侧机械臂通道可稍向腹外侧移,于其内下方约 6 cm 处做 3 号机械臂通道。辅助孔通道一般 1 个,定为于髂嵴内上 3 cm 处。

(1) 肾癌伴≤Ⅰ级 IVCTT:可选择开放手术或腹腔镜手术,病变位置(左肾静脉癌栓或右肾静脉癌栓)对手术术式影响不大。

手术要点:可经腹或经后腹腔入路,先游离结扎肾动脉,然后在脂肪囊外将肾完全游离。充分游离下腔静脉,明确癌栓在腔静脉内的位置,用腹腔镜下的心耳钳或开放手术的心耳钳部分阻断下腔静脉。剪刀于肾静脉、下腔静脉交界处剪开,完整取出癌栓。肝素生理盐水冲洗下腔静脉管腔后,用3-0血管线连续缝合腔静脉创面(见图4-3)。有学者认为左肾静脉因其上有肠系膜上动脉,后有腹主动脉,松开心耳钳后如有出血则较难止血,故建议缝合两层。

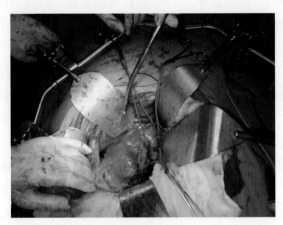

图4-3 肾癌伴≤Ⅰ级 IVCTT 手术

(2) 肾癌伴≤Ⅲ级 IVCTT:可选择开放手术或腹腔镜手术,左、右肾静脉伴 IVCTT 的手术方法稍有差异。

手术要点:①对于右侧癌栓,常规游离结扎右肾动脉,后充分游离右肾静脉、下腔静脉、左肾静脉及术区下腔静脉上的其他分支;特别是下腔静脉的游离,要做到游离充分,超过癌栓的远、近端,保证阻断的充分性和癌栓的完整性。确定所有术区腰静脉和下腔静脉上的分支被切断后,依次阻断下腔静脉远端、左肾静脉、下腔静脉近端,剪刀纵行打开阻断下腔静脉段,完整取出癌栓,肝素生理盐水冲洗下腔静脉管腔后,用3-0血管线连续缝合腔静脉创面。②对于左侧癌栓,由于解剖关系的影响,无法保证同一体位下完成肾动脉阻断和腔静脉游离。因此,更需要术前仔细研究影像学,明确癌栓突入腔静脉的距离及其游离程度。对于突入腔静脉较少或不明显的左侧癌栓,可于术前先行左肾动脉栓塞,后于右侧卧位下行左肾癌根治＋IVCTT 取出术,具体方法同Ⅰ级癌栓手术方式。对于突入下腔静脉明显者,需术前行左肾动脉栓塞或术中行右侧卧位下左肾动脉游离结扎;后于左侧卧位下行右肾静脉癌栓取出术,同样需要充分游离左肾静脉、下腔静脉、右肾静脉及术区下腔静脉上的其他分支;后依次阻断下腔静脉远端、左肾静脉、下腔静脉近端,剪刀纵向打开阻断下腔静脉段,完整取出癌栓,肝素生理盐水冲洗下腔静脉管腔后,用 3 - 0 血管线连续缝合腔静脉创面。最后,改换右侧卧位行左肾肿瘤根治术,将右肾及切除的癌栓完整取出(见图 4 - 4)。

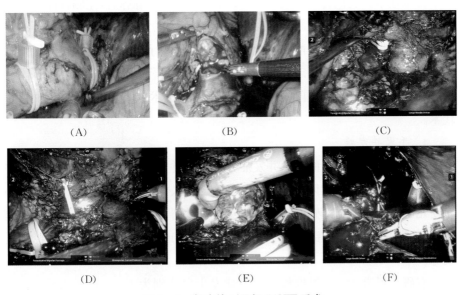

(A)   (B)   (C)

(D)   (E)   (F)

图 4 - 4　肾癌伴≤Ⅲ级 IVCTT 手术

A. 阻断肾静脉和下腔静脉(腹腔镜);B. 完整取出癌栓(腹腔镜);C. 离断动脉(机器人);D. 游离阻断肾静脉和下腔静脉(机器人);E. 打开静脉,取出癌栓(机器人);F. 缝合静脉创面(机器人)。

(3)肾癌伴Ⅲ、Ⅳ级 IVCTT:首选开放根治性肾癌切除＋IVCTT 取出术。

手术要点:结扎切断肾动脉和输尿管,在肾周筋膜外游离后仅肾静脉与之相连;游离癌栓远近端的下腔静脉,结扎切断双侧腰静脉,游离对侧肾静脉。必要时结扎切断肝尾叶进入腔静脉的第三肝门小血管,将肝尾叶上翻,暴露其后的腔静脉,利于行腔静脉阻断。依次阻断腔静脉远、近端及肾静脉,切开腔静脉完整取出癌栓,缝合腔静脉创面。对于复杂的Ⅳ级癌栓,需联合开胸手术,建立体外循环,先后阻断癌栓下方下腔静脉、健侧肾动静脉、第一肝门,在肾静脉汇入处切开腔静脉前壁,插入气囊尿管,越过癌栓上端,将癌栓完整取出,取出心房和下腔静脉内癌栓后,肝素水冲洗下腔静脉,之后从心房向下、下腔静脉开口向上,用示指检查,确定无残余癌栓后,连续缝合心房和下腔静脉。依次松开肝门阻断带、左肾或右肾动静脉、下腔静脉远端阻断带,之后逐渐停止体外循环。

（4）节段性下腔静脉切除重建：当癌栓侵入下腔静脉壁或移除癌栓过程中损伤下腔静脉壁时，需行节段性下腔静脉切除。当切除范围超过 50% 时即可能发生腔静脉狭窄，应进行下腔静脉重建。完全切除时能够行两端缝合者，可不行重建术。右侧肾癌形成 IVCTT 完全堵塞下腔静脉后，左侧肾静脉可通过性腺静脉、肾上腺静脉、腰静脉和奇、半奇静脉建立侧支循环，侧支循环的建立使得完全切断缝合左肾静脉安全可行，此时无须行重建术，但术中应保护好上述静脉。而右肾静脉缺乏交通支，因此左侧肾癌侵犯下腔静脉壁而节段性切除腔静脉后，右肾需做自体肾移植或静脉分流术或下腔静脉人工血管替代术。

4. 手术并发症

肾癌合并癌栓患者的手术并发症分为早期并发症和晚期并发症。早期并发症包含围手术期死亡风险、术中和术后大出血、深静脉血栓形成、肺栓塞、心肌梗死、感染（包括肺部感染、伤口感染等）、急性肾损伤、二次手术、气胸、乳糜瘘等；晚期并发症包括蛋白尿、慢性肾功能不全或衰竭、切口疝、肾癌转移复发等。

有研究报道，0～Ⅳ级癌栓总并发症发生率分别为 12%、18%、20%、26% 和 47%。另一项研究显示，早期并发症发生率与癌栓水平有强正相关性，0～Ⅳ级癌栓发生率分别为 8.6%、15.2%、14.1%、17.9% 和 30.0%，最常见的并发症为围手术期死亡、大出血、深静脉血栓形成、再次手术等；晚期并发症主要为血尿与慢性肾功能不全，其发生率与癌栓水平无相关性。

八、预后

肾癌的预后与许多因素相关，如肿瘤分级、血小板计数等。其中肿瘤分级可作为独立的预后因素，研究发现 T_{1a}、T_{1b}、T_{2a}、T_{2b}、T_{3a}、T_{3b}、T_{3c} 和 T_4 期肾癌患者治疗后 10 年生存率分别可达到 96%、80%、66%、55%、36%、26%、25% 和 12%。肾癌伴癌栓实施肾癌根治性切除术联合 IVCTT 取出术能有效改善患者的预后。文献报道，肾癌合并静脉癌栓患者的 5 年肿瘤特异性生存率为 50%～80%。多因素分析显示，对于肾癌伴癌栓患者，淋巴结转移、远处转移、肾周脂肪囊浸润、Fuhrman 组织学分级、非透明细胞组织学、侵袭性表型、血管边缘阳性、肉瘤样特征、血清碱性磷酸酶水平升高、乳酸脱氢酶水平高于正常上限都是独立危险因素，下腔静脉壁的肿瘤侵袭也是疾病复发的额外风险，并且预后较差。肿瘤转移是影响患者预后的最主要因素，一项针对 166 例肾癌伴癌栓患者的研究表明，没有淋巴结转移或远处转移的患者 5 年癌症特异性存活率和总生存率分别为 49.0% 和 42.2%，而有淋巴结转移或远处转移患者的 5 年癌症特异存活率和总生存率均为 7.9%。此外，对于单纯 IVCTT 水平是否是独立的预后因素尚有不同的观点，有一些报道认为单纯 IVCTT 水平与肾癌患者预后无关，也有研究认为只有肾静脉癌栓与 IVCTT 之间有预后意义，下腔静脉各级别癌栓间无预后意义。

（林健海，张宗勤，肖成武）

参考文献

[1] Blute M L, Leibovich B C, Lohse C M, et al. The Mayo Clinic experience with surgical management, complications and outcome for patients with renal cell carcinoma and venous tumour thrombus[J]. BJU Int, 2004, 94(1): 33 – 41.

[2] Faust W, Ruthazer R, Topjian L, et al. Minimal access versus median sternotomy for cardiopulmonary bypass in the management of renal cell carcinoma with vena caval and atrial involvement[J]. J Urol, 2013, 189(4) (Suppl.): e255.

[3] Ferlay J, Colombet M, Soerjomataram I, et al. Cancer incidence and mortality patterns in Europe: Estimates for 40 countries and 25 major cancers in 2018[J]. Eur J Cancer, 2018, 103: 356 – 387.

[4] Giannarini G, Petralia G, Thoeny H C, et al. Potential and limitations of diffusion-weighted magnetic resonance imaging in kidney, prostate, and bladder cancer including pelvic lymph node staging: a critical analysis of the literature[J]. Eur Urol, 2012. 61(2): 326 – 340.

[5] Haferkamp A, Bastian P J, Jakobi H, et al. Renal cell carcinoma with tumor thrombus extension into the vena cava: prospective long-term followup[J]. J Urol, 2007, 177(5): 1703 – 1708.

[6] Hatcher P A, Anderson E E, Paulson D F, et al. Surgical management and prognosis of renal cell carcinoma invading the vena cava[J]. J Urol, 1991, 145(1): 20 – 23.

[7] Huang W C, Levey A S, Serio A M, et al. Chronic kidney disease after nephrectomy in patients with renal cortical tumours: a retrospective cohort study [J]. Lancet Oncol, 2006, 7(9): 735 – 740.

[8] Jayson M, Sanders H. Increased incidence of serendipitously discovered renal cell carcinoma[J]. Urology, 1998, 51(2): 203 – 205.

[9] Kaplan S, Ekici S, Dogan R, et al. Surgical management of renal cell carcinoma with inferior vena cava tumor thrombus[J]. Am J Surg, 2002, 183(3): 292 – 299.

[10] Magera, J S, Leibovich B C, Lohse C M, et al. Association of abnormal preoperative laboratory values with survival after radical nephrectomy for clinically confined clear cell renal cell carcinoma[J]. Urology, 2008, 71(2): 278-282.

[11] Moch H, Cubilla A L, Humphrey P A, et al. The 2016 WHO classification of tumours of the urinary system and aale genital organs-part A: renal, penile, and testicular tumours[J]. Eur Urol, 2016, 70(1): 93-105.

[12] Moinzadeh A, Libertino J A. Prognostic significance of tumor thrombus level in patients with renal cell carcinoma and venous tumor thrombus extension. Is all T3b the same[J]. J Urol, 2004. 171(2): 598-601.

[13] Padala S A, Barsouk A, Thandra K C, et al. Epidemiology of renal cell carcinoma [J]. World J Oncol, 2020, 11(3): 79-87.

[14] Wang B J, Li H Z, Ma X, et al. Robot-assisted laparoscopic inferior vena cava Thrombectomy: different sides require different techniques[J]. Euro Urol, 2016, 69 (6):1112-1119.

[15] Wotkowicz C, Libertino J A, Sorcini A, et al. Management of renal cell carcinoma with vena cava and atrial thrombus: minimal access vs median sternotomy with circulatory arrest[J]. BJU Int, 2006, 98(2): 289-297.

第二节　肾盂癌合并癌栓

尿路上皮肿瘤可分为下尿路(膀胱和尿道)和上尿路(肾盂、输尿管腔)肿瘤。膀胱肿瘤的发病率占尿路上皮癌的90%～95%,是泌尿系统最常见的恶性肿瘤。而上尿路上皮肿瘤(upper tract urothelial carcinoma,UTUC)并不常见,仅占尿路上皮癌的5%～10%。肾盂癌多数情况下不单独进行报道,且文献报道的发病率有较大差异。在巴尔干地区,尿路上皮癌的发病率最高,约占肾脏恶性肿瘤的40%。17%的上尿路上皮癌病例同时存在膀胱癌。上尿路上皮癌在70～90岁的人群中发病率最高,在男性中更为常见。由于肾盂癌起源于肾盂的恶性肿瘤,而肾盂又由多种细胞组成,所以肾盂癌常见的病理类型中90%为尿路上皮癌,8%是鳞状细胞癌,其余则是腺癌。UTUC的分类和形态与膀胱癌相似,分非侵袭性乳头状肿瘤(恶性潜能低的乳头状尿路上皮肿瘤、低级别乳头状尿路上皮肿瘤、高级别乳头状尿路上皮肿瘤)、扁平型病变(原位癌)和浸润性癌。

上尿路肿瘤目前公认的病因和危险因素主要是:巴尔干肾病,吸烟,饮用咖啡,镇痛药物,从事化学、煤炭、塑料等职业,慢性炎症、反复感染及化疗药物使用,遗传。许多环境因素促成了 UTUC 的发展,烟草和职业暴露仍然是主要的外部风险因素。有文献报道,鳞状细胞癌占肾盂癌的 $0.7\%\sim7.0\%$,肾结石是其重要的危险因素之一。

一、分期

UTUC TNM 分期参见表 4-3。

表 4-3 上尿路上皮肿瘤 TNM 分期(UICC,2009)

分　期	标　准
原发肿瘤(T)	
T_X	原发肿瘤无法评估
T_0	未发现原发肿瘤
T_a	非浸润性乳头状癌
T_{is}	原位癌
T_1	肿瘤侵犯上皮下结缔组织
T_2	肿瘤侵犯肌层
T_3	(肾盂)肿瘤侵犯超过肌层进入盆周脂肪或肾实质,(输尿管)肿瘤侵犯超越肌层进入输尿管周围脂肪
T_4	肿瘤侵犯邻近器官或通过肾脏进入肾周脂肪
区域淋巴结(N)	
N_x	区域淋巴结转移无法评估
N_0	无区域淋巴结转移
N_1	单个转移淋巴结最大径≤2 cm
N_2	单个转移淋巴结最大径 2~5 cm,或多个转移淋巴结,最大径≤5 cm
N_3	转移淋巴结最大径>5 cm
远处转移(M)	
M_0	无远处转移
M_1	有远处转移

直到 2004 年，最常用的分类仍是 1973 年 WHO 的分类，该分类只区分 3 个等级（G1、G2 和 G3）。近年来，分子生物学数据进一步区分了不同的肿瘤组，并发展出一种新的分类系统，更好地反映了这些肿瘤的潜在生长。因此，2004 年 WHO 的分类考虑了根据组织学来区分 3 组非侵袭性肿瘤：低恶性潜能的乳头状尿路上皮肿瘤、低级别癌和高级别癌。上尿路几乎没有低恶性潜能的肿瘤。

二、癌栓分型

肾盂癌合并静脉癌栓没有针对性的分型，所以多采用肾癌合并静脉癌栓分型，应用最广泛的就是 Mayo 分类，2009 年版中国泌尿指南中亦推荐 Mayo 5 级分类法。0 级：癌栓局限于肾静脉内；Ⅰ级：癌栓已延伸入下腔静脉内但栓顶距肾静脉开口≤2 cm；Ⅱ级：癌栓已扩展至肝静脉以下水平的腔静脉内，距肾静脉开口＞2 cm；Ⅲ级：癌栓已达肝内（肝后）下腔静脉水平，但在膈肌以下；Ⅳ级：癌栓扩展达膈肌以上下腔静脉内。张涛等综述中提到 CIANCIO 又将 Mayo 分型中的 3 型（3 级）分为 4 个亚型。Ⅲa 型：肝后段肝静脉以下；Ⅲb 型：指癌栓达肝静脉水平亦称肝静脉型，此型癌栓有可能伸延至肝静脉内引起布-加综合征；Ⅲc 型：称肝上膈下型；ⅢD 型：又称膈上型，但癌栓尚未进入心房内。

三、转移途径

肾盂癌有几种转移扩散的方式，可直接浸润转移、血行转移或淋巴转移，同时还有种植及移行细胞肿瘤常见的沿上皮蔓延扩散，越是低分化的肿瘤转移的风险越高。

1. 浸润转移

由于肾盂和输尿管的肌层相对较薄，所以肾盂癌透过肌层，直接浸润侵犯肾实质及肾周脂肪组织的时间可以更早。

2. 淋巴转移

淋巴转移的区域为肺门、腹主动脉旁和腔静脉旁淋巴结，目前有争议的是施行手术时是否常规行淋巴结清扫以及清扫范围。

3. 血行转移

肾盂癌常见的血行转移部位为肺、肝、骨，肾盂癌也可直接侵入腔静脉和肾静脉，但非常罕见。血栓被认为是由于静脉和肾盂内的压力而进入静脉的。

4. 上皮扩散

由于泌尿系上皮(肾、输尿管、膀胱)具有同源性的特点,因此有学者提出单克隆理论,认为泌尿系多发上皮肿瘤是单一来源的细胞种植所致。

四、临床表现

肾盂癌患者早期可无症状,随着病情进展可出现血尿等症状,临床症状可分为上尿路局部肿瘤表现出的症状和肿瘤进展所表现的症状。

1. 局部症状

血尿是肾盂癌患者的首发和主要症状,表现为无痛性全程肉眼血尿,同时可夹杂条索状血块,而无肉眼血尿的患者在实验室检查中常出现镜下血尿。在文献中,腰痛(20%～40%)、肉眼血尿(70%～80%)以及腰部肿块(10%～20%)是最常见的症状。患者腰痛的原因可以是肿瘤导致,也可能是血块阻塞输尿管引起的痉挛性肾绞痛,这在上尿路肿瘤中也很常见,发生率为10%～40%。

2. 进展期表现

随着病情进展,如患者未能得到及时治疗,则会逐渐出现体重减轻和下肢水肿,贫血和肾功能损害也较常见。此外,厌食、发热、疲劳、腹部明显肿块和下肢水肿也是常见的症状,但食欲不振、嗜睡、咳嗽等症状较少见。

五、辅助检查

术前明确肾透明细胞癌侵入肾盂或浸润性肾盂癌的诊断非常重要,这将决定患者接受不同的手术方案并导致不同的预后。几种检查方法联合应用,可以提高检出率及准确率。

1. 泌尿系统彩超

泌尿系统彩超具有方便检查、非侵入性、价格相对低廉等优点,可发现肾盂占位性病变,同时血管彩超可初步发现IVCTT及肾静脉癌栓。

2. 静脉尿路造影

静脉尿路造影可发现患者肾盂内充盈缺损,并可鉴别结石及肾盂内占位性病变,是否有肾积水,并可初步评估肾功能情况,但已经逐渐有被计算机体层摄影尿路造影(computed tomography urography, CTU)取代的趋势。

3. CT检查

CT检查可行泌尿系统增强CT、CTU及双肾动脉计算机体层血管成像

(CTA)检查,通过双肾 CT 增强检查,可进行肾盂癌及肾细胞癌的鉴别,主要通过 6 个 CT 特征:①肿瘤以集合系统为中心,多呈"向心性"生长,而肾癌多呈偏心性生长;②肾盂、肾盏系统发现局灶性充盈缺损及软组织肿块,肿块密度多数为低密度或等密度;③肾盂癌患者的肾脏形态未明显改变,多数没有肾脏外形轮廓的改变,肾癌在影像学上则多有改变;④肾盂癌中心很少发现液化坏死、钙化或囊性改变,而肾癌在影像学上恰恰相反;⑤肾盂癌 CT 平扫显示肿瘤呈均匀强化,CT 值增强均<100 HU;⑥肿瘤可向肾盂输尿管连接部延伸。可通过这 6 点初步诊断鉴别肾盂癌;CTU 是诊断肾盂癌最准确的影像技术,已经取代静脉尿路造影和超声成为研究高危患者的第一线影像学检查方法。

4. MRI 检查

MRI 具有多方位、多参数和较高的软组织分辨率等特点,可以清晰地显示病灶和肾实质的关系,且更准确地显示静脉血栓的大小和位置。

5. 逆行肾盂造影(retrograde pyelography)

对患肾不显影的患者行逆行尿路造影检查,可发现肾盂有充盈缺损。

6. 输尿管软镜镜检+病理活检

随着设备材料不断地发展进步,输尿管软镜在肾盂癌的诊断及治疗中起到越来越重要的作用,经验丰富的泌尿科医生可以检查到肾盂内及各个肾盏,这项检查可直观地发现肾盂、输尿管内新生物,了解其大小、形态并可取活检组织行病理学检查明确诊断,必要时配合激光可行肿瘤切除术;输尿管软镜可联合窄谱光成像(narrow band imaging,NBI)技术进行检查,可提高肾盂肿瘤扁平病变的诊断。

7. 荧光原位杂交

荧光原位杂交(fluorescence in situ hybridization,FISH)是以细胞遗传学为基础的检测技术,荧光标记的探针与尿液脱落细胞中的单链核酸结合,在荧光显微镜显像,可作为尿路上皮癌术前诊断及术后随访的重要检查方法。FISH 具有高敏感度和高特异度的特点,其敏感度高于细胞形态学分析,而特异度与细胞形态学相似。

8. 尿脱落细胞学检查

尿脱落细胞学检查方便,特异度较高,可用来鉴别肾癌和肾盂癌,但该检查的缺点是敏感度较低。

六、治疗

肾盂恶性肿瘤的治疗选择输尿管镜或肾镜，多在一些特殊的病例（肾功能不全或孤立功能肾）或低风险（低级别、非肌层浸润）的情况下。对于低风险肾盂癌的手术可以尝试保留上尿路肾单位，应用软性输尿管镜或经皮肾镜下激光消融治疗，但患者术后应密切随访，防止术后局部复发。

由于肾盂、输尿管及膀胱上皮均为尿路移行上皮，具有同源性、多中心和易种植的特点，所以一直以来肾盂癌的标准术式为肾输尿管切除＋膀胱袖状切除手术。而近年来随着泌尿外科各项技术的发展，围绕这一基本术式做了很多有意义的改良和尝试。例如，开放手术的手术切口由两切口改进为单切口，对于输尿管末端的处理尝试了不同的方法，可以先行肾脏、输尿管切除，同时可使用电切镜电切患侧的输尿管开口及输尿管口周围部分膀胱组织，也有使用钬激光切开输尿管膀胱开口，从而减少损伤。近年来，腹腔镜下肾输尿管切除＋膀胱袖套状切术逐渐开展，腹腔镜下肾盂癌根治术成为常用术式，切除范围包括肾、输尿管全长及膀胱袖状切除。同时，机器人手术系统也已在各大医疗中心得到应用。

虽然上尿路上皮癌和肾癌是两种不同类型的恶性肿瘤，有时对两种特殊情况下的肿瘤鉴别有困难，但区分两种肿瘤是非常必要的，因为它们的治疗策略和治疗标准各不相同，所以术前应尽可能明确诊断，必要时行输尿管镜检查，同时术中如果产生疑问，也可以行术中快速病理来区分两种疾病，最终选择合适的术式。如果结果显示为尿路上皮癌，则应进行标准的肾输尿管切除＋膀胱袖状切除，而肾脏恶性肿瘤仅需行肾癌根治术即可。

由于该疾病的侵袭性和转移性，术后辅助化疗同样重要。化疗可分为腔内化疗、膀胱灌注化疗和静脉全身化疗，腔内化疗的药物给药途径可经输尿管支架管或经皮造瘘管逆行灌注。肾盂上皮和膀胱上皮来源相同，文献报道上尿路肿瘤术后再发膀胱癌的概率为13％～47％，且多发生在术后 3 个月内，为避免肿瘤膀胱种植转移，术后定期行膀胱内灌注化疗是必要的。一项对 284 例患者进行的前瞻性随机研究证明，在拔除导管当天单次膀胱内注射丝裂霉素可在肾盂癌根治术后的第一年内降低膀胱肿瘤复发的风险。对于Ⅲ～Ⅳ期患者可行全身化疗治疗，对尿路上皮肿瘤患者，以铂为基础的全身化疗有望获得与治疗膀胱癌患者相似的结果。然而，目前没有足够的数据提供有价值的建议。

联合局部放疗的目的主要是减少行肾盂癌根治术后的局部复发,有学者尝试行近距离放疗,但放疗的效果并不确定。目前观点为主要用于中晚期患者,放疗可提高肿瘤控制率,但患者生存率的改善不明显。

上尿路上皮癌累及腔静脉的病例很少见,腹腔镜根治性肾输尿管切除＋血栓切除术是一种治疗肾盂癌合并肾静脉血栓的安全、可行的手术方法。术后化疗是主要的辅助治疗,可同时联合放疗。文献报道提示辅助治疗可能是有效的,但由于病例数的限制,其作用仍不明确。

七、预后

由于肾盂在解剖上具有壁薄、肾周淋巴组织多的特点,导致部分肾盂癌容易局部浸润生长及远处转移,因此肾盂癌患者的预后较差。而肾盂癌伴有肾静脉或腔静脉血栓的患者则预后更差,术后化疗是主要的辅助治疗,接受化疗的患者平均生存时间仅为 10.6 个月。

肾盂癌合并静脉癌栓的病例很少见,因此其发病率趋势、相关的人口统计学因素、与癌症相关的预测因素以及总体生存结果的数据都是有限的。

值得注意的是,由于肾盂癌栓与部分肾细胞癌栓的临床表现和辅助检查有时区别不明显,但准确鉴别两者对手术方案的制订和预后有重要意义。Singh 等报道了 18 例肾占位伴静脉血栓的患者,平均年龄为 62.1 岁,男女之比为 11∶7。文献中报告的 18 例患者中有 17 例接受了手术切除。6 例行肾输尿管切除术,2 例患者基于术中冰冻切片检查在肾切除术后又进行了完整的输尿管切除术,6 例部分或全部切除腔静脉。术后随访 14 例,其中 8 例在术后6 个月内死亡。如果术前高度怀疑肾盂癌,术中冰冻切片检查可提供准确的诊断。肾盂癌患者的预后与肿瘤的分期、分级,以及是否有淋巴结转移、癌栓等有密切的关系,其主要的预后影响因素是肿瘤的分化程度和肿瘤的浸润深度。术后应定期随访、定期行膀胱镜检查,每 3 个月 1 次,连续 2 年以上,有利于早期发现肾盂癌术后再发膀胱癌的可能。因此,重视肾盂癌的早期发现、早期诊断,及时行根治性肾、输尿管全切除术,术后定期随访是提高肾盂癌患者生存率的重要因素。

（黄金明，王林辉）

参考文献

［1］ Blute M L, Leibovich B C, Lohse C M, et al. The Mayo Clinic experience with surgical management, complications and outcome for patients with renal cell carcinoma and venous tumour thrombus［J］. BJU Int, 2004, 94(1):33-41.

［2］ Colin P, Koenig P, Ouzzane A, et al. Environmental factors involved in carcinogenesis of urothelial cell carcinomas of the upper urinary tract［J］. BJU Int, 2009, 104(10): 1436-1340.

［3］ Cowan N C, Turney B M, Taylor N J, et al. Multidetector computed tomography urography for diagnosing upper urinary tract urothelial tumour［J］. BJU Int, 2007. 99 (6): 1363-1670.

［4］ Giannarini G, Thomas M K, Frederic D B, et al. Antegrade perfusion with bacillus Calmette-Guerin in patients with non-muscle-invasive urothelial carcinoma of the upper urinary tract: who may benefit［J］. Eur Urol, 2011, 60(5): 955-960.

［5］ Inman B A, Tran V T, Fradet Y, et al. Carcinoma of the upper urinary tract: predictors of survival and competing causes of mortality［J］. Cancer, 2009, 115(13): 2853-2862.

［6］ Jeldres C, Lughezzani G, Sun M, et al. Segmental ureterectomy can safely be performed in patients with transitional cell carcinoma of the ureter［J］. J Urol, 2010, 183(4): 1324-1329.

［7］ Ouzzane A, Colin P, Xylinas E, et al. Ureteral and multifocal tumours have worse prognosis than renal pelvic tumours in urothelial carcinoma of the upper urinary tract treated by nephroureterectomy［J］. Eur Urol, 2011, 60(6): 1258-1265.

［8］ Rojas C P, Castle S M, Llanos C A, et al. Low biopsy volume in ureteroscopy does not affect tumor biopsy grading in upper tract urothelial carcinoma［J］. Urologic oncology, 2013, 31(8): 1696-1700.

［9］ Roscigno M, Cha E K, Rink M, et al. International validation of the prognostic value of subclassification for AJCC stage pT3 upper tract urothelial carcinoma of the renal pelvis［J］. BJU Int, 2012. 110(5): 674-681.

［10］ Seisen T, Peyronnet B, Dominguez J L, et al. Oncologic outcomes of kidney-sparing surgery versus radical nephroureterectomy for upper tract urothelial carcinoma: a systematic review by the EAU non-muscle invasive bladder cancer guidelines panel ［J］. Eur Urol, 2016, 70(6): 1052-1068.

［11］ Siegel R L, Miller K D, Fuchs H E, et al. Cancer Statistics, 2021［J］. CA Cancer J Clin, 2021, 71(1): 7-33.

［12］ Takahashi N, Glockner J F, Hartman R P, et al. Gadolinium enhanced magnetic resonance urography for upper urinary tract malignancy［J］. J Urol, 2010, 183(4): 1330-1365.

[13] Tomisaki I, Kubo T, Minato A, et al. Efficacy and tolerability of bacillus calmette-guerin therapy as the first-line therapy for upper urinary tract carcinoma in situ [J]. Cancer Invest, 2018, 36(2): 1-6.

[14] Villa L, Cloutier J, Letendre J, et al. Early repeated ureteroscopy within 6-8 weeks after a primary endoscopic treatment in patients with upper tract urothelial cell carcinoma: preliminary findings[J]. World J Urol, 2016. 34(9): 1201-1206.

第三节　肾错构瘤合并癌栓

肾错构瘤（hamartoma of kidney）又称肾血管平滑肌脂肪瘤（renal angiomyolipoma），是一种少见的良性肿瘤，在一般人群中发病率为 0.07%～0.3%，发病原因可能与 X 染色体的失活和突变或基因杂合性缺失有关。由此可解释女性发病率明显高于男性，男女发病比例约为 1:7。20%的血管平滑肌脂肪瘤（hepatic angiomyolipoma，HAML）与结节性硬化综合征（tuberous sclerosis syndrome）有关，结节性硬化是由 9 号或 16 号染色体异常引起的常染色体显性遗传病。结节性硬化综合征被经典地描述为囊腺瘤、癫痫和智力低下的三联症。大概有 50%的结节性硬化综合征患者会发生肾错构瘤，与结节性硬化综合征相关的肾错构瘤通常是双侧和多灶的。肾错构瘤细胞来源于血管周围上皮样细胞，由不同数量的厚壁血管、平滑肌和成熟脂肪组织组成。散发的肾错构瘤通常属于单个肿瘤，体积一般较小，如果肾错构瘤属于多发、双侧的，则一般肿瘤体积较大，并且往往同时伴有结节性硬化。

近年来，分子生物学水平的研究证实肾错构瘤是一种单克隆性疾病，起源于血管周围上皮样细胞瘤家族的一员。上皮样肾错构瘤是肾错构瘤的一种亚型，被认为是一种独特的具有潜在恶性潜能的肾脏肿瘤，生长和转移较快，上皮样肾错构瘤的组织学特征为大量上皮样细胞，呈袖状分布于血管周围。目前，HMB45、SMA、CK 等免疫组织化学标记已广泛应用于上皮样肾错构瘤的诊断和鉴别。有研究表明，上皮样肾错构瘤中黑色素性（HMB45、MelanA）和肌源性标记的阳性表达对上皮样肾错构瘤的诊断有很大帮助。近来，有报道提示部分上皮样肾错构瘤易出现局部复发、静脉侵犯、侵袭性生长、淋巴结转移或远处转移，患者的预后差。有学者认为，Ki-67 和 P53 在上皮样肾错构瘤中的高表达可能是上皮样肾错构瘤转移和浸润的一个特征，可能是患者预后不良的一个特征。Ki－67 和 P53 水平可初步判断上皮样肾错构瘤是良性还是恶性进展。Luo 等人报告了一小部分累及下腔静脉的上皮样肾错构瘤病例。

一、临床表现

肾脏错构瘤在早期阶段通常无症状，起病不明显，生长缓慢。研究发现，肾错构瘤患者中 77％的肿瘤直径<4 cm 且无症状，82％的肿瘤直径>4 cm 且有症状，50％的肿瘤直径>4 cm 且发生腹膜后出血（Wunderlich 综合征）。肾脏错构瘤延伸到肾静脉、下腔静脉或心房是致病的一个重要原因。肾错构瘤多数是在常规检查或健康检查过程中偶然发现的，当肿瘤较大时，患者的常见症状和体征以腰背不适和腹痛为主，甚至出现血尿、高血压、贫血、肾衰竭和休克，而体检时可发现腹部包块。随着肿瘤的增大，自发性破裂和危及生命的出血的概率显著增加。而体积巨大的上皮样肾错构瘤，虽然是良性肿瘤，也有生成肾静脉、IVCTT 的可能，继而出现相应症状。

二、辅助检查

1. 超声检查

肾错构瘤的早期诊断主要依靠影像学技术，超声是一种有效的筛查方法。在超声检查中，肾错构瘤因其组分主要为脂肪、丰富的血管和肌肉组织界面，内部密度混杂，使瘤体呈不均匀强回声，可伴声影；为圆形或椭圆形皮质肿瘤，边界清楚，回声与肾窦回声相似。由于其强回声的表现，直径仅为几毫米的肾错构瘤也可以被鉴别出来。肿瘤内部低回声区域与出血、坏死或扩张的肾盏有关。血管平滑肌脂肪瘤的回声降低与脂肪含量减少和肌源性成分增加有关。超声检查可证实肾静脉癌栓和 IVCTT 的罕见并发症。

2. CT 检查

肾错构瘤的 CT 特征取决于空间分辨率和衰减值的准确确定；螺旋 CT 符合这些标准，因此 CT 扫描在肾错构瘤病变的定性和诊断中具有很高的准确性。通常肾错构瘤富含脂肪，在 CT 上表现为边界清楚，肿瘤可见低信号，使其易于诊断，软组织的衰减可能是出血或纤维化的结果，也可能是病变的血管或平滑肌成分的表现。当肾肿瘤内出现低于 20 HU 的负衰减值时，多可诊断肾错构瘤，一般可排除肾细胞癌的诊断。然而，有报道肾细胞癌也可出现脂肪表现，这些肾癌可包绕肾周脂肪，或因上皮化生而发生脂肪改变。值得注意的是，肾母细胞瘤、嗜酸细胞瘤、黄色肉芽肿性肾盂肾炎、肾及腹膜后脂肪肉瘤和畸胎瘤均有肿瘤内脂肪的存在。同时有 5% 的肾错构瘤患者仅含有显微镜下可见的脂肪，或者肿瘤伴有出血，难以发现瘤体内的脂肪成分，因此不能与肾癌鉴别，这种少脂肪型肾错构瘤检测困难，使得 CT 检查为假阴性，易与肾细胞癌混淆。对于缺乏脂肪因而难以通过 CT 诊断的肾错构瘤患者，既往的研究提出 MRI 可以利用脂肪饱和技术来提高诊断的准确率。另外，肾错构瘤可钙化，使 HU 值增高，超出脂肪的范围。然而这种改变是罕见的，建议对肿瘤直径<4 cm 的肾错构瘤患者定期进行影像学复查。

3. MRI 检查

与 CT 检查相比，MRI 检查没有优势。肾错构瘤的 MRI 特征性表现包括 T_1WI 和 T_2WI 上肿瘤内高信号的不同区域。在无增强 T_1WI 上，由于脂肪含量较高，信号强度较高。在 T_2WI 上，相对于肾周脂肪，保持等信号。然而，T_1WI 上的高信号区域并不是脂肪的病理特征，血液和高蛋白含量的液体可能有相似的外观。同相和反相 T_1WI 技术对少量脂肪极为敏感。MRI 检查可显示罕见的区域淋巴结转移及肾静脉和下腔静脉血栓。肾错构瘤可通过比较包含频率选择性脂肪抑制的 T_1WI 和没有频率选择性脂肪抑制的 T_1WI 来诊断，也可以用反相化学位移伪影来诊断。

4. 其他检查

不典型的肾错构瘤，如果仅仅依靠影像学检查确诊困难，必要时可行肿瘤穿刺活检；但高度怀疑肾癌的患者，由于穿刺可能导致癌细胞转移和扩散，并不建议使用。结合术中所见，也可行术中冰冻检查，以此来决定手术方式。

三、治疗

肾错构瘤的治疗目的是缓解症状、瘤体切除，尽可能保留正常的肾单位，预防破裂出血的隐患。对于肿瘤直径<4 cm 的无症状性肾脏错构瘤患者，可行等待观察，可通过 CT 或超声检查每半年至 1 年定期随访，观察其增长情况及临床表现的变化。而直径>4 cm 的肿瘤目前普遍认为可行选择性动脉栓塞或手术治疗，以避免瘤体长大后出现破裂出血及腹痛等并发症。目前的治疗方法包括观察、栓塞、部分和全部肾切除。一般来说，有症状的肿块或直径>8 cm 的肿块需要特殊的介入治疗。

对于较大的肿瘤（直径≥4 cm），以前的大多数研究建议手术治疗，即使是良性肿瘤也是如此。经动脉选择性栓塞和保留肾单位手术是治疗这些大肿瘤的有效方法。累及下腔静脉的肾错构瘤也需要外科治疗,即使它是无症状的。

手术切除是肾错构瘤的主要治疗手段。随着保留肾单位手术(nephron sparing surgery,NSS)技术日趋成熟,而且有着最大程度的保留术后肾功能的优点,已经逐渐取代根治性肾切除。随着腹腔镜下 NSS 的不断推广,同时该技术与开放手术相比有着术后恢复快、并发症少、住院时间短的优点,有望成为肾错构瘤治疗的"金标准"。如为上皮样肾错构瘤伴有血栓时,由于肿瘤血栓质地脆,在术前和术中有致命的心脏栓塞的风险。因此,建议行根治性肾切除术和下腔静脉血栓切除术;同样也可以选择腹腔镜手术,可取得良好的效果。

Abaza 等报道了 5 例机器人辅助肾癌根治术和下腔静脉血栓清除术,完成从腔静脉闭塞到癌栓清除的全过程,围手术期无明显并发症发生。这展示了机器人辅助技术的广阔前景,也为实现内镜下腔静脉血栓切除术提供了更多的方法。

近年来,选择性动脉栓塞也逐渐为广大医生所留意。如果出现瘤体破裂出血、生命体征不稳定时,选择性动脉栓塞可作为首选方案。巨大肾错构瘤患者可在术前超选栓塞滋养肿瘤的血管,以减少术中出血,降低手术难度。

对于结节性硬化综合征伴肾错构瘤患者,可行药物治疗,给予短期 mTOR 抑制剂作为进展性肾错构瘤(直径>3 cm)患者的一线治疗方案,治疗后可阻止肿瘤进一步增大,还观察到部分患者的肿瘤缩小了。

四、预后

肾错构瘤被认为是一种良性肿瘤,预后良好。有研究发现 20 例有下腔静脉血栓或区域淋巴结受累的肾错构瘤患者,手术切除的肿瘤、血栓和淋巴结均为良性,随访期间未见复发或进展。与典型的肾错构瘤不同,上皮样变异体可以出现罕见的恶性转化,其特点是局部复发和/或远处转移。He 等对 437 个行一期切除的肾错构瘤患者进行回顾分析,发现只有 20 例(4.6%)含有上皮样成分。在平均 82.5 个月的随访中,19 例患者没有疾病进展的证据,只有1 例患者发生了远处转移。上皮样肾错构瘤的临床罕见和低侵袭性行为的发生率进一步得到 Aydin 等的支持。他报告了 194 例肾错构瘤患者,其中 15 例(7.7%)为上皮样病变,平均随访 6.1 年,无进展迹象。但也有报道提示,如果上皮样肾错构瘤的肿瘤细胞核异形性明显,伴有肿瘤出血坏死及静脉癌栓等情况时，多提示患者预后不良。上皮样肾错构瘤的治疗首选手术切除，可同时切除转移灶；对于不能切除的晚期患者，可行化疗，但通常放化疗效果不佳。上皮样肾错构瘤的恶性程度不同，患者的总生存期差异很大，也有许多患者可长期存活。

（黄金明，王林辉）

参考文献

［1］ Bhatt J R, Richard P O, Kim N S, et al. Natural history of renal angiomyolipoma (AML)：most patients with large AMLs ＞4 cm can be offered active surveillance as an initial management strategy［J］. Eur Urol, 2016, 70(1)：85 - 90.

［2］ Bhatt, N, Davis N, Flynn R, et al. Dilemmas in diagnosis and natural history of renal oncocytoma and implications for management［J］. Can Urol Assoc J, 2015, 9(9 - 10)：E709.

［3］ Bissler J J, Christopher K J, Elzbieta R, et al. Everolimus for renal angiomyolipoma in patients with tuberous sclerosis complex or sporadic lymphangioleiomyomatosis：extension of a randomized controlled trial［J］. Nephrol Dial Transplant, 2016, 31(1)：111 - 119.

［4］ Bosniak M A, Megibow A J, Hulnick D H, et al. CT diagnosis of renal angiomyolipoma：the importance of detecting small amounts of fat［J］. J Urol, 1989, 141(4)：1036.

［5］ Fernández-Pello S, Hora M, Kuusk T, et al. Management of sporadic renal angiomyolipomas：a systematic review of available evidence to guide recommendations from the European Association of Urology Renal Cell Carcinoma Guidelines Panel［J］. Eur Urol Oncol, 2020. 3(1)：57 - 72.

［6］ Fittschen A, Wendlik I, Oeztuerk S, et al. Prevalence of sporadic renal angiomyolipoma：a retrospective analysis of 61, 389 in-and out-patients［J］. Abdom Imaging, 2014. 39(5)：1009 - 1013.

［7］ Gregory S M, Anderson C J, Patel U. Radiofrequency ablation of large renal angiomyolipoma：median-term follow-up［J］. Cardiovasc Intervent Radiol, 2013, 36(3)：682 - 689.

［8］ Hatano T, Egawa S. Renal angiomyolipoma with tuberous sclerosis complex: How it differs from sporadic angiomyolipoma in both management and care［J］. Asian J Surg, 2020, 40(3)：967 - 972.

［9］ Herry I, Neukrich C, Debray M P. Dramatic effect of sirolimus on renal angiomyolipomas in a patient with tuberous sclerosis complex［J］. Eur J Intern Med, 2007, 18(1)：76 - 77.

[10] Hindman N, Ngo L, Genega E M, et al. Angiomyolipoma with minimal fat: can it be differentiated from clear cell renal cell carcinoma by using standard MR techniques [J]. Radiology, 2012, 265(2): 468 – 477.

[11] Hiromura T, Nishioka T, Tomita K. Spontaneous rupture of renal angiomyolipoma: value of multidetector CT angiography for interventional therapy[J]. Emerg Radiol, 2006,12(1 – 2): 53 – 54.

[12] Nelson C P, Sanda M G. Contemporary diagnosis and management of renal angiomyolipoma[J]. J Urol, 2002, 168(4): 1315 – 1325.

[13] Ryan J W, Farrelly C, Geoghegan T. What are the indications for prophylactic embolization of renal angiomyolipomas? A review of the current evidence in the literature[J]. Can Assoc Radiol J, 2018,69(3):236 – 239.

[14] Sanchez F W, Vujic I, Ayres R I, et al. Hemorrhagic renal angiomyolipoma: superselective renal arterial embolization for preservation of renal function [J]. Cardiovasc Intervent Radiol,1985,8(1):39 – 42.

[15] Sivalingam S, Nakada S Y. Contemporary minimally invasive treatment options for renal angiomyolipomas[J]. Curr Urol Rep, 2013,14:147 – 153.

第四节　膀胱癌合并癌栓

膀胱癌(carcinoma of bladder)是泌尿系统最常见的恶性肿瘤。据 2013 年全国肿瘤登记地区膀胱癌的发病率约为 5.46/10 万,占所有新发肿瘤病例的 2.02%,位居恶性肿瘤发病的第 16 位。膀胱癌发病常见于老年患者,中位年龄为 72 岁,儿童及青少年时期也可发生,通常恶性程度较高,其发病率随年龄增长而增加。男性膀胱癌发病率通常为女性的 3～4 倍。2004 年,WHO 发布了《泌尿系统及男性生殖器官肿瘤病理学和遗传学》,尿路系统肿瘤组织学分类中膀胱癌的病理类型包括膀胱尿路上皮癌、膀胱鳞状细胞癌、膀胱腺癌,其他罕见的还有膀胱透明细胞癌、膀胱小细胞癌和膀胱类癌。最常见的是膀胱尿路上皮癌,约占膀胱癌患者总数的 90% 以上。通常所说的膀胱癌就是指膀胱尿路上皮癌,既往被称为膀胱移行细胞癌。

一、危险因素

目前公认的膀胱癌危险因素有地方性饮用水砷浓度增高、血吸虫感染、职业暴露芳香胺及其他致癌物,以及吸烟、服用降糖药物、家族史、遗传易感性等因素。吸烟不仅影响膀胱肿瘤的发病率,同时与非肌层浸润性膀胱癌的复发和进展有相关性。有文献报道显示,停止吸烟后可减少非肌层浸润性膀胱癌的复发率。

二、分级与分期

　　膀胱尿路上皮癌分期与分级主要指肿瘤浸润程度、转移范围及其病理类型,是判断膀胱癌的重要指标,准确的临床分期与分级是判断膀胱癌预后最有价值的参数。目前国际上普遍采用的是国际抗癌联盟(UICC)2017 年第 8 版的 TNM 分期法(见表 4-4)。

表 4-4　膀胱癌 TNM 分期(UICC 2017 版)

分　　期	评　估　标　准
原发肿瘤(T)	
T_x	原发肿瘤无法评估
T_0	无原发肿瘤证据
T_a	非浸润性乳头状癌
T_{is}	原位癌
T_1	肿瘤侵犯上皮下结缔组织
T_2	肿瘤侵犯肌层
T_{2a}	肿瘤侵犯浅肌层
T_{2b}	肿瘤侵犯深肌层
T_3	肿瘤侵犯膀胱周围组织
T_{3a}	显微镜下发现肿瘤侵犯膀胱周围组织
T_{3b}	肉眼可见肿瘤侵犯膀胱周围组织(膀胱外肿块)
T_4	肿瘤侵犯以下任一器官或组织,如前列腺、精囊、子宫、阴道、盆底和腹壁
T_{4a}	肿瘤侵犯前列腺、精囊、阴道
T_{4b}	肿瘤侵犯盆壁或腹壁
区域淋巴结(N)	
N_x	区域淋巴结无法评估
N_0	无区域淋巴结转移

（续表）

分 期	评 估 标 准
N_1	真骨盆区单个淋巴结转移（髂内、闭孔、髂外、骶前）
N_2	真骨盆区多个淋巴结转移（髂内、闭孔、髂外、骶前）
N_3	骶总淋巴结转移
远处转移（M）	
M_x	远处转移无法评估
M_0	无远处转移
M_{1a}	区域淋巴结以外的淋巴结转移
M_{1b}	其他远处转移

三、临床分型与预后

据统计，我国膀胱癌中最常见的组织学类型是尿路上皮癌（约占 91.4%），在临床上，膀胱癌可分为非肌层浸润型（浅表型）和肌层浸润型两个亚类，分别占 74% 和 25.2%（约 0.8% 分类不明确）。浅表性膀胱癌治疗后虽然复发率高（50%～70%），但较少进展为深层浸润（10%～15%），患者的 5 年生存率约 90%。肌层浸润性膀胱癌预后则较差，并伴有局部组织浸润和转移，患者的 5 年生存率低于 50%。但膀胱癌患者被发现存在远处转移灶时，5 年生存率仅为 6% 左右。

四、生物学特性

癌症的转移通常指肿瘤从其主要生长器官扩散到其他部分，邻近或非邻近器官。自从史蒂芬·佩吉特首次提出"种子和土壤"假说以来，转移生物学的研究已经有 100 多年的历史。在复杂的遗传改变过程中或之后，非正常细胞导致肿瘤发生，一小部分肿瘤细胞获得额外的能力。一般认为肿瘤细胞必须穿过很多障碍物并克服恶劣的环境。例如，新的环境很难为转移的肿瘤细胞提供对细胞生长和增殖必不可少的激素或配体，这意味着转移的肿瘤细胞需要重新排列它们的遗传内容以利于生存。信号蛋白肿瘤细胞也面临物理屏障包括基底膜、ECM 和血管壁。在这种情况下，一些细胞具有更高的运动能力,通过上皮-间充质转化(EMT)改变其存活和生理/生物学特性的能力以获得有利的机会赢得与其他肿瘤细胞之间的竞争,并转移到下一个转移障碍。在整个转移过程中存在许多其他的化学/物理屏障,包括血管内灌注(进入血管)、血管内高压、散在的免疫细胞以及外渗(从血管中排出)。

在过去的几十年中,膀胱癌的综合治疗和手术技术的发展大大提高了患者的生存率,但转移性的晚期膀胱癌仍是治疗上的难题。一旦恶性细胞通过淋巴、血行等方式扩散到远处器官,它们通常都具有再克隆的潜力并形成继发性肿瘤。此外,转移性肿瘤已经具有再次转移的能力。从这些原因来看,90%的膀胱癌患者都是因为肿瘤转移导致死亡。

五、扩散和转移途径

膀胱癌的常见扩散或转移方式有直接扩散、淋巴转移、血行转移、种植转移等。

直接扩散是膀胱癌最主要的生长方式,由于尿路上皮癌的多灶复发性及多种因素的刺激,由膀胱黏膜的横向侵袭逐渐向膀胱固有层生长,此后可同时或先后侵袭肌层,或通过血管、淋巴结途径转移至局部及远处。

淋巴转移是膀胱癌中最主要的转移途径之一,最常见的转移部位是盆腔淋巴结,其中膀胱旁淋巴结被累及约占16%,闭孔淋巴结约74%,髂外淋巴结约占65%,骶前淋巴结约25%。研究发现少部分低级别尿路上皮癌患者中已有淋巴结转移现象,这一现象在临床手术过程中已通过行膀胱全切并行盆腔淋巴结清扫或活检术后经病理诊断证实。在高级别尿路上皮癌中,肌层浸润性膀胱肿瘤有着很高的淋巴结转移倾向。

在血行转移途径中,最常见的转移部位是肝脏,其次是肺部、骨、肾上腺、小肠等。任何其他的器官也有被累及的可能。

种植转移多见于上尿路原发尿路上皮癌的肿瘤细胞脱落至输尿管及膀胱,并形成新的肿瘤病灶、医源性切口及腹腔转移。

六、膀胱癌的癌栓学

癌栓是恶性肿瘤常见的并发症之一。由于癌栓可发生在大小动静脉、淋巴管、微循环,所以引起的临床症状和体征比较复杂,在诊断和治疗上也有一定的特殊性。在膀胱癌患者的临床治疗过程中,目前尚未发现有膀胱癌患者出现髂血管或下腔静脉等大血管内的癌栓转移现象，但有部分膀胱癌患者术后提示有脉管癌栓的病理学诊断，从病理学角度称之为膀胱癌的局部淋巴血管侵犯。淋巴血管侵犯是指在病理切片中发现肿瘤细胞存在于由淋巴血管内皮组成的管状腔隙中。同时研究还表明，淋巴血管侵犯被视为肿瘤细胞浸润至微血管及淋巴微循环的重要病理学表现，故也被看作是肿瘤转移过程中的起始阶段。结合膀胱癌的转移特性及癌栓的生长机制，这种膀胱癌的局部淋巴血管侵犯也可以认为是膀胱癌合并癌栓的一个早期表现形式。

由于膀胱的血管、淋巴管的解剖特性，这些脉管癌栓无法在术前通过影像学或其他诊断方式确诊，在术后病理诊断过程中也需要具有丰富经验的病理科医师诊断。同时，我们也认为这一现象可能是膀胱癌淋巴转移和血行转移的一个前置现象。如能尽早发现膀胱癌局部淋巴血管侵犯并积极干预，可能会对患者的预后有一定帮助。国内外多篇文章研究也支持这一观点，表明淋巴血管侵犯可作为膀胱癌患者独立预测的危险因子，并对术后的治疗及预后判断具有重要意义。但也有相关报道认为，淋巴血管侵犯没有独立预测的预后意义，最著名的是 Bassi 等开展的一项多因素分析，该研究结果显示血管、淋巴管或神经浸润都没有统计学意义。

七、临床表现

血尿为膀胱癌最常见的症状，主要特点是全程性无痛肉眼血尿，血尿的严重程度与疾病的分期通常不一致，少部分患者以尿频、尿急、尿痛等尿路刺激症状发病，通常出现于肌层浸润性膀胱癌，早期患者一般无此症状。其他还有肿瘤生长与膀胱颈口引起排尿困难，生长于输尿管开口引起一侧或双侧肾积水、腰痛等。有些患者初诊时即表现为体重下降、腹痛、骨痛等，多为晚期症状。

八、诊断

在膀胱癌的诊断中，组织病理学是诊断膀胱癌的唯一"金标准"以及判断肿瘤预后的重要因素。在临床诊疗中，膀胱镜检查＋病理活检的组合是诊断膀胱癌最可靠的方法。通常我们通过无创的影像学和尿液细胞学寻找相关证据后，再联合有创检查进行病理学确诊。随着医学的进步，膀胱癌的诊断方式有了多元化的进展。膀胱镜软镜在诊断膀胱癌的应用中，比传统膀胱硬镜具有灵敏度高、视野无死角、患者疼痛轻微等优点,同时不影响患者的诊断率。且在无创诊断方式中,尿液膀胱癌标志物如膀胱肿瘤抗原、核基质蛋白 22、BC 特异性核基质蛋白 4 和尿荧光原位杂交技术(FISH)等也得到临床医师的广泛关注和运用,它们的出现极大地提高了无创检测膀胱癌的阳性率。

九、治疗

1. 经尿道膀胱肿瘤切除术(transurethral resection of bladder tumor, TURBT)

早期非肌层浸润性膀胱癌患者主要通过 TURBT 治疗,理论上应切除至肿瘤的基底部,同时切除至膀胱肌层并通过病理明确肿瘤是否有肌层侵犯,当然直接切除至膀胱肌层最为理想。但在实际操作过程中,肉眼判断切除深度有较大误差,送检病理后也无法明确基底部的肿瘤情况,后逐渐提出了术中行"基底部活检"的方式。在临床应用中由于肉眼难以辨别基底部的明确界限,与基底部活检来明确手术方式的效果差异较大。目前提出"分层电切、分送病理"可能是更好的操作办法,只要能保证在电切所获标本中,病理科医师能清晰识别肌层组织即可。

2. 手术+放疗+化疗治疗模式("三联"治疗)

依据目前指南指导及临床共识,根治性膀胱切除术(radical cystectomy)仍是治疗肌层浸润性膀胱癌的最有效的治疗方式,然而根治性膀胱切除术需要尿流改道且手术创伤较大,术后生活质量下降明显,多数患者对保留膀胱的诉求越来越强烈。有临床文献报道表明保留膀胱的"三联"治疗(tri-modal treatment,TMT)对于部分患者来说可以同样达到了膀胱根治性切除的治疗效果。当然适合行 TMT 的病例需谨慎选择,包括直径<3 cm 的 $T_2 \sim T_3$ 期单发肿瘤,未合并原位癌、肾积水和上尿路尿路上皮癌,能进行肿瘤的根治性经尿道电切术。总之,TMT 对于保留膀胱意愿强烈且身体状态良好的肌层浸润性膀胱癌患者有重要意义。但其适应证非常严格,除了对肿瘤本身的要求,根治性经尿道膀胱肿瘤电切术(而非膀胱部分切除)和成熟的放化疗多学科诊疗模式(MDT)是保证疗效的关键。

3. 根治性膀胱切除术

膀胱根治性切除作为非转移性肌层浸润性膀胱癌治疗的常规手段,技术已非常成熟。T_1 期高级别膀胱癌、T_{2a} 期单发的高级别膀胱癌、多发或多次行经尿道电切术后复发的低级别膀胱癌等多种情况是否需行膀胱根治性切除,仍存在争议。除要与患者充分讨论手术风险、生活质量外,更重要的是需要强调膀胱癌进展后可能影响疾病的预后。如患者无法接受膀胱全切,那么卡介苗灌注失败且肿瘤分期还未进展时,可能是行膀胱全切较好的时机。

4. 盆腔淋巴结清扫

目前从欧洲泌尿外科学会(EAU)指南及文献报道明确行膀胱癌行根治性膀胱切除术+盆腔淋巴结清扫对患者的预后有明显改善。研究显示,淋巴结清扫范围与术后并发症呈正相关,但具体在什么情况下做什么范围的淋巴结清扫仍没有明确的答案。但无论选择哪个范围清扫淋巴结,都应严格按照解剖界限并做到血管骨骼化,以保证清扫的质量。

5. 放疗

在膀胱癌的综合治疗中,化疗已是不可或缺的治疗手段之一。EAU 指南上提出,非转移性肌层浸润性膀胱癌不建议单独使用放疗。如高龄或基础疾病较多无法耐受手术或综合治疗的患者,单独应用放疗可以达到与手术相似的生存结果。

6. 新辅助化疗

在 EAU 指南推荐肌层浸润性膀胱癌术前应用新辅助化疗可改善总生存期,但并非所有患者能从新辅助化疗中获益。在国内,较少有行新辅助化疗后手术的情况,其原因就是无法判断哪些患者可以获益。目前,临床上应用基因测序的精准医学领域对预测肌层浸润性膀胱癌术前新辅助化疗具有一定的指导意义。同时,有保留膀胱需求的患者也可以考虑行新辅助+TURBT 治疗肌层浸润性膀胱癌,也能获得不错的效果。

7. 免疫治疗

膀胱癌具有进展快、复发率高的特点,目前的主要治疗方案仍以手术+化疗+放疗的"三联"治疗方式。随着免疫治疗的不断进步,以 PD-1/PD-L1 为代表的免疫治疗为膀胱癌患者带来了新的选择。目前,有 5 种 PD-1/PD-L1 药物用于转移性膀胱癌二线治疗的适应证均获批准,而且覆盖膀胱癌各个阶段、各种组合方式的临床研究也在如火如荼地进行。免疫治疗是否会颠覆膀胱癌的传统诊疗模式,形成新的体系,期待未来这些研究给出答案。

总之,随着对膀胱癌的认识加深,累积更多的膀胱癌治疗经验,希望在不久的将来能够有更精确、更简易的方式早期确诊膀胱癌,并尽早将其扼杀在摇篮中。同时,也希望在膀胱癌的各个阶段都能有相应的手段控制其发展及不良影响,降低其危害性。

(王志军,王林辉)

参考文献

[1] Burger M, Catto J W F, Dalibagni G, et al. Epidemiology and risk factors of urothelial bladder cancer[J]. Eur Urol, 2013, 63(2): 234 - 241.

[2] Freedman N D, Silverman D T, Hollenbek A R, et al. Association between smoking and risk of bladder cancer among men and women[J]. JAMA, 2011, 306(7): 737 - 745.

[3] Hernandez V, Espinos E L, Dunn J, et al. Oncological and functional outcomes of sexual function-preserving cystectomy compared with standard radical cystectomy in men: a systematic review[J]. Urol Oncol, 2017, 35(9): 539. e17 - e29.

[4] Huguet J, Crego M, Sabate S, et al. Cystectomy in patients with high risk superficial bladder tumors who fail intravesical BCG therapy: pre-cystectomy prostate involvement as a prognostic factor[J]. Eur Urol, 2005, 48(1): 53 - 59.

[5] Hussain H A, Powls T, Albers P, et al. IMvigor010: Primary analysis from a phase Ⅲ randomized study of adjuvant atezolizumab(atezo) versus observation(obs) in high-risk muscle-invasive urothelial carcinoma(MIUC)[J]. J Clin Oncol, 2020, 38(15_suppl): 5000.

[6] Laaksonen M A, Macinnis R J, Canfell K, et al. The future burden of kidney and bladder cancers preventable by behavior modification in Australia: a pooled cohort study[J]. Int J Cancer, 2020, 146(3): 874 - 883.

[7] Lehmann J, Retz M, Wiemers C, et al. Adjuvant cisplatin plus methotrexate versus methotrexate, vinblastine, epirubicin, and cisplatin in locally advanced bladder cancer: results of a randomized, multicenter, phaseⅢ trial(AUO-AB 05/95)[J]. J Clin Oncol, 2005, 23(22): 4963 - 4974.

[8] Ramirez D, Gupta A, Canter D, et al. Microscopichaematuria at time of diagnosis is associated with lower disease stage in patients with newly diagnosed bladder cancer [J]. BJU Int, 2016, 117(5): 783 - 786.

[9] Rentsch C A, Birkhauser F D, Biot C, et al. Bacillus calmette-guerin strain differences have an impact on clinical outcome in bladder cancer immunotherapy [J]. Eur Urol, 2014, 66(4): 677 - 688.

[10] Solsona E, Iborra I, Dumont R, et al. The 3-month clinical response to intravesical therapy as a predictive factor for progression in patients with high risk superficial bladder cancer[J]. J Urol, 2000, 164(3): 685 - 689.

[11] Soukup V, Čapoun O, Cohen D, et al. Prognostic performance and reproducibility of the 1973 and 2004/2016 World Health Organization grading classification systems in non-muscle-invasive bladder cancer: a European Association of Urology Non-muscle Invasive Bladder Cancer Guidelines Panel systematic review[J]. Eur Urol, 2017, 72 (5):801-813.

[12] Tetu B. Diagnosis of urothelial carcinoma from urine[J]. Mod Pathol, 2009, 22 (Suppl 2): S53-S59.

[13] van Osch, Jochems S, Schooten F, et al. Quantified relations between exposure to tobacco smoking and bladder cancer risk: a meta-analysis of 89 observational studies [J]. Int J Epidemiol, 2016, 45(3): 857-870.

[14] Veskimae E, Neuzillet Y, Rouanne M, et al. Systematic review of the oncological and functional outcomes of pelvic organ-preserving radical cystectomy(RC) compared with standard RC in women who undergo curative surgery and orthotopic neobladder substitution for bladder cancer[J]. BJU Int, 2017, 120(1): 12-24.

[15] Witjes J A, Bruins H M, Cathomas R, et al. European Association of Urology guidelines on muscle-invasive and metastatic bladder cancer: summary of the 2020 guidelines[J]. Eur Urol, 2021, 79(1): 82-104.

[16] Zaghloul M S, Bouturs R, Hossieny H, et al. A prospective, randomized, placebo-controlled trial of zoledronic acid in bony metastatic bladder cancer[J]. Int J Clin Oncol, 2010, 15(4): 382-389.

第五节 睾丸肿瘤合并癌栓

睾丸肿瘤(testicular tumor)少见,仅占男性肿瘤的 1%～1.5%,占泌尿系统肿瘤的 5%。2019 年美国新发睾丸肿瘤病例 9 560 例,死亡 410 例。我国睾丸肿瘤发病率为 1/10 万左右,占男性全部恶性肿瘤的 1%～2%,占泌尿生殖系统肿瘤的 3%～9%。睾丸肿瘤的发病率和种族相关,斯堪的纳维亚地区发病率最高,而非洲和亚洲国家发病率最低。睾丸癌(carcinoma of testis)多发生于一侧,双侧睾丸癌发病率仅占 1%～2%。睾丸癌的病理分型多样,其中生殖细胞肿瘤占 90%～95%。

睾丸肿瘤的发病原因尚不清楚,目前已经确认的外部高危因素包括睾丸发育不全综合征(隐睾症、尿道下裂和少弱精症等)、克兰费尔特综合征(Klinefelter syndrome)、家族遗传因素以及睾丸肿瘤病史等。基因改变与睾丸肿瘤的发生相关,研究表明各种病理类型的睾丸肿瘤与 12 号染色体短臂异位特异性相关。在多种睾丸肿瘤中,均发现 *Kit* 及 *Ras* 基因家族的变异。而 *P53* 基因的改变也与睾丸肿瘤的发生具有相关性。

睾丸肿瘤的治愈率较高,而治愈率的提高依赖于早期诊断。正确判断临床和病理分期,特别是病理分期中的血管和淋巴管是否有肿瘤浸润及微癌栓形成,是患者分期及分级的重要评价指标。

一、分类

睾丸肿瘤可分为原发性和继发性两大类;原发性肿瘤又可分为生殖细胞瘤和非生殖细胞瘤,并将生殖细胞瘤中最常见的精原细胞瘤单独列出,而将其他类型生殖细胞瘤列入非精原细胞瘤,这对指导治疗和阐明预后有独特的作用。睾丸肿瘤的组织学分类多年来一直在补充和修订中,目前世界范围内关于睾丸肿瘤的分类系统较多,使用最为广泛且认可度最高的是在 WHO 指定的睾丸肿瘤研究领域知名组织病理学专家集体编写的分类系统基础上重新修订更新后推出的版本。

二、转移途径

典型睾丸生殖细胞肿瘤的转移为淋巴转移。睾丸引流的淋巴结由第 1 胸椎至第 4 腰椎($T_1 \sim L_4$),但集中在肾门水平,因为其与肾脏为同一胚胎来源。右侧睾丸的原发引流部位为右侧肾门水平的主动脉和腔静脉之间的间隙。按顺序逐步转移至腔静脉前、主动脉前、右侧髂总和右侧髂外淋巴结。左侧睾丸的原发引流部位为左侧肾门水平的主动脉旁区域。按顺序逐步转移至主动脉前、左侧髂总和左侧髂外淋巴结。

一些因素可能改变睾丸肿瘤的初始引流,附睾或精索浸润可以导致转移至髂外的远端和闭孔淋巴结。阴囊侵犯或白膜浸润可以导致腹股沟淋巴结转移。虽然在转移病变中,后腹膜是最常见的受累部位,晚期病变可见脏器转移。转移率由高到低依次是:肺、肝、脑、骨、肾、肾上腺、胃肠道和脾。

三、分期

睾丸肿瘤分期采用的是国际抗癌联盟(UICC)2002 年第 6 版,其后又多次进行修订,目前采用的是 2017 版,包括明确的肿瘤解剖学范围、评价肿瘤的标志物水平(AFP、HCG、LDH 睾丸切除后的最低值)、明确区域淋巴结意义(见

表4-5）。

表4-5 TNM分期（UICC 2017版）

分 期	评 估 标 准
原发肿瘤（pT）	
pT_x	原发肿瘤无法评估（未行睾丸切除则用 T_x）
pT_0	无原发肿瘤的证据（如睾丸内组织学上的瘢痕）
pT_{is}	曲细精管内细胞肿瘤（原位癌）
pT_1	肿瘤局限于睾丸和附睾，不伴有血管/淋巴管浸润，可以浸润睾丸白膜，但无鞘膜侵犯
pT_2	肿瘤局限于睾丸和附睾，伴有血管/淋巴管浸润，或者肿瘤通过睾丸白膜侵犯鞘膜
pT_3	肿瘤侵犯精索，有或没有血管/淋巴管浸润
pT_4	肿瘤侵犯阴囊，有或没有血管/淋巴管浸润
区域淋巴结（N）	
N_x	区域淋巴结转移情况无法评估
N_0	无区域淋巴结转移
N_1	单个转移淋巴结最大径≤2 cm；或多发淋巴结转移，任何一个转移淋巴结最大径≤2 cm
N_2	单个转移淋巴结最大径为 2～5 cm；或多发淋巴结转移，任何一个转移淋巴结最大径为 2～5 cm
N_3	转移淋巴结最大径＞5 cm
区域淋巴结病理评估（pN）	
pN_x	区域淋巴结转移情况无法评估
pN_0	无区域淋巴结转移
pN_1	单个转移淋巴结最大径≤2 cm；或淋巴结转移数≤5 个，且任何一个转移淋巴结最大径≤2 cm
pN_2	单个转移淋巴结最大径 2～5 cm；或 5 个以上淋巴结转移最大径≤5 cm；或存在扩散到淋巴结外的证据
pN_3	转移淋巴结最大径＞5 cm
远处转移（M）	
M_x	远处转移情况无法评估

（续表）

分　　期	评 估 标 准
M_0	无远处转移
M_1	远处转移
M_{1a}	区域外淋巴结或者肺转移
M_{1b}	其他部位转移
血清肿瘤标志物（S）	
S_x	无法评估标志物（无法检测或没有检测）
S_0	标志物水平在正常范围
S_1	AFP＜1 000 ng/ml，且 HCG＜5 000 IU/L，且 LDH＜正常值上限的 1.5 倍
S_2	AFP 为 1 000～10 000 ng/ml，或 HCG 为 5 000～50 000 IU/L，或 LDH 为正常值上限的 1.5～10 倍
S_3	AFP＞10 000 ng/ml，或 HCG＞50 000 IU/L，或 LDH＞正常值上限的 10 倍

注　AFP：甲胎蛋白；HCG：人绒毛膜促性腺激素；LDH：乳酸脱氢酶。

睾丸肿瘤的预后与肿瘤本身的组织学类型、细胞分化程度、临床及病理分期、肿瘤标志物的水平等相关，同时与采用的治疗方法密切相关，国际生殖细胞癌协作组（IGCCCG）根据肿瘤组织类型、病理分期及肿瘤标志物的情况，制定了睾丸肿瘤的预后分期系统，分为预后良好、预后中等及预后差 3 个等级。

1. 有必要评估的内容

（1）睾丸切除术前和术后的肿瘤标志物水平。

（2）腹膜后、锁骨上及纵隔淋巴结转移情况。

（3）是否有肝脏和肺部转移。

（4）脑及骨骼的情况：当存在可疑症状或伴发高风险因素，如高 HCG 水平和多发肺转移。

2. 分级和预后分期

分级系统采用 2017 版 UICC TNM 指南，包括①明确肿瘤的组织浸润深度；②评估血清肿瘤指标，包括睾丸根治切除后 HCG、AFP 及 LDH 的最低值；③区域淋巴结；④与淋巴结大小相关的 N 系列的修正。

（1）Ⅰ_a期：原发肿瘤（局限于睾丸和附睾），显微镜下没有证据表明有血管、淋巴管侵犯（即未发现该处有肿瘤细胞），临床体检及影像学没有转移的迹象，睾丸根治切除后肿瘤血清学指标在正常范围内。

（2）Ⅰ_b期：比原发性肿瘤局部侵略更大范围，但是没有转移迹象。

（3）Ⅰ_s期：睾丸切除术后血清学指标持续升高，一般提示亚临床转移。

3. 睾丸肿瘤合并癌栓

目前文献中，尚未见有睾丸肿瘤合并睾丸动脉或精索静脉癌栓的病例。睾丸动脉起源于腹主动脉，在肾动脉的下方，内环以上是精索的主要成分，向下最终形成蔓状血管丛。睾丸实质内的小静脉回流到睾丸表面的静脉或者睾丸纵隔附近的静脉丛，这两组静脉与输精管静脉汇合最终组成蔓状静脉丛，也称为精索静脉。但又相关文献报道，有睾丸肿瘤合并肺栓塞的病例报道，患者多因突发呼吸困难就诊；完善相关检查后，提示这类患者均有远处转移或淋巴结转移。考虑原因为这类患者均已肿瘤晚期，而晚期患者的血液都为高凝状态，从而增加了肺动脉栓塞的发生风险。而其机制研究一般认为主要是肿瘤细胞自身分泌的物质导致促凝因子，血小板活性增加，从而加重了血液的高凝状态。当睾丸肿瘤发生远处转移时，可能增加发生肺动脉栓塞的风险，而合并栓塞导致患者死亡风险增高。

同样在睾丸肿瘤的术后病理中，必须评估肿瘤有无周围淋巴管或血管侵犯，特别是对于非精原细胞瘤Ⅰ期，原发肿瘤侵犯血管或淋巴管是隐匿性转移疾病最可靠的单一预测因子。

四、诊断

1. 症状和体征

睾丸肿瘤好发于25～45岁中青年男性，一般表现为患侧阴囊单发无痛性质硬肿块，其中20%～27%的患者合并有阴囊坠涨和疼痛。从患者最初发现病变到给予确定的治疗所需的时间为3～6个月。约10%的病例会出现急性睾丸疼痛，可能是由于睾丸内出血或栓塞。

约10%的患者出现与转移相关的症状。背痛（累及神经根的腹膜后转移）是最常见的症状，其他症状包括咳嗽或呼吸困难（肺转移或肺动脉栓塞）、食欲减退或恶心呕吐（十二指肠后转移）、骨痛（骨转移）和下肢水肿（下腔静脉梗阻）。约10%的患者发现时没有症状，肿瘤可能为创伤后偶然发现，或被性伴侣发现。

典型的阴囊肿块为实性、无压痛,附睾与睾丸分界清楚。睾丸肿瘤可以伴发鞘膜积液,使之不易被发现。阴囊透光试验有助于鉴别诊断。

腹部触诊可以发现腹膜后的大块病变;应检查锁骨上、斜角肌和腹股沟淋巴结。5％的生殖细胞肿瘤患者有男乳女化的特征,但睾丸支持细胞瘤和睾丸间质细胞瘤患者出现男乳女化特征的占 30％～50％。

2. 血清肿瘤标志物的检查

血清肿瘤标志物对于睾丸肿瘤的诊断、分期及预后判定均非常重要。目前临床上广泛应用的有 AFP、HCG 和 LDH,其中 LDH 主要用于转移性睾丸肿瘤患者的检查。

AFP 是一种单链糖蛋白,相对分子质量约 70 000,半衰期为 5～7 天,通常 50％～70％的睾丸非精原细胞瘤患者血清 AFP 升高,而绒毛膜癌和纯精原细胞瘤患者血清 AFP 水平一般正常。HCG 是一种多肽链糖蛋白,半衰期为 24～36 h。睾丸肿瘤患者 HCG 浓度显著升高时应高度怀疑绒毛膜癌或含有绒毛膜癌成分的可能。LDH 是一种特异性不高的血清肿瘤标志物,与肿瘤负荷相关,在 80％的进展期睾丸肿瘤中升高。

总体来看,非精原细胞瘤可能出现 1 种或 2 种肿瘤标志物升高者达 90％。精原细胞瘤出现血清标志物水平升高仅 30％左右。因此,血清肿瘤标志物在睾丸肿瘤诊断和预后判断等方面具有重要价值。睾丸切除术后血清学指标需要重新评估,睾丸切除术后血清肿瘤标志物持续升高提示肿瘤有转移。

3. 影像学检查

(1) 超声检查:是睾丸肿瘤的首选检查手段,不仅可以明确睾丸肿瘤的具体部位、浸润深度和肿块血供等特点,还可以了解对侧睾丸的情况。

(2) CT 检查:能很好地评估腹膜后及纵隔淋巴结情况,腹腔、盆腔 CT 检测腹膜后淋巴结的灵敏度为 70％～80％,可以检测到直径＜2 cm 的淋巴结,对于存在肺部转移灶的患者,可以准确定位肺部结节的数量和位置。

(3) MRI 检查:正常睾丸组织的 MRI 影像在 T_1 和 T_2 加权像上表现为均质信号,而肿瘤组织在 T_2 加权像上为低信号。在检测腹膜后淋巴结肿大方面和 CT 相似,但费用更高。

(4) FDG - PET 检查:可用于睾丸肿瘤转移病灶(腹膜后、肺部和脑部)的检查,但与 CT 相比,其敏感度及特异度并无显著优势,尤其在检测微小转移灶等方面,且其费用昂贵,一般不作为常规检查。

(5) 其他检查:如脑或者脊柱 CT、骨扫描等检查,不作为常规检查项目,当怀疑有相应部位的转移病灶时才需要进行检查。

4. 睾丸穿刺活检

经阴囊睾丸穿刺活检会增加肿瘤的局部复发率,而且与根治性睾丸切除术相比,患者的无转移生存率及总体生存率无统计学差异。但是该检查在评估睾丸发育和生育功能方面有一定的价值。另外,在怀疑对侧睾丸存在原位癌时,推荐睾丸穿刺活检予以明确。或者睾丸体积<12 ml,儿时患有隐睾或存在生精功能障碍者推荐行睾丸穿刺活检予以明确。

5. 经腹股沟探查和根治性睾丸切除术

任何怀疑睾丸肿瘤的患者均应行经腹股沟探查,将睾丸及其周围筋膜完整拉出,确诊者在内环口处分离精索,高位结扎后切除睾丸。如果诊断尚不明确,可切除病灶部位进行睾丸组织冷冻活检。对于全身播散危及生命的患者,如果临床高度怀疑睾丸癌且血清肿瘤标志物水平升高,可以在新辅助化疗病情稳定后进行根治性切除以便同时切除残留病灶。

6. 保留睾丸手术

保留睾丸手术对于肿瘤控制存在一定风险。有学者认为,双侧睾丸肿瘤或者孤立睾丸肿瘤患者如果睾酮水平正常且肿瘤体积小于睾丸体积的30%可以考虑行保留睾丸手术;但是82%的患者会出现睾丸原位癌,患者需要在术后行辅助放疗,但放疗后会导致不育症。总之,保留睾丸组织的手术必须与患者本人及其家属充分沟通后方能进行。

五、治疗

睾丸肿瘤的治疗根据病理类型采用不同的联合治疗方式。

(一) Ⅰ期生殖细胞肿瘤的治疗

1. Ⅰ期精原细胞瘤的治疗

睾丸生殖细胞肿瘤均应采用根治性睾丸切除术,其中有亚临床转移灶的患者少于15%。转移灶多位于腹膜后,因此需要向患者充分告知,行辅助治疗后可能的获益和损害,按照个体化原则进行治疗。

该类患者行根治性睾丸切除术后的主要缺点是需要更频繁的随访,特别是对腹膜后淋巴结重复影像学检查。单周期的卡铂化疗是Ⅰ期精原细胞瘤的辅助治疗选择。精原细胞瘤对放疗极度敏感,总剂量 $20\sim24\,Gy$ 的辅助放疗使复发率降低到 $1\%\sim3\%$。辅助放疗的主要缺点是增加放射野内继发恶性肿瘤的风险,避免对侧睾丸受到放射损伤。

基于危险因素评估,根据肿瘤是否直径 $>4\,cm$ 和有无基质睾丸网侵犯, Ⅰ期精原细胞瘤患者的隐匿性转移风险可分为高危和低危两种。对于高危患者,推荐 2 个疗程卡铂辅助化疗。

2. Ⅰ期非精原细胞瘤的治疗

Ⅰ期非精原细胞瘤的治疗主要指对原发肿瘤进行根治性睾丸切除术后的辅助治疗。大约 30% 的临床Ⅰ期非精原细胞瘤患者有亚临床转移,可能在监测期复发。临床上Ⅰ期非精原细胞瘤行睾丸根治切除术后 2 年的复发率为 $14\%\sim48\%$。危险因素主要包括是否有淋巴血管侵犯,因此行挽救性治疗与辅助治疗的肿瘤特异性生存率相近,目前推荐对于有危险因素的患者采用单周期 BEP 方案辅助化疗。

考虑到复发后挽救性治疗的肿瘤特异性生存率较高,以及辅助化疗后复发率较低,腹膜后淋巴结清扫的地位有所下降。特别是一项Ⅲ期随机对照研究比较了腹膜后淋巴结清扫和单周期 BEP 方案化疗辅助治疗的效果,结果显示化疗组更有优势,肿瘤复发率低于腹膜后淋巴结清扫组,两组患者的生活质量评分无统计学差异。

(二)转移性睾丸生殖细胞肿瘤的治疗

1. Ⅱ$_a$ 期和Ⅱ$_b$ 期睾丸生殖细胞肿瘤的治疗

(1) Ⅱ$_a$ 期和Ⅱ$_b$ 期精原细胞瘤的标准治疗:目前仍然是放疗,剂量分别为 $30\,Gy$ 和 $36\,Gy$。标准的放射野与Ⅰ期相比,从主动脉旁扩大到同侧髂血管旁区域。对于不愿意接受放疗的患者可以实施 3 个疗程的 BEP 或 4 个疗程的 EP 化疗。

(2) Ⅱ$_a$ 期和Ⅱ$_b$ 期非精原细胞瘤的标准治疗:化疗及腹膜后淋巴结清扫。如果合并肿瘤标志物水平升高,则同时进行 $3\sim4$ 个疗程的 BEP 化疗后实施残留肿瘤切除。不愿意实施基础化疗的患者也可以选择保留神经的腹膜后淋巴结清扫术,术后实施 2 个疗程的 BEP 辅助化疗。尽管基础化疗和保留神经的腹膜后淋巴结清扫术的不良反应有差别,但是治愈率都较高。

2. Ⅱ$_c$ 期和Ⅲ期睾丸生殖细胞肿瘤的治疗

Ⅱ$_c$ 期和Ⅲ期转移性生殖细胞肿瘤的基础治疗按照 IGCCCG 分类不同分

别给予 3 个或 4 个疗程的 BEP 联合化疗。预后好和预后中等的患者化疗后行胸部、腹部、盆腔 CT 扫描和肿瘤标志物检查，如未发现残余肿瘤且肿瘤标志物水平正常，后续随访即可；如影像学发现可疑肿瘤，进一步行 PET 检查，阳性者可活检或补救性化疗或放疗。对于预后差的患者，4 个疗程的标准 BEP 方案，如果肿瘤标志物水平下降缓慢，一般提示预后不佳。

3. **转移性睾丸生殖细胞肿瘤的评估及后续治疗**

（1）肿瘤再评估：转移性睾丸生殖细胞肿瘤经过 2 个疗程化疗后需再次评估，包括影像学检查和肿瘤标志物检测。当肿瘤标志物水平下降，且肿瘤稳定或缓解则继续化疗方案，通常 3～4 个疗程；如果肿瘤稳定性降低而转移率进一步增长，推荐在诱导化疗结束后行肿瘤切除。2 个疗程化疗结束后，若发现肿瘤明确进展，则建议尝试新药临床试验，如治疗后肿瘤标志物水平稳定，无论是否达到完全缓解，均需随访观察；如肿瘤标志物水平明显增高，则需进行补救性化疗。

（2）残余精原细胞瘤是否需要切除，主要取决于影像学表现和肿瘤标志物水平。FDG-PET 检查对于判断是否存在残留精原细胞瘤和患者的预后有重要价值，肿瘤有进展者则需要补救性化疗，必要时选择手术切除或放疗。非精原细胞瘤有可见残余肿瘤时，即使肿瘤标志物正常，也推荐行外科手术切除，主要转移灶应在化疗结束后 4～6 周切除。手术范围应考虑患者复发风险和对生活质量的要求，不同部位的病灶病理有可能不完全相同。总之，手术对所有病灶的完整切除比术后化疗更为重要。

（三）睾丸肿瘤转移风险评估

睾丸肿瘤有无转移涉及患者治疗方案的选择和预后的好坏。因此，评估睾丸肿瘤转移风险至关重要。对于 I 期精原细胞肿瘤，病灶直径＞4 cm 和睾丸肿瘤间质浸润是肿瘤发生转移的独立危险因素。对于 I 期非精原细胞肿瘤，原发肿瘤的血管和淋巴管浸润是发生转移重要的预测因素。此外，肿瘤细胞增殖速率（＞70%）和胚胎性癌（＞50%）也是两个重要的方面。除定量的衡量外，定性指标（如是否合并畸胎瘤）也是血管浸润之外的另一个重要预测因素。

六、随访及预后

睾丸肿瘤的随访包括体格检查、血清肿瘤标志物和影像学检查，需要重点关注颈部和锁骨上淋巴结、腹部有无包块、神经系统症状和体征。血清肿瘤标志物中 AFP 水平对肿瘤复发敏感度最高,LDH 的敏感度和特异度最低。影像学检查包括胸部 X 线片、腹部和盆腔 CT 或 MRI。患者治疗后需要严密监测,随访的强度取决于原发肿瘤的组织类型、分期和复发风险。

　　睾丸肿瘤患者的随访包括疗效和并发症两个方面,同时还需要关注期生育和性功能障碍,综合治疗的重要性可以在睾丸生殖细胞肿瘤的治疗中完美体现出来。近年来,随着手术和联合化疗的不断完善,睾丸癌患者的生存率显著提高。对精原细胞瘤行睾丸切除和放疗后,Ⅰ期患者的 5 年无瘤生存率达 98%,Ⅱ$_a$ 期患者的 5 年无瘤生存率为 92%~94%。

(蔡之平,房晓,王林辉)

参考文献

[1] De Santis M, Becherer A, Bokemeyer C, et al. 2-18fluoro-deoxy-D-glucose positron emission tomography is a reliable predictor for viable tumor in postchemotherapy seminoma: an update of the prospective multicentric SEMPET trial[J]. J Clin Oncol, 2004, 22(6): 1034–1039.

[2] de Wit R. Refining the optimal chemotherapy regimen in good prognosis germ cell cancer: interpretation of the current body of knowledge[J]. J Clin Oncol, 2007, 25 (28): 4346–4349.

[3] Dieckmann K P, Wilken S, Loy V, et al. Treatment of testicular intraepithelial neoplasia(intratubular germ cell neoplasia unspecified) with local radiotherapy or with platinum-based chemotherapy: a survey of the German Testicular Cancer Study Group [J]. Ann Oncol, 2013, 24(5): 1332–1337.

[4] Germà-Lluch J R, Garcia del Muro X, Maroto P, et al. Clinical pattern and therapeutic results achieved in 1 490 patients with germ-cell tumours of the testis: the experience of the Spanish Germ-Cell Cancer Group(GG)[J]. Eur Urol, 2002, 42(6): 553–563.

[5] Gillessen S, Sauvé N, Collette L, et al. Predicting outcomes in men with metastatic nonseminomatous germ cell tumors(NSGCT): results from the IGCCCG Update Consortium[J]. J Clin Oncol, 2021. 39(14):1563–1574.

[6] Lorch A, Beyer J, Bascoul B C, et al. Prognostic factors in patients with metastatic germ cell tumors who experienced treatment failure with cisplatin-based first-line chemotherapy[J]. J Clin Oncol, 2010, 28(33): 4906–4911.

[7] Mead G M, Stenning S P. The International Germ Cell Consensus Classification: a

new prognostic factor-based staging classification for metastatic germ cell tumours [J]. Clin Oncol(R Coll Radiol), 1997, 9(4)：207－209.

［8］ Moul J. Timely diagnosis of testicular cancer[J]. Urol Clin North Am, 2007, 34(2)：109－117.

［9］ Nason G J, Aditya I, Leao R, et al. Partial orchiectomy: The Princess Margaret cancer centre experience[J]. Urol Oncol, 2020. 38(6)：605. e19-e24.

［10］ Nicolai N, Nicholas T, Francesca G, et al. Laparoscopic retroperitoneal lymph node Dissection for clinical stage Ⅰ nonseminomatous germ cell tumors of the testis: safety and efficacy analyses at a high volume center [J]. J Urol, 2018, 199（3）：741－747.

［11］ Oosterhuis J W, Looijenga L H J. Testicular germ-cell tumours in a broader perspective[J]. Nat Rev Cancer, 2005, 5(3)：210－212.

［12］ Park J S, Jongchan K, Elghiaty A, et al. Recent global trends in testicular cancer incidence and mortality[J]. Medicine(Baltimore), 2018, 97(37)：e12390.

［13］ Patel H D, Gupta M, Cheaib J G, et al. Testis-sparing surgery and scrotal violation for testicular masses suspicious for malignancy: a systematic review and meta-analysis [J]. Urol Oncol, 2020, 38(5)：344－353.

［14］ Ruf C G, Gnoss A, Hartmann M, et al. Contralateral biopsies in patients with testicular germ cell tumours: patterns of care in Germany and recent data regarding prevalence and treatment of testicular intra-epithelial neoplasia[J]. Andrology, 2015, 3(1)：92－98.

［15］ Williamso S R, Delahunt B, Magi-Galluzzi C, et al. The World Health Organization 2016 classification of testicular germ cell tumours: a review and update from the International Society of Urological Pathology Testis Consultation Panel [J]. Histopathology, 2017. 70(3)：335－346.

第六节　阴茎癌合并癌栓

原发性阴茎癌(penile cancer)是一种比较少见的恶性肿瘤,绝大多数为鳞状细胞癌,常见于50～70岁的男性患者。由于国家、民族、宗教信仰和卫生习惯的不同,阴茎癌的发病率在各个国家有明显差异,在欧美每年发病率为(0.4～2)/10万,在美国约为0.6/10万;在亚洲、非洲、南美洲等经济欠发达国家的发病率较上述国家增加10%。随着我国人民生活水平的提高和卫生条件改善,阴茎癌的发病率逐渐与欧美国家接近,最新公布的数据是每年0.61/10万。

一、病因学

目前阴茎癌的病因学仍不明确,一般认为与包茎、人乳头瘤病毒(human papilloma virus,HPV)、吸烟等因素有关。相对于正常男性,包茎患者罹患阴茎癌的风险增加 25%～60%。包茎和包皮过长导致阴茎癌发生可能是由于长期的慢性炎症刺激所致。HPV 患病率高的地区阴茎癌很常见,阴茎癌最常见的 HPV 亚型是 16 型和 18 型。其他较为明确的病因为吸烟,吸烟患者较非吸烟患者罹患阴茎癌的风险增加 4.5 倍。此外,还可能与经济水平、人类免疫缺陷病毒(human immunodeficiency virus,HIV)感染、外生殖器疣、阴茎皮疹以及多个伴侣等因素有关。

二、病理学特征

阴茎恶性肿瘤多数为鳞状细胞癌(占 95%),其他如腺癌、恶性黑色素瘤、肉瘤等相对少见。阴茎转移癌罕见,但膀胱、前列腺、肾、直肠等部位的肿瘤偶尔可以转到阴茎。

2016 年,WHO 根据阴茎癌的临床病理特点和 HPV 的合并感染情况提出新分类,包括非 HPV 相关性癌亚型和 HPV 相关性癌两大类。

1. 非 HPV 相关性癌亚型

非 HPV 相关性鳞状细胞癌亚型是鳞状细胞癌的主要类型。其他病理类型还包括假增生性癌和假腺样癌、疣状癌、隧道状癌;其他亚型也包括乳头状癌、腺鳞癌和肉瘤样鳞状细胞癌,其中肉瘤样鳞状细胞癌预后最差。

2. HPV 相关性癌

HPV 相关性癌,包括基底细胞样和湿疣样鳞状细胞癌,湿疣-基底细胞样癌、乳头状-基底细胞样癌和透明细胞癌的罕见变体,其他更罕见的类型还包括淋巴上皮瘤样鳞状细胞癌和髓样鳞状细胞癌。阴茎上皮内瘤变是侵袭性鳞状细胞癌的前驱病变,表现为发育异常的阴茎鳞状细胞癌状上皮伴完整基底膜。

三、转移途径

阴茎癌转移途径以淋巴转移为主,而远处转移率为 2.3%。淋巴结转移具有逐级转移的特点,即沿腹股沟浅组淋巴结、腹股沟深组淋巴结、盆腔/腹腔淋巴结逐渐转移。也有研究发现,原发灶累及尿道海绵体,可不经腹股沟淋巴结直接转移至盆腔淋巴结,区域淋巴结是否转移、阳性淋巴结数目、位置以及区域淋巴结清扫的手术时机是影响患者生存最重要的预后因素。

四、分期

2017 年 AJCC 更新了阴茎癌的 TNM 分期,相较 2009 年 UICC TNM 分期在原发肿瘤(T)和区域淋巴结(N)方面有较大修改,并增加了阴茎癌的分期组合(见表 4-6)。

表 4-6　2017 AJCC 阴茎癌 TNM 分期

TNM 分期	评 估 标 准
原发肿瘤(T)	
T_x	原发肿瘤不能评估
T_0	无原发肿瘤证据
T_{is}	原位癌(阴茎上皮内瘤变 PeIN)
T_a	非侵袭性局部鳞状细胞癌
T_1	阴茎头:肿瘤侵犯固有层 包皮:肿瘤侵犯真皮、固有层和内膜 阴茎体:无论肿瘤位置,肿瘤浸润表皮和海绵体之间的结缔组织;无论有无淋巴管/血管/周围神经侵犯,或肿瘤是否为高级别
T_{1a}	无淋巴管/血管/周围神经侵犯,肿瘤非低分化
T_{1b}	伴有淋巴管/血管/周围神经侵犯,或肿瘤低分化(3 级或肉瘤样)
T_2	肿瘤侵犯尿道海绵体(阴茎头或阴茎体腹侧),有或无尿道侵犯
T_3	肿瘤侵犯阴茎海绵体(包括白膜),有或无尿道侵犯
T_4	肿瘤侵犯其他相邻组织结构(如阴囊、前列腺、耻骨等)
临床淋巴结分期(cN)	
cN_X	局部淋巴结不能评估
cN_0	无可触及或可见的增大的腹股沟淋巴结
cN_1	可触及活动的单侧腹股沟淋巴结
cN_2	可触及活动的多个单侧腹股沟淋巴结或双侧腹股沟淋巴结
cN_3	固定的腹股沟淋巴结肿块或盆腔淋巴结病变,单侧或双侧

（续表）

TNM 分期	评 估 标 准
病理淋巴结分期（pN）	
pN_x	淋巴结转移不能确定
pN_0	无淋巴结转移
pN_1	<2 个腹股沟淋巴结转移，无淋巴结包膜外侵犯
pN_2	≥3 个单侧腹股沟淋巴结转移或双侧腹股沟淋巴结转移
pN_3	淋巴结外侵犯或盆腔淋巴结转移
远处转移（M）	
M_0	无远处转移
M_1	远处转移

阴茎癌合并癌栓的病例临床上尚未见报道。阴茎的静脉回流分为浅、中、深三层静脉系统。浅层静脉系统引流皮肤和阴茎筋膜浅层组织的血流，包括阴茎背浅静脉；中层静脉系统在阴茎筋膜的深面，由阴茎背深静脉和冠状沟后静脉丛组成；深层静脉系统有海绵体静脉、球静脉等组成，汇合成海绵体静脉，仅阴部内静脉回流髂内静脉。考虑阴茎癌发生于体表，患者多可及时发现病变，多数早期可以诊断。目前虽然没有相关阴茎癌合并癌栓的报道，但是在阴茎癌的病理评估中要求在显微镜水平评估肿瘤是否侵犯淋巴管、血管及周围神经，因为这是阴茎癌分期的重要指标，同时也是阴茎癌预后独立的危险因素。

五、诊断

对于阴茎癌的诊断评估需要包括以下 3 个方面：原发病灶、区域淋巴结和远处转移灶。

1. 原发病灶

阴茎癌多发生于阴茎头、冠状沟和包皮内板，病变常表现为乳头状或菜花样凸起，可伴有脓性分泌物和恶臭，质脆易出血。

（1）体格检查：包括阴茎病灶的位置、形态、大小、数目、边界等情况，还需要了解肿瘤的活动度以及与周围组织的关系。

（2）病理活检：根据原发病灶的特点，选择切除活检、组织穿刺活检、微针抽吸活检或刷拭活检等。对于小的、表浅或位于包皮的病灶，完整切除和组织活检可同时进行。

（3）影像学评估：B超、MRI等检查有助于评估原发病灶的浸润情况。

2. 区域淋巴结

阴茎癌具有逐级转移的特点，而且淋巴常规于双侧腹股沟回流。对于阴茎癌患者，需要仔细触诊双侧腹股沟区域，首先检查有无可触及的肿大淋巴结，然后结合影像学和组织病理学对区域淋巴结转移做出准确的判断。

（1）无可触及的肿大淋巴结：传统CT和MRI检查无法可靠检测微病灶，CT和MRI仅能够诊断出直径>1 cm的淋巴结，无可触及淋巴结的患者发生微转移的可能性为25%。虽然通过T分期、G分级及肿瘤学特点，可以一定程度预测淋巴结转移的可能性，但是由于活检中难以判断前哨淋巴结的准确位置，因此不推荐做常规前哨淋巴结活检。

（2）有可触及的肿大淋巴结：需要详细描述淋巴结的以下情况。①淋巴结的大小或体积；②淋巴结是否光滑；③淋巴结的位置；④淋巴结的数目；⑤单侧或双侧腹股沟；⑥淋巴结或包块的活动度、是否固定；⑦与其他结构的关系（皮肤、腹股沟韧带）；⑧下肢或阴囊是否水肿。阴茎癌初诊患者中50%可触及肿大淋巴结是炎症反应而非转移。对于初诊患者有区域淋巴结肿大，可在原发灶治疗几周，待炎症消退后再评估。如果区域淋巴结肿大明显，与周围粘连、破溃，应考虑转移可能。对于肿大的淋巴结可采用B超引导细针抽吸活检、经皮淋巴结穿刺活检或开放手术活检等方法获取组织病理来确诊。

3. 远处转移

仅2.3%的阴茎癌会发生远处转移，不推荐常规进行远处转移的影像学评估。如果出现腹股沟淋巴结转移，建议患者行腹部、盆腔、胸部CT检查以评估远处转移的情况。目前尚无可靠的阴茎癌诊断及预后标志物。

六、治疗

阴茎癌的治疗包括原发灶治疗、区域淋巴结评估、手术治疗，以及评估后行放疗、化疗等综合治疗。

1. 原发病灶治疗

根据肿瘤大小、分期、分级及患者自身情况决定原发病灶治疗的方法，包括病变局部切除、阴茎部分切除术和阴茎全切除术。手术原则是在切缘阴性的前提下尽可能保留更长的阴茎。

（1）保留阴茎器官的治疗：治疗前必须明确组织病理及分级，包括病变局部治疗和阴茎部分切除术。局部治疗方法包括针对 T_{is}、T_a、$T_1G_{1\sim2}$ 期肿瘤，方法包括包皮环切术、局部病变切除术、激光治疗等方法。为保证手术切缘阴性，建议行冷冻或快速石蜡切片。阴茎部分切除术：主要针对 T_1G_3、T_2 和 T_3 期肿瘤，建议行阴茎部分切除术。一般认为 3～5 mm 手术切缘是最小且安全的范围。也可选择莫氏显微外科技术，对病灶进行连续薄层切片，显微镜下做冰冻或快速切片，直至获得阴性切缘。

（2）阴茎全切术：对于 T_4 期肿瘤患者建议行阴茎全切除术和会阴尿道造口术。

2. 淋巴结处理

淋巴结转移与否和淋巴结转移范围是阴茎癌最为重要的预后因素。

（1）淋巴结处理：建议对于低危肿瘤或无法耐受的患者可行定期监测，而对于高风险患者可以选择前哨淋巴结活检或根治性淋巴结清扫术。

（2）根治性腹股沟淋巴结清扫范围：以外环上缘与髂前上棘的连线为上界，以髂前上棘与其下 20 cm 处的连线为外界，以耻骨结节及其下 15 cm 处的股内侧为内界，以内界和外界下缘的连线作为下界。要求覆盖肌肉表面的肌膜，对股血管进行骨骼化处理，清扫区域和汇入股静脉的大隐静脉均需要切断并包含在整个标本中。

3. 远处转移灶治疗

阴茎癌多转移至腹股沟及盆腔淋巴结，而远处转移（如肺、肝、脑、骨转移）很少，文献报道为 1%～10%。远处转移的阴茎癌患者预后差，平均生存期均少于 1 年。对于有远处转移的阴茎癌，治疗方案以铂类化疗为主，也有表皮生长因子受体（epidermal growth factor receptor，EGFR）的靶向药物用于转移性阴茎癌的报道。对于有局部症状的转移灶，可以根据专科情况给予相应的姑息治疗。

4. 化疗

化疗在阴茎癌的治疗中具有重要作用，可用于术前新辅助治疗。确诊淋巴结转移或出现复发的患者，辅助化疗至关重要。辅助化疗方案强调联合用药，常用的化疗方案有 TIP 和 TPF，推荐行 3～4 个周期化疗。相比于未化疗的患者,接受化疗患者的中位生存期延长 11.6 个月。

(1) TIP 方案。第 1 天:紫杉醇 175 mg/m²;第 1~3 天:异环磷酰胺 1200 mg/(m² · d),顺铂 25 mg/(m² · d)。每 3~4 周,重复上述方案。

(2) TPF 方案。第 1 天:多西他赛 75 mg/m²,顺铂 60 mg/(m² · d);第 1~4 天:5 - FU 750 mg/(m² · d)。每 3~4 周,重复上述方案。

5. 放疗

放疗仅可作为无法接受手术以及术后复发和区域淋巴结复发患者的姑息性治疗。放疗会增加肿瘤与原发病灶和腹股沟阳性淋巴结手术清扫的难度和并发症的发生。放疗可以作为化疗及其他治疗失败后的一种选择,不推荐作手术后新辅助治疗方案,与腹股沟淋巴结清扫相比,放疗并不能延长患者的总生存期,且易增加后续手术治疗的风险。对于 N_0 期患者不推荐预防性腹股沟淋巴结放疗;而对于 N_1/N_2 期患者,不推荐腹股沟淋巴结清扫后行辅助性放疗。

七、随访及预后

对阴茎癌患者的随访非常重要,可以及早发现局部和区域淋巴结的转移和复发,绝大多数患者仍有治愈可能。而且随访也是评估治疗效果和预测远期并发症的唯一方法。

阴茎癌患者的随访必须以视诊和查体为基础。CT 扫描可作为是否有盆腔淋巴结转移和远处转移的常规手段。肿瘤的局部复发很容易通过患者自身或医师体检发现,建议患者定期到医院进行复查。如果腹股沟发现转移淋巴结,建议患者 2 年内每 3 个月检查 1 次,第 3~5 年每 6 个月检查 1 次。

（蔡之平,房晓,肖成武）

📖 参考文献

[1] Backes D M, Kurman R J, Pimenta J M, et al. Systematic review of human papillomavirus prevalence in invasive penile cancer[J]. Cancer Causes Control, 2009, 20(4):449 - 457.

[2] Bray F, Ferlay J, Laversanne M, et al. Cancer Incidence in Five Continents: Inclusion criteria, highlights from Volume X and the global status of cancer registration[J]. Int J Cancer, 2015, 137(9):2060 - 2071.

［3］ Chaux A, Soares F, Rodríguez I, et al. Papillary squamous cell carcinoma, not otherwise specified (NOS) of the penis: clinicopathologic features, differential diagnosis, and outcome of 35 cases[J]. Am J Surg Pathol, 2010, 34(2):223 - 230.

［4］ Crook J, Grimard L, Esche B, et al. MP - 21. 03: Penile brachytherapy: results for 60 patients[J]. Urology, 2007, 70(3): 161.

［5］ Dickstein R J, Munsell M F, Pagliaro L C, et al. Prognostic factors influencing survival from regionally advanced squamous cell carcinoma of the penis after preoperative chemotherapy[J]. BJU Int, 2016, 117(1): 118.

［6］ Joost A P, Kirrander P, Antonini N, et al. Recurrence patterns of squamous cell carcinoma of the penis: recommendations for follow-up based on a two-centre analysis of 700 patients[J]. Eur Urol, 2008, 54(1): 161 - 169.

［7］ Koifman L, Vides A J, Koifman N, et al. Epidemiological aspects of penile cancer in Rio de Janeiro: evaluation of 230 cases[J]. Int Braz J Urol, 2011, 37(2):231 - 240.

［8］ Machan M, Brodland D, Zitelli J, et al. Penile squamous cell carcinoma: penis-preserving treatment with mohs micrographic surgery[J]. Dermatol Surg, 2016, 42 (8): 936 - 944.

［9］ Mir M C, Herdiman O, Bolton D M, et al. The role of lymph node fine-needle aspiration in penile cancer in the sentinel node era [J]. Adv Urol, 2011; 2011:383571.

［10］ Moch H, Cubilla A L, Humphrey P A, et al. The 2016 WHO classification of tumours of the urinary system and male genital organs—part A: renal, penile, and testicular tumors[J]. Eur Urol, 2016, 70(1):93 - 105.

［11］ Necchi A, Lo Vullo S, Nicolai N, et al. Prognostic factors of adjuvant taxane, cisplatin, and 5-fluorouracil chemotherapy for patients with penile squamous cell carcinoma after regional lymphadenectomy[j]. Clin Genitourin Cancer, 2016, 14(6): 518 - 523.

［12］ Ornellas A A, Chin E W K, Nóbrega B L B, et al. Surgical treatment of invasive squamous cell carcinoma of the penis: Brazilian National Cancer Institute long-term experience[J]. J Surg Oncol, 2008, 97(6): 487 - 495.

［13］ Rippentrop J M, Joslyn S J, Konety B R, et al. Squamous cell carcinoma of the penis: evaluation of data from the surveillance, epidemiology, and end results program[J]. Cancer, 2004, 101(6):1357 - 1363.

［14］ van Howe R S, Hodges F M. The carcinogenicity of smegma: debunking a myth [J]. J Eur Acad Dermatol Venereol, 2006, 20(9):1046 - 1054.

［15］ Zhang Z L, Yu C P, Liu Z W, et al. The importance of extranodal extension in penile cancer: a meta-analysis[J]. BMC Cancer, 2015, 15:815.

［16］ 雷振伟,陈建文,王翰锋,等.阴茎癌149例临床分析[J].微创泌尿外科杂志,2016,5 (1):44 - 48.

第五章

内分泌系统肿瘤合并癌栓

第一节　甲状腺癌合并癌栓

甲状腺癌是一种总体生长缓慢的肿瘤,约占人类全部恶性肿瘤的 4%。按病理类型可分为乳头状甲状腺癌(papillary thyroid carcinoma)、滤泡状甲状腺癌(follicular thyroid carcinoma)、甲状腺未分化癌(anaplastic thyroid carcinoma)和甲状腺髓样癌(medullary thyroid carcinoma)。其中,乳头状甲状腺癌与滤泡状甲状腺癌合称为分化型甲状腺癌(differentiated thyroid carcinoma)。分化型甲状腺癌占甲状腺癌的 85%～90%,髓样癌占 2%～5%,未分化癌占 1%～3%。大部分的分化型甲状腺癌预后较好,患者的 5 年总生存率可达 97.8%,部分晚期分化型甲状腺癌及将近 30% 的甲状腺髓样癌患者易发生局部复发及远处转移,预后较差。甲状腺未分化癌恶性程度最高,7%～23% 的患者出现远处转移,病死率高达 14%～39%,中位生存期仅有 2～12 个月,5 年总生存率<5%。

甲状腺癌出现血管侵犯,形成大血管癌栓(MVA)十分少见。1879 年,Kaufmann 和 graham 第一次报道了 2 例甲状腺癌合并癌栓的病例。据统计,甲状腺癌合并癌栓的发生率为 0.2%～3.8%。癌栓提示疾病预后较差且病死率极高,广泛的血管侵犯或静脉癌栓应当视为是肿瘤远处转移或早期复发的危险因素之一。有研究表明,甲状腺癌伴癌栓患者更有可能发生肺转移。据 Kobayashi 等统计,5 498 例甲状腺癌无癌栓患者中有 49 例发生肺转移,9 例甲状腺癌伴癌栓患者中有 3 例发生肺转移。有肿瘤血栓的患者肺转移比例高于无肿瘤血栓患者(33.3% *vs* 0.9%,$P < 0.000\,1$)。造成这一结果的直接原因可能是癌栓内肿瘤细胞直接进入血液循环所致。

根据《美国国家综合癌症网络(NCCN)甲状腺癌指南(2017版)》临床分期显示,肿瘤突破甲状腺造成包膜外侵犯时归为 T_3 期,当肿瘤侵犯纵隔血管或包绕颈动脉时归为 T_{4b} 期。因此,不同程度的癌栓延伸范围也将影响甲状腺癌的 T 分期及预后评估。

一、发病机制

根据现有文献病例的报道,发生癌栓的甲状腺癌类型多为低分化乳头状癌、未分化癌和滤泡状癌。癌栓的具体形成机制暂时尚不明确。但可以通过已知的侵袭性最强、预后最差的未分化癌的发病机制,来推测癌栓患者相关基因水平的变化。现有研究表明,甲状腺未分化癌发生和去分化相关的基因分子事件包括 RAS/BRAF/MAPK/ERK 信号通路、PI3K/Akt/mTOR 信号通路、*P53* 基因、*CTNB1* 基因等。

1. *RAS/BRAF* 基因

RAS/BRAF 基因与淋巴结转移和远距离转移存在关联。侵袭性甲状腺癌的进展被认为是一个多步骤的肿瘤发生过程,60%的甲状腺未分化癌存在 *RAS* 突变,可能导致分化型甲状腺癌去分化并向未分化癌发展。BRAF 是 RAS 的下游效应器,对细胞周期、细胞凋亡以及甲状腺特异基因的表达起重要调节作用。*BRAF* 突变后 MAPK 信号通路的激活可沉默钠碘转运体(sodium-iodine symporter,NIS)的表达,尤其是 *BRAF* V600E 突变,可以阻止 NIS 的基因表达以及膜定位,下调甲状腺特异蛋白表达,促进细胞去分化、迁移和浸润性生长。

2. PI3K/Akt/mTOR 信号通路

PI3K/Akt/mTOR 信号通路参与肿瘤细胞存活、黏附、移动、扩散和血管的生成的调控。*PI3K* 突变通过抑制 cAMP 以降低 NIS 的表达,促使甲状腺癌细胞向未分化发展,同时上调 mTOR,mTOR 可促进细胞增殖和抑制细胞凋亡,并且可抑制 NIS 的表达。

3. *P53* 基因

在甲状腺癌中 *P53* 突变多位于晚期阶段,大约可见于95%的未分化癌病例。基于以上未分化癌发生的"两步转化"机制,而后发生 *P53* 的失活突变可促进分化型甲状腺癌细胞去分化发展为更具侵袭性的低分化甲状腺癌。

4. *CTNB1* 基因

CTNB1 基因(又称 β-联蛋白基因),其突变会使 β-联蛋白大量累积并进

入细胞核内,激活 Wnt 信号通路的过度转导和异常活化,促进细胞增殖、浸润、新生血管形成,引发肿瘤的发生。*CTNB1* 基因也影响细胞黏附系统,突变导致细胞黏附力减弱,从而增强侵袭性。

以外,Notch1 表达降低,TERT 启动子突变,组蛋白脱乙酰酶(histone deacetylase,HDAC)上调,核因子 κB(nuclear factor-κB,NF-κB)活化等基因分子事件均可在甲状腺未分化癌发生的主要机制中参与,促进甲状腺未分化癌的发生和发展。

目前认为,肿瘤细胞侵犯并包绕血管壁,激活凝血系统,纤维蛋白包绕肿瘤细胞,实现癌栓的形成和延伸。有研究显示,肿瘤血栓与机体凝血功能紊乱有着密切关系。癌症患者多存在术前血液高凝状态,可能与肿瘤细胞通过多种途径刺激宿主机体凝血系统有关。据统计,癌症患者患静脉血栓栓塞的风险是普通人的 7 倍(见图 5-1)。同样,血凝块也极大地刺激肿瘤细胞的生长和传播。惰性或睡眠表型的细胞,缺乏肿瘤初始化能力,但可能被组织因子改变肿瘤微环境,诱导细胞从惰性向恶性表型转变。

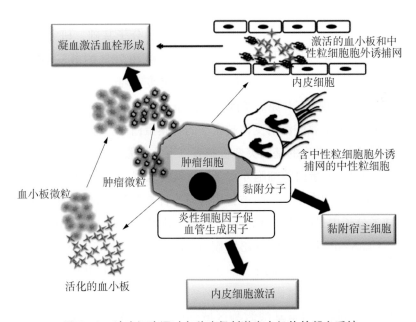

图 5-1 肿瘤细胞通过多种途径刺激宿主机体的凝血系统

Franco 等认为肿瘤细胞的侵犯顺序是先侵犯甲状腺静脉,再侵入颈内静脉,并传播至远处大血管。肿瘤最远端部分可自由移动,类似于深静脉血栓形成的叶状结构,并以此作为癌栓的起点,栓子成分由肿瘤细胞和纤维蛋白组成。在栓子的延伸过程中,颈静脉内的高速血流将阻止肿瘤侧向化生长。

不同类型的甲状腺癌发生血管侵犯的路径不同:

(1) 甲状腺乳头状癌形成癌栓多由于转移淋巴结侵犯邻近颈内静脉,直接的血管外侵犯十分罕见。乳头状癌的组织病理学标本中仅有 1.5% 的比例显示静脉浸润特征,在诊断时发现这种侵袭性的行为,证明其存在更高的肿瘤复发率。

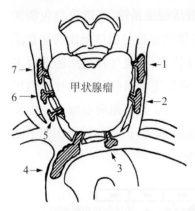

图 5 - 2　甲状腺原发肿瘤侵犯甲状腺静脉

(2) 也有学者认为,乳头状癌在其演变过程中可能存在双重肿瘤组分,分化差的成分或许是导致肿瘤生长和扩散突然变化的原因。

(3) 滤泡腺癌形成癌栓大多由于甲状腺原发肿瘤直接侵犯甲状腺静脉引起(见图 5 - 2)。

甲状腺髓样癌的发病机制是以 *RET* 基因突变为主要的分子基础。研究发现,95% 的遗传型髓样癌和 70% 的散发型髓样癌由 *RET* 基因突变引起。1985 年日本学者 Takahashi 最早发现 *RET* 原癌基因。其位于 10 号染色体 q11.2 上,含 21 个外显子,编码一种酪氨酸激酶受体超家族的跨膜蛋白。

关于甲状腺髓样癌的基因突变机制有以下几种假说:

(1) 位于 RET 蛋白的细胞外富含半胱氨酸区域(外显子 10 和 11)的错义突变,导致相关产物中半胱氨酸被替代为另一种氨基酸,这些半胱氨酸残基的置换破坏了分子内二硫键并有利于分子间二硫键的形成,导致组成性二聚化和活化。约 98% 的多发性内分泌肿瘤(multiple endocrine neoplasia, MEN) 2A 患者的突变位点位于密码子 609、611、618、620 和 634,其中密码子 634 突变最常见,占 *MEN 2A* 基因突变的 80%。

(2) 位于细胞内的氨基酸激酶区域(外显子 13~16)的突变,约 95% 的 MEN 2B 患者中,外显子 16 的 918 密码子处存在一个将甲硫氨酸转变为苏氨酸的单突变,胞内 TK2 结合位点的构象变化,导致配体非依赖性,单体和二聚体自磷酸化。4% 的 MEN 2B 患者基因突变为 A883F。

（3）在没有 *RET* 突变的散发性髓样癌患者中还存在涉及 *RAS* 基因的点突变，其改变三磷酸鸟苷增加亲和力或抑制自动催化三磷酸鸟苷酶的功能。*RET* 和 *RAS* 基因的突变，均导致 MAPK 和 PI3/AKT 信号转导途径的不正确的激活。

（4）*BRAF* 在甲状腺髓样癌中的作用尚且存在争议。实验表明，BRAF、CDKN2A 和 PI3KCA 被列为甲状腺髓样癌肿瘤发生中的潜在佐剂，不通过体细胞突变参与肿瘤发生的调节。

（5）其他与甲状腺髓样癌发生和发展相关的还包括 AKT，它是调节细胞增殖、细胞凋亡、细胞周期、代谢和血管生成的中心枢纽。AKT 的失调似乎有助于 *RET* 原癌基因突变的致瘤活性，极少数的遗传性髓样癌由 *NTRK1* 基因突变引起。

二、病理学特点

癌栓的病理种类可以囊括甲状腺癌各个主要类型，常见的是乳头状癌、滤泡状癌、未分化癌；较为罕见的是 Hürthle 细胞癌、鳞状细胞癌以及肾癌转移性甲状腺癌、肝癌转移性甲状腺癌等。一般认为，血管侵犯在滤泡状甲状腺癌（见图 5-3）、甲状腺未分化癌中常见（见图 5-4），在乳头状甲状腺癌中少见，侵犯大血管形成癌栓者则更少。Yuko 等收集了 25 例已发表的英文文献中的癌栓患者资料，经统计滤泡状癌 13 例，乳头状癌 6 例，余下 6 例为低分化或未分化癌。Onoda 等整理了自 1978 年以来 19 例已发表的癌栓患者病例，滤泡癌与乳头状癌的比例为 13∶5。

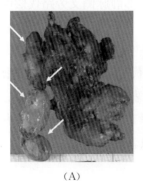 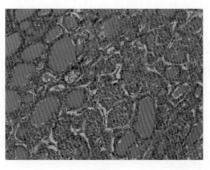

(A)　　　　　　　　　　　　(B)

图 5-3　甲状腺滤泡状癌的癌栓

注　A. 大体观；B. 镜下观。

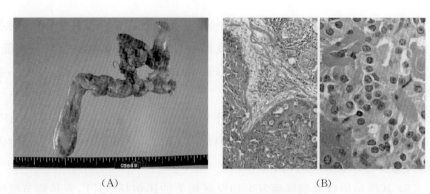

（A）　　　　　　　　　　　　（B）

图5-4　甲状腺未分化癌的癌栓

注　A. 大体观；B. 镜下观。

但近年来的文献越来越多地报道低分化型乳头状癌造成的血管侵犯不容小觑。Yuko 等对比了日本收集的 35 例患者，滤泡癌 10 例，乳头状癌 10 例，未分化癌 6 例，低分化癌 2 例，结果并未显示滤泡癌侵犯脉管的高发生率。Hyer 等总结了各篇文献报道的 24 例患者的临床资料发现，乳头状癌 11 例，滤泡状癌为 7 例，其余 6 例为未分化癌。笔者认为造成乳头状癌报道增多的原因可能是因为之前对未分化癌和低分化癌的低估所致，未分化型肿瘤预后极差，患者生存率低，故而报道较少，造成报道偏差。由 Hyer 等的统计可知，11 例乳头状患者中证实低分化或未分化乳头状癌占 4 例，而此种类型的乳头状癌更具侵袭性。

三、临床表现

根据甲状腺癌的癌栓大小、栓塞部位及局部静脉侧支旁路代偿能力，患者的临床表现不一。

1. 急性症状

当癌栓阻塞上腔静脉，导致血流无法代偿，则出现上腔静脉综合征（superior vena cava syndrome，SVCS），患者表现为晕厥、呼吸困难、上肢及颜面部水肿。若癌栓脱落，进而造成血流动力学紊乱，可导致肺栓塞、右心衰、猝死等严重并发症，未及时行手术治疗可导致患者死亡。

2. 慢性症状

甲状腺癌合并癌栓轻者或长期阻塞者，通过颈部浅静脉或对侧静脉代偿，局部可以表现为无症状，或仅仅表现为原发病灶的无痛性肿块，需要通过影像学检查或术中探查发现；程度稍重者表现为胸锁乳突肌部位压痛或沿着颈静脉触摸到条索状硬节。因为癌栓多提示疾病进展至晚期，预后不佳，其原发病症状同样严重，肿瘤向周围组织侵犯，压迫食管、气管以及神经，表现为吞咽困难、声音嘶哑和呼吸困难，影像学检查多提示淋巴结转移、血管神经浸润，以及邻近器官侵犯。

癌栓可以自甲状腺静脉向上蔓延至面静脉，向下蔓延至颈内静脉、头臂静脉、上腔静脉一直延续至右心房，甚至右心室。Yuko 等报道的 1 例甲状腺癌合并癌栓患者，术前超声及增强 CT 均显示癌栓末端已越过三尖瓣到达右心室。一例罕见病例报道，甲状腺癌通过纵隔组织侵犯主动脉弓，进而形成主动脉癌栓，其初始症状表现类似主动脉夹层，患者出现胸痛、胸闷症状，因癌栓阻塞头臂动脉，还造成患者右肢缺血无脉，感觉麻木。

四、诊断

准确的术前诊断，有助于鉴别癌栓与血栓，可为外科医师评估患者的病情和制订合适的治疗方案提供依据。

（一）血清学检查

原发性甲状腺癌患者体内甲状腺球蛋白（thyroglobulin，Tg）水平升高，促甲状腺素（thyroid stimulating hormone，TSH）水平升高，高 Tg 水平对 DTC 远处转移具有预测价值，刺激性 Tg 界值点为 52.75 ng/ml 时，其预测远处转移的灵敏度和特异度分别为 78.90% 和 91.70%。但对于鉴别是否存在癌栓并无价值。

（二）超声

1. 灰阶超声和彩超

超声被公认为甲状腺疾病的首选检查方式。目前认为，超声对甲状腺结节的检出率为 20%~76%，对甲状腺癌合并癌栓的检出率尚没有详细的统计数据。Kobayashi 等整理了在其诊疗中心的 7 754 例行甲状腺手术的患者，其中 5 507 例为甲状腺癌，其中 9 例合并癌栓，术前超声检出 7 例，2 例未检出或判断错误（在术中发现为假阴性）；另有 4 例被误检（假阳性）。

超声能对静脉产生清晰的声窗，能有效描绘颈部大静脉的肿瘤侵犯，对颈静脉栓子具有高度敏感性，但对于甲状腺静脉探及敏感性有限，操作者可能将甲状腺静脉内癌栓误判为淋巴结转移，从而造成假阴性；也可能由于血栓与癌栓的鉴别困难,造成假阳性。医师应当重视术前超声检出癌栓的重要性,即使术前通过细针穿刺进行细胞学检查不提示恶性,但通过超声发现癌栓就强烈提示病灶恶性可能,这对于评估疾病程度和预后、选择治疗手段都极为重要。

颈静脉内癌栓在超声下一般表现为低回声,阻塞段静脉直径扩张,癌栓与静脉管壁分界不清且管壁中断(见图5-5)。彩超显示静脉血管内血流信号紊乱或阻断,栓子内可见点状或线状血流信号(见图5-6)。

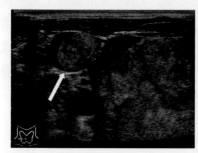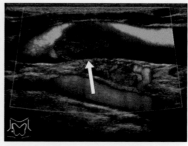

图5-5　颈静脉内癌栓在超声下一般表现为低回声,阻塞段静脉直径扩张,癌栓与静脉管壁分界不清且管壁中断(箭头所示为癌栓)

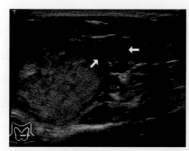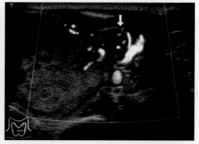

图5-6　彩超显示静脉血管内血流信号紊乱或阻断,栓子内可见点状或线状血流信号(箭头所示为癌栓)

2. 超声弹性成像

目前,超声弹性成像(ultrasonic elastography)技术也逐渐应用于甲状腺癌的诊断,原理是通过检测外力作用下病灶的形变程度来间接反映组织的硬度,根据不同组织的不同弹性系数对病灶组织硬度进行数据量化,由此判断良恶性。尤其针对甲状腺微小癌的检出有较高特异度。宋琳琳等回顾性分析了经术后病理确认的246个甲状腺微小结节,术前超声弹性成像诊断甲状腺微小癌的敏感度、特异度、阴性预测值、阳性预测值分别为86.4%、60.9%、

63.6%、85.0%,其中特异度和阳性预测值高于超声成像 TI-RADS 分类以及两者的联合。目前尚没有文献报道运用超声弹性成像对甲状腺癌栓进行检测,未来可以就此方面展开进一步研究。

3. 超声造影

超声造影(contrast-enhanced ultrasonography)越来越多地被应用于各类肿瘤癌栓的鉴别,尤其是肝癌导致的门静脉癌栓(PVTT)和血栓的鉴别。在甲状腺领域,通过超声造影来诊断肿瘤在颈部淋巴结和远处的转移。有研究报道,肿瘤颈部淋巴结转移在超声造影下表现为:向心性且非同步灌注及增强、灌注缺损、边缘环形增强(图 5-7)。其原理是通过向肘窝静脉注射微泡造影剂,增强血液的回声反射率,实时反映脏器及肿瘤的循环灌注变化。造影剂一般选用六氟化硫微泡(SonoVue),因其直径小于滋养血管,可进入到全身循环,并通过肺循环时经呼吸道排出。利用超声造影需要分析以下三方面数据。

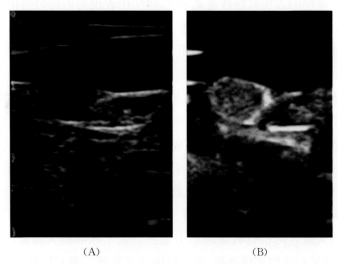

(A)　　　　　　　　　　　(B)

图 5-7　肿瘤颈部淋巴结转移灰阶超声(A)与超声造影 14 s 后(B)对比

(1)增强模式:造影剂进入结节的快慢及方式、造影剂分布的均匀性及消退快慢等。恶性结节超声造影时,造影剂进入快,呈环状或不均匀高增强,而良性结节一般呈均匀低增强。

(2)时间-信号强度曲线(time-signal intensity curve,TIC):可提供时间、达峰时间、峰值强度和最大灌注强度等众多定量指标,可对病灶血流灌注状态进行定量分析。

（3）超声造影参数成像：通过对取样图像中所有像素对应的造影剂时间强度参数进行彩色编码，能够得到占位性病变及其周边组织各个点的直观立体参数彩图。有研究表明，恶性肿瘤各参数成像图呈五彩斑斓状，而良性结节参数成像图色彩较单一。

目前认为，癌栓在超声造影中呈现：原发病灶与癌栓的均匀性或不均匀性同步增强，增强程度高于周围组织，而血栓则未见明显造影剂填充（图5-7）。杨蕾等报道的1例病例中，在术前注射超声造影剂 SonoVue 后，颈静脉内栓子与甲状腺肿物得到同步强化，术后病理证实颈内静脉内栓子为甲状腺癌合并癌栓。

（三）CT 及增强 CT

对于甲状腺癌的颈部原发病灶，CT 能够清晰显示解剖层次及结构，而且增强 CT 能早期发现周围器官侵犯，如喉、气管、食管及血管侵犯。增强 CT 对分化型甲状腺癌的表现有特殊意义，在影像学中表现为不均匀强化、岛状强化结节、钙化、强化环不完整或无强化环、邻近器官受侵犯。

韩志江等总结归纳出了常见的甲状腺恶性肿瘤 CT 征象，如乳头状甲状腺癌的四大主征：形态不规则、咬饼征、增强后模糊或范围缩小、微钙化/簇状钙化。滤泡状甲状腺癌的四大主征：形态规则、低强化、星芒状瘢痕/坏死、环状钙化。甲状腺髓样癌的四大主征：低强化、钙化、形态规则、甲状腺中上极。甲状腺未分化癌的四大主征：形态不规则、坏死明显且边缘模糊、向气管食管沟延伸、钙化。甲状腺淋巴瘤的四大主征：形态不规则、密度均匀、轻度均匀强化、气管食管沟延伸。甲状腺转移瘤的四大主征：形态不规则或边界不清晰、气管食管沟延伸、坏死边界模糊、合并多发淋巴结增大。

对纵隔大血管的检查较超声更为敏感。由于纵隔内大静脉解剖位置特殊，可能被骨结构或肺实质遮蔽，超声检出敏感度低。而 CT 多层次断层扫描完成 3D 血管重建，有助于定义肿块位置、范围，完成纵隔 MVA 的评估。但栓子在 CT 中一般表现为低密度影，缺乏特异性，不能鉴别癌栓和血栓。运用增强 CT 可以进一步准确评估癌栓，癌栓在增强 CT 中的典型图像包括：光滑缺损、外部压迫、血管壁强化伴扩张、大血管内部低密度充盈缺损和相邻软组织肿胀。须特别注意"环征"（ring sign）现象（图5-8），环征提示：癌栓尚未大面积侵犯周围血管内膜，允许医师进行单纯癌栓切除术式。增强 CT 的不足在于无法鉴别栓子的性质。

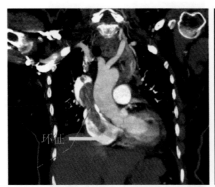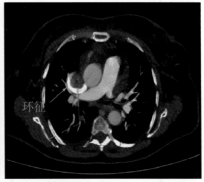

图 5-8 环征提示癌栓尚未大面积侵犯周围血管内膜

（四）MRI

MRI 对癌栓诊断的敏感度较高，评估价值与 CT 相仿，无须射线暴露及后期三维重建，同时无须碘对比剂可避免碘过敏及碘对甲状腺癌治疗的影响。MRI 能够发现肿瘤细胞的颅骨转移，并且显示血管浸润。癌栓在 MRI 中表现为异质增强信号，T_1 加权像呈现等信号/稍低信号，T_2 加权像呈现等信号/稍高信号，并且 T_2 相中癌栓信号与原发灶相仿，以甲状腺未分化癌最为常见。但 MRI 亦存在耐受性差、价格昂贵、适应证窄等缺陷。

（五）^{131}I 全身扫描(^{131}I-WBS)或 SPECT/CT、^{18}F-FDG PET/CT

^{131}I-WBS(见图 5-9A)和 ^{18}F-FDG PET/CT 是应用最广泛并且能够协助明确栓子性质的检查手段。但两者的显像机制不同，^{131}I-WBS 适用于分化型甲状腺癌，肿瘤细胞具有摄取碘的能力，通过肿瘤细胞摄取并聚集放射性碘而显示病灶；^{18}F-FDG PET/CT 则利用癌细胞葡萄糖代谢活跃的生物学特性，高度摄取 ^{18}F 标记的葡萄糖类似物氟代脱氧葡萄糖(flurodeoxyglucose，FDG)后并在细胞蓄积，显示为浓聚灶，可发现转移灶和癌栓。通过合理选择这两种方法进行检测，有助于区分癌栓与普通血栓或血栓性静脉炎。SPECT/CT(见图 5-9B)或 ^{18}F-FDG PET/CT 是结合了代谢和解剖学特征的融合图像，具有更高的敏感度、分辨率和定位的准确率，被越来越多地报道用于各类癌栓和局部远处转移的术前诊断。

但也有报道指出，FDG-PET 和 ^{131}I-WBS 仍存在一定程度的假阳性可能。Chen 等报道的 1 例 FDG-PET/CT 及 ^{131}I-WBS 提示阳性患者，栓子经术后病理证实为血栓，而非癌栓。同样，^{131}I-WBS 也可以出现假阴性的情况。

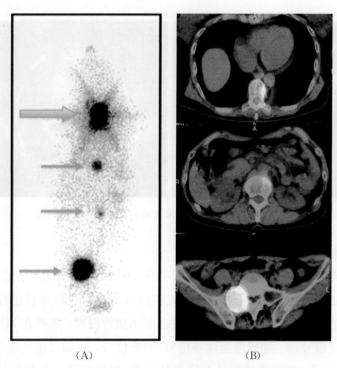

图 5 - 9　^{131}I - WBS(A)和 SPECT/CT(B)能够协助明确栓子(箭头所示)的性质

图 5 - 10 示 1 例甲状腺低分化乳头状癌伴肝脏转移患者,术前^{131}I 全身扫描未提示转移病灶,后通过增强 CT 和超声造影发现远处转移,形成对比的是普通超声没有发现肝脏转移结节。推测假阳性的产生与静脉血栓引起的炎症反应有关。炎症细胞同样可以摄取 FDG,造成聚集。因此,为提高检查的灵敏性和特异性,建议联合增强 CT、超声造影、MRI 等多种影像学检查来增加诊断的准确率。

镓 67 闪烁成像(Gallium - 67 scintigraphy)已被成功用于一例未分化甲状腺癌合并癌栓的诊断。

(六) 基因检测

(1) *BRAF* 基因:基因突变类型多为第 15 位外显子第 1 799 位核苷酸 T→A,即第 600 位密码子的转换(V600E),诱导产生侵袭性乳头状甲状腺癌,造成侵袭性行为表现。

(2) *RET* 基因:已有报道认为具有 RET/PTC 重排的乳头状甲状腺癌患者局部病灶易出现甲状腺外的侵犯。重排中最常见的是 RET/PTC1 以及

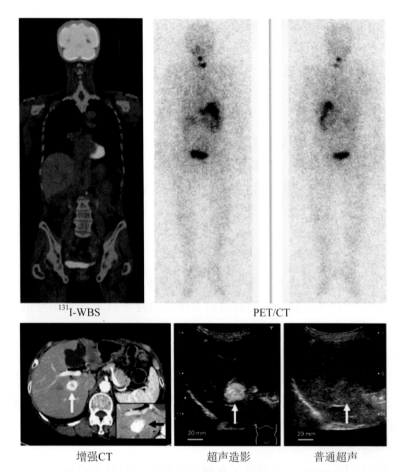

131I-WBS　　　　　　　　PET/CT

增强CT　　　　　　　超声造影　　　　　　　普通超声

图 5‑10　　^{131}I‑WBS 和 PET/CT 未见转移灶，增强 CT 和超声造影见转移灶（箭头所示）

RET/PTC3，其中 RET/PTC3 多见于变异型乳头状甲状腺癌。

（3）*RAS* 基因：最常见 N-RAS 及 H-RAS 第 61 位密码子突变，更多的是肿瘤细胞早期分化，与侵袭性相关较少。

（4）*PAX8/PPARγ* 融合基因：是目前研究发现的甲状腺滤泡癌最重要的易感基因，该融合基因可增加癌肿经血管浸润转移的机会。

（5）*P53* 抑癌基因：*P53* 是甲状腺未分化癌和低分化甲状腺癌发病机制中的关键基因，检测到 *P53* 突变常常提示疾病预后较差。也有研究发现，在伴有 *RET/PTC* 重排的乳头状甲状腺癌患者中，P53 蛋白表达更加常见，并且显著影响癌肿的腺外浸润。

此外,部分未分化甲状腺癌的肿瘤侵袭行为与频繁的 TERT 启动子突变、*CTNBI*、*PTEN*(PIK3CA/AKT/mTOR 通路的关键效应物)、*ALK*、*NIS*、*ATM*、γ-*H2AX* 等基因都可能存在关联。

五、鉴别诊断

癌栓需要与普通血栓相鉴别。颈内静脉血栓的形成多是由于感染、中央静脉插管、局部外科手术、颈部肿块压迫、口服避孕药等,导致静脉血流缓慢、血管壁损伤和血流高凝状态,是血栓形成的基本原因,一般可以通过影像学检查加以区别。

六、治疗

对于癌栓的治疗,尚未有明确的指南供医师参考。目前建议联合由手术为主导,术后[131]I、外放射治疗为辅助的多模式治疗手段来达到治疗的效益最大化。

近 10 年的文献报道显示,对于存在手术适应证的患者,只要接受积极联合治疗,术后就有可能取得较长的生存期。Hyer 等回顾性分析了 60 年内在该癌症中心治疗的 5 例癌栓患者,患者均接受了积极的联合治疗,并取得了良好的治疗效果,中位生存期达 28 个月,无病生存期为 24 个月。

(一)手术切除

1978 年,Thompson 等报道了首例手术切除滤泡状甲状腺癌合并癌栓病例,术后患者生存期达 24 个月。癌栓切除手术是多学科诊疗模式(MDT)的应用,需要头颈外科、心胸外科、血管外科、影像介入科等医师的共同参与,制订合理、完善的手术方式。

1. 适应证及禁忌证

对于手术适应证的选择,外科医师必须仔细慎重,并进行个体化考虑。已有相关文献报道,对未分化癌类型患者进行手术,肿瘤细胞在术后形成系统性播散,加速疾病进展;或是病灶由分化型向低分化型转变,恶性程度加重,如乳头状癌可能转变成未分化癌,造成预后不良。

Marcy 等认为手术绝对禁忌证应当包括:TNM 分期为 T_{4b} 期、局部复发并伴随转移、来自肾癌的广泛转移、气管侵犯和低分化癌。但笔者怀疑 Marcy 等的统计存在分期混乱并且证据不足。随着研究的进展,外科医师不再将肿瘤的血管侵犯、转移视为手术绝对禁忌证。通过手术切除，缓解腔静脉梗阻，通过辅助 ^{131}I 治疗转移灶，减轻肿瘤负荷，延长患者的生存周期并提高生存质量，积极的手术治疗已被接受。Onoda 等报道的 1 例甲状腺滤泡癌合并癌栓伴多发肺转移患者，分期 $T_{4b}N_0M_1$，在接受积极的手术治疗后患者预后良好。

2. **注意事项**

（1）防治术中并发症：防止术中癌栓脱落，造成肺栓塞、心脏衰竭、心源性休克或心脏停搏等严重并发症。Marcy 等汇报了 1 例术中癌栓脱落的情况，患者术前影像学检查提示癌栓自左颈内静脉延续至上腔静脉，术中突然出现一过性低血压和心律失常，癌栓远端消失，因患者血流动力学尚稳定，医师未行进一步取栓。术后增强 CT 提示癌栓阻塞左、右两肺的上肺动脉，医师依靠经皮静脉介入血栓抽吸导管将一部分癌栓抽吸出来。尽管患者预后尚良好，但文献未报道进一步的 PET/CT 检查结果，笔者认为脱落阻塞的癌栓可能增加肺转移的风险。因此，在剥离癌栓前可以先行结扎栓子两端的血管，或者在癌栓血管近心端放置暂时性过滤器。滤器放置操作的难易是由栓子位置决定的。如果癌栓出现在无名静脉，那么可以放置上腔静脉滤器；如果癌栓延伸至上腔静脉，那么滤器的置入就会相对困难，术者需要更加小心谨慎。

（2）循环旁路建立：术中阻断相应血管路径，可能会导致颈部、纵隔静脉回流障碍，因此旁路循环的建立尤为重要。当癌栓生长至右心房，体外循环是必需的，建立双侧颈内静脉与右心房的旁路，能保证血液循环通畅，同时也能防止癌栓的脱落。

（3）血管重建：对于低分化类型肿瘤，肿瘤细胞侵入血管壁或癌栓粘连在血管壁上，需要行大范围的静脉切除，因此术中有必要进行血管重建。同时，局部颈动脉或以血管为中心周围浸润超过 270°，或者超声提示 TNM 分期为 T_{4b} 期，在无禁忌证的情况下，术前需准备血管补片行血管重建。目前，重建材料包括自体组织如心包膜，或人造高分子材料如聚四氟乙烯材料。

3. **手术方式和手术范围**

首先，对于原发病灶应行甲状腺全切术，并行颈部淋巴结清扫。当癌栓存在于颈内静脉时，可以施行癌栓切除术；血管浸润严重者，行颈内静脉节段性切除。当癌栓蔓延至纵隔大血管，如头臂静脉和上腔静脉，仅仅通过锁骨切口很难对纵隔大静脉进行操作。因此，胸骨切开术在绝大多数病例中是必需的。Kawano 等认为胸骨切开术能够获得开阔的手术视野，实现导管置入和夹闭主要静脉,对手术的展开有积极意义。静脉切除术和静脉重建被用于浸润严重的头臂静脉。当癌栓蔓延至右心房,医师需要搭配体外循环,施行心包切开术和心房切开术取栓(见图 5 - 11 和图 5 - 12)。

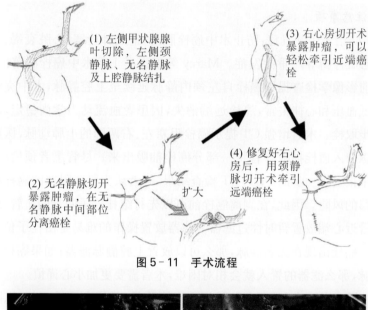

(1) 左侧甲状腺腺叶切除,左侧颈静脉、无名静脉及上腔静脉结扎

(2) 无名静脉切开暴露肿瘤,在无名静脉中间部位分离癌栓

扩大

(3) 右心房切开术暴露肿瘤,可以轻松牵引近端癌栓

(4) 修复好右心房后,用颈静脉切开术牵引远端癌栓

图 5 - 11　手术流程

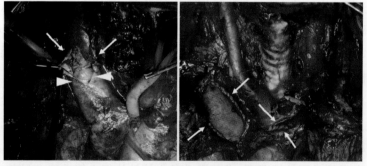

图 5 - 12　手术切除癌栓(箭头所示)

(二) 术后辅助治疗

目前常规的甲状腺癌术后治疗方式为 TSH 抑制治疗、^{131}I 放射性核素治疗、外放射治疗、化疗、靶向治疗以及免疫治疗。由于目前报道癌栓的文献均未详细讲述术后辅助治疗的用法,因此治疗方案参考国内公认的专家共识。

1. TSH 抑制治疗

分化型甲状腺癌是 TSH 依赖性肿瘤,TSH 能够刺激表达 TSH 受体的肿瘤细胞生长。术后应用甲状腺激素将 TSH 抑制在正常低限,一方面补充甲状腺激素,另一方面抑制分化型肿瘤细胞生长。因此,TSH 抑制水平与分化型甲状腺癌的复发、转移关系十分密切。近年来,提出了基于分化型甲状腺癌患者术后肿瘤复发危险度和 TSH 抑制治疗不良反应风险的 TSH 抑制治疗目标。

目前公认的 TSH 抑制治疗方案:年轻患者直接启用目标剂量,平均为 $1.5 \sim 2.5 \mu g/(kg \cdot d)$;50 岁以上的患者,如无心脏病及其倾向,初始剂量 $50 \mu g/d$;如患者有冠心病或其他高危因素,初始剂量 $12.5 \sim 25.0 \mu g/d$,甚至更少,增量需更缓、调整间期需更长,并严密监测心脏状况。$L-T4$ 最终剂量的确定有赖于血清 TSH 的监测。$L-T4$ 剂量调整阶段,每 4 周左右测定 TSH,达标后 1 年内每 $2 \sim 3$ 个月、2 年内每 $3 \sim 6$ 个月、5 年内每 $6 \sim 12$ 个月复查甲状腺功能,以确定 TSH 维持于目标范围。

需要特别指出的是:髓样癌、低分化甲状腺癌和未分化甲状腺癌,由于不表达 TSH 受体,其生长、增殖并非依赖于 TSH 的作用,需要应用放化疗进一步治疗。

2. ^{131}I 治疗

^{131}I 分为清甲和清灶治疗两部分,清甲治疗采用 ^{131}I 清除术后残留的甲状腺组织,清灶治疗采用 ^{131}I 清除手术不能切除的具有摄碘能力的分化型甲状腺癌转移灶,从而缓解病情或清除病灶。目前认为,癌栓导致的肺转移风险较高,是 ^{131}I 治疗的对象之一。在指南中,对无法手术切除的摄碘性分化型甲状腺癌转移灶,选择性应用 ^{131}I 清灶治疗,其推荐等级为 B 级。

(1)治疗前准备。①^{131}I 清灶治疗前需要升高 TSH 水平,血清 TSH>30 mIU/L 可显著增加 DTC 病灶对 ^{131}I 的摄取;②^{131}I 清灶治疗前可进行诊断性全身核素显像(Dx-WBS),以了解摄取 ^{131}I 的复发转移病灶的部位、大小、数量及 ^{131}I 摄取程度,并协助估算 ^{131}I 治疗剂量。

(2)治疗方案。目前,尚没有大规模的前瞻性研究对 ^{131}I 清灶治疗剂量和安全性进行报道。一般认为,首次 ^{131}I 清灶治疗应在 ^{131}I 清甲治疗 3 个月后,重复清灶治疗宜间隔 $4 \sim 8$ 个月。^{131}I 清灶治疗的剂量依病情和分化型甲状腺癌转移灶部位而定,常用的经验治疗剂量为 $3.7 \sim 7.4$ GBq(100~200 mCi)。

应当注意当肿瘤细胞发生失分化,被确定为碘难治性分化型甲状腺癌后,^{131}I 治疗效果不佳,应选用化疗药物、外放射治疗及手术切除进行治疗。目前,肿瘤靶向治疗药物(包括小分子靶向药物及单克隆抗体类药物)可能是一个突破点。部分化疗药物(如维甲酸)及小分子靶向药物(如司美替尼)对部分失分化病灶有诱导分化作用,能够提高或恢复转移灶摄取[131]I的能力。

3. 外放射治疗

外放射治疗可以防止因手术切除不完整或癌细胞扩散导致甲状腺癌复发和转移,改善患者的预后。目前,外放射治疗的目的在于提高肿瘤的局部控制率,从而提高患者的生存率。[131]I治疗对未分化癌和碘难治性分化型甲状腺癌的疗效并不显著,因此以手术联合外放射治疗为主。

(1) 适应证人群:①手术切缘有残留者,尤其是不摄取[131]I的患者;②术后残存病灶较大,虽然吸收[131]I,但不足以达到治疗剂量者;③无法手术切除的患者;④无法手术切除的复发或转移患者。

(2) 外放射治疗方案的制订:靶区的确定应根据肿瘤病理类型、病变范围、淋巴结受侵犯等情况具体而定。目前对于外放射治疗最优的照射范围仍存在争议:①小野照射,主要包括残存或可能残存的肿瘤区;②大野照射,包括甲状腺瘤床区和区域淋巴引流区。

(3) 照射剂量:一般在 50~70 Gy。不同放射剂量可以延长甲状腺未分化癌患者的生存期。Sugitani 等对 677 例甲状腺未分化癌患者的回顾性分析表明,放疗剂量>40 Gy 与<40 Gy 比较,中位生存期分别为 189 天和 72 天,6 个月和 1 年生存率分别为 56%、31% 和 19%、8%($P<0.0001$)。Wang 等回顾性分析的 47 例甲状腺未分化癌患者,其中高剂量组总放疗剂量>40 Gy、低剂量组总放疗剂量<40 Gy,结果表明高剂量组和低剂量组的 6 个月肿瘤局部控制率分别为 94.1%、64.6%($P=0.02$),患者的中位生存期分别为 11.1 和 3.2 个月($P<0.0001$)。因此,可以考虑提高放疗剂量以提高对甲状腺未分化癌残留病灶的杀灭作用。

4. 化疗

数十年来,化疗被认为是姑息目的的全身性治疗,常应用于甲状腺未分化癌,或是肿瘤出现广泛转移、快速进展而严重威胁患者生命的情况。甲状腺未分化癌患者中有 7%~23% 出现远处转移,其中 2/3 的患者将对放射性碘治疗产生抵抗,而放射性碘难治的分化型甲状腺癌通常不被认为对化学疗法有反应。而绝大多数分化型甲状腺癌对化疗不敏感,故各指南均不推荐使用。

在单药治疗中,阿霉素被视为是传统化疗的标准疗法。对于晚期甲状腺未分化癌患者,采用 IMRT 外放射治疗联合低剂量阿霉素化疗是常用的治疗方案。目前,可应用于甲状腺未分化癌的化疗药物很多,包括阿霉素、紫杉醇类、吉西他滨、博来霉素等,有研究已证实阿霉素治疗的临床价值,治疗有效率为35%左右。此外,研究人员最近报道,紫杉醇和多西他赛的联合应用方案拥有更高的反应率。而多西他赛和顺铂的组合最初用于患有头颈部鳞状细胞癌的患者,目前也有文献系统分析了其方案的优势,实现了良好效果和可耐受的不良反应。

应当注意的是,多数甲状腺未分化癌患者进展迅速,患者一般状况差而不能耐受积极治疗。因此,慎重考虑个体肿瘤情况与治疗强度之间的平衡是极其重要的。

近年来,对甲状腺癌新辅助化疗的研究成为热点。目前较一致的认识是:对于部分年龄较大(>60岁)、侵犯周围组织无法手术的分化型甲状腺癌患者,由长春新碱、阿霉素和/或紫杉醇组成的新辅助化疗可能有一定的疗效,与单独的阿霉素(或顺铂)相比,反应更加优异。Besic等对29名无法手术的分化型甲状腺癌患者行新辅助化疗,其中长春新碱19例(65.5%),长春新碱与阿霉素联合5例(17.2%),其他方案5例(17.2%),67个周期化疗后,13例(45%)患者肿瘤体积缩小>50%,且全部患者化疗后可行手术治疗,患者5年及10年特异性生存率分别为77%和47%,5年和10年无病生存率分别为57%和46%。

5. 靶向治疗

靶向治疗是以甲状腺癌相关基因和甲状腺癌相关信号通路为基础,从分子生物学角度出发,以DNA片段、RNA、蛋白质、受体等为靶点,特异性杀死肿瘤细胞的治疗方式。

适应证:手术、^{131}I以及TSH抑制治疗无效或存在治疗禁忌的进展性复发或转移性分化型甲状腺癌患者可考虑接受分子靶向药物治疗。

分化型甲状腺癌的靶向治疗,主要针对 BRAF、RAS、PAX8/PPARγ、RET/PTC 等基因。索拉非尼(sorafenib)作为 BRAF 基因抑制剂,既可以抑制 RAF/MEK/ERK 途径,也能抑制受体酪氨酸激酶。其不良反应常常引发呼吸困难和心脏毒性。司美替尼能够使肿瘤中存在 BRAF 突变的转移性甲状腺癌亚型患者肿瘤细胞再分化,提高放射性碘的亲和力。替吡法尼具有显著的抗增殖作用,主要作用于 RAS 突变细胞,与索拉非尼联合应用可同时抑制 RAS/RM/MAPK/ERK 和 RET 信号转导通路。目前,临床对于局部复发或远处转移的滤泡状甲状腺癌患者,识别 *PAX8/PPARγ* 重排具有重要的临床意义。研究发现,PPARγ 激动剂曲格列酮和 15-脱氧-Δ12,14 前列腺素 J2 可以使肿瘤细胞从其黏附的基质上脱落,进而凋亡。胰岛素增敏剂噻唑烷二酮类药物-吡格列酮也具有抑制肿瘤细胞生长和浸润的作用。研究证实,噻格列酮可明显抑制肿瘤细胞增殖,并降低侵袭性。激活 PPARγ 会导致胰岛素增敏,葡萄糖代谢增强,针对此位点的降糖药物罗格列酮,可再次诱导具有 *PAX8/PPARγ* 重排的患者重新摄取[131]I,从而达到治疗的目的。

目前,甲状腺髓样癌的治疗主要以手术联合靶向治疗为主。95%的遗传型髓样癌和70%的散发型髓样癌由 *RET* 基因突变引起,包括 *RET* M918T、C634 突变。因此,目前采用靶向 *RET* 基因和血管内皮生长因子受体(VEGFR)的酪氨酸激酶抑制剂的治疗方案,如凡德他尼(vandetanib)已被美国食品和药品监督管理局(FDA)批准用于晚期不可手术切除的原位进展或远处转移的甲状腺髓样癌。卡博替尼(cabozantinib)是一种能同时抑制 VEGFR2、c-Met、RET、Kit、Fit-1/3/4、Tie2 和 AXL 等靶点的 TKI,相较凡德他尼,其对 RET 的亲和力更强,能抑制多种肿瘤细胞的增殖、迁移及侵袭,破坏肿瘤血管生成,促使肿瘤细胞及血管内皮细胞死亡;相应地,其不良反应多为严重出血。目前还有放射性核素靶向治疗,包括放射免疫治疗、放射受体疗法、多肽受体靶向治疗。Salaun 等应用[131]I 标记非特异性抗 CEA 单抗隆抗体形成[131]I-F6,并联合具有抑制血管生成作用的免疫球蛋白 G1(IgG1)抗体贝伐单抗对移植瘤小鼠模型进行抗肿瘤治疗,结果显示明贝伐单抗预处理可改善[131]I-F6 的疗效。靶向性多肽通常用于识别恶性肿瘤细胞表面表达的相应的特异性受体。甲状腺髓样癌表面能表达血管靶向性短肽(vascular targeting peptide,VTP)受体和多肽 SR 受体,基于此对第 5 代聚酰胺纳米材料表面进行修饰使其便于连接 VTP,并用[131]I 对其进行标记,形成靶向和核素一体的新型探针[131]I-PAMAM(G5.0)-VTP、[131]I-PAMAM(G5.0)-SR。结果表明,这两针能种探被相应的细胞所摄取,从而发挥放射性核素的治疗作用。

甲状腺未分化癌靶向疗法的进展速度缓慢,主要的靶向治疗试验多针对 *BRAF* 基因突变的靶向治疗。mTOR 抑制剂依维莫司治疗侵袭性甲状腺癌的 Ⅱ 期临床试验包括 5 例甲状腺未分化癌患者,其中 3 例病情进展,1 例病情稳定,1 例接近完全缓解。

6. 免疫治疗

在甲状腺肿瘤的发生和发展中,人体免疫环境存在 3 个阶段的变化:消除、平衡、逃逸。在消除阶段,免疫系统可以识别并清除转化的肿瘤细胞。在平衡阶段,由于免疫系统的初始压力,肿瘤细胞变体,出现逃避免疫监视的能力。在逃逸阶段,进化的肿瘤细胞能够逃脱免疫系统,导致肿瘤生长和临床疾病。免疫治疗正是利用患者免疫系统中的特异性,或是修补免疫系统的缺陷来杀灭机体肿瘤细胞。主要表现为两种形式:一种是增加肿瘤特异性免疫反应,另一种是对抗肿瘤的免疫抑制潜能。目前已知的免疫治疗方法包括肿瘤疫苗治疗、免疫检查点抑制剂治疗、过继免疫细胞治疗及免疫调节细胞靶向治疗等。

对于肿瘤的免疫治疗策略,目前共有 4 类。

(1) 抑制肿瘤相关巨噬细胞(tumor associated macrophages,TAM)的募集。甲状腺肿瘤组织中表达增加的 CSF-1 和 CCL-2 分子是 TAM 的化学引诱物。TAM 占甲状腺未分化癌的浸润程度在 50% 以上,并在一定程度上代表晚期分化型甲状腺癌,因此阻断和靶向 CCL-2/CCR2 和 CSF-1/CSF-1R 途径前景广阔。该方法不仅抑制 TAM M_2 表型的募集,还能促使转换成 TAM M_1 抗肿瘤表型。也有研究表明,甲状腺癌中增加的 2 型 TAM 与淋巴管浸润之间有很强的相关性,提示 2 型 TAM 在淋巴侵袭过程中起重要作用。

(2) 鉴定肿瘤特异性抗原和肿瘤新抗原。肿瘤疫苗治疗是目前最具潜力的肿瘤免疫疗法,其原理是利用树突状细胞在人体免疫系统中的特殊地位调节免疫功能;同时,在低分化和间变性肿瘤中甲状腺肿瘤新抗原存在更为普遍,结合甲状腺特异性蛋白(甲状的腺球蛋白和甲状腺过氧化物酶)共同表达的肿瘤相关抗原来制备肿瘤疫苗。使用甲状腺髓样癌的降钙素、癌胚抗原和肿瘤裂解物来制备树突状细胞疫苗,已显示出一些临床前景。

(3) 阻断和抑制免疫检查点。机体中的某些免疫细胞自身存在免疫抑制功能,调节性 T 细胞(Treg)能抑制树突状细胞分化成熟以进一步诱导 CD4$^+$ T 细胞分化为免疫抑制性细胞。Treg 表达的"免疫检查点"称为细胞毒性 T 淋巴细胞抗原-4(CTLA-4)和程序性死亡受体-1(PD-1),与其相应的配体分别为 CD80/86 和 PD-L1/PD-L2,能够抑制自身免疫功能。因此阻断这些抑制途径可增强效应 T 细胞,并抑制调节抑制细胞。CTL-4 抗体如易普利姆玛(ipilimumab)和替西木单抗(tremelimumab)，以及抗 PD-1 抗体如帕博利珠单抗(pembrolizumab)和纳武单抗(novilumab)，被 FDA 批准用黑色素瘤、非小细胞肺癌(NSCLC)和肾癌等的治疗。

(4) 恢复 TAM 的肿瘤吞噬能力和增强肿瘤抗原呈递。大多数癌细胞包括甲状腺癌细胞，能表达抑制性受体 CD47，其配体是 TAM 信号调节蛋白 α (SIRPα)。这种受体-配体相互作用抑制了 TAM 的吞噬能力，并且通过树突状细胞损害肿瘤抗原呈递。研究表明，在已有的动物模型上，通过使用单克隆抗体阻断 CD47 或 SIRPα，就能恢复该通路对肿瘤的免疫抑制能力。单克隆抗体治疗将特异性的抗体携带至肿瘤细胞局部，通过激发特异性免疫应答来杀伤肿瘤细胞。

七、预后

需要意识到，临床上发现癌栓多提示疾病进展至晚期，对治疗效果应当持保守态度。Franco 等总结了自 1978 年以来 33 例癌栓治疗患者的报道，患者的预后生存期在 12 天至 5 年半之间。术后患者可因严重的气管、上呼吸道水肿，出现呼吸和吞咽困难，予以气管插管和肠内营养。癌栓造成的高复发因素需要长期随访重视。如果手术不可行，可考虑使用血管支架作为姑息疗法，并以卧床休息、氧气和皮质类固醇的形式进行对症治疗。

（陆思，罗定存）

参考文献

[1] Albero A, Lopez J E, Torres A, et al. Effectiveness of chemotherapy in advanced differentiated thyroid cancer: a systematic review[J]. Endocr Relat Cancer, 2016, 23 (2):R71-R84.

[2] Armstrong M J, Yang H, Yip L, et al. PAX8/PPARγ rearrangement in thyroid nodules predicts follicular-pattern carcinomas, in particular the encapsulated follicular variant of papillary carcinoma[J]. Thyroid, 2014, 24(9):1369-1374.

[3] Aurangabadkar H U, Palle L, Ali Z. Tumour thrombosis and patterns of fluorine-18 fluorodeoxyglucose uptake: a pictorial review[J]. Nucl Med Commun, 2013, 34(7): 627-637.

[4] Besic N, Auersperg M, Gazic B, et al. Neoadjuvant chemotherapy in 29 patients with locally advanced follicular or Hürthle cell thyroid carcinoma: a phase 2 study[J].

Thyroid, 2012, 22(22):131-137.

[5] Chang W C, Chen J Y, Lee C H, et al. Expression of decoy receptor 3 in diffuse sclerosing variant of papillary thyroid carcinoma: correlation with M2 macrophage differentiation and lymphatic invasion[J]. Thyroid, 2013, 23(6):720-726.

[6] Chen L, Shen Y, Wu X, et al. Anatomic and metabolic imaging of venous thromboembolism mimicking thyroid carcinoma extension [J]. J Thromb Thrombolysis, 2010, 29(3):358-360.

[7] Falanga A, Marchetti M, Russo L. The mechanisms of cancer-associated thrombosis [J]. Thromb Res, 2015, 135(Suppl 1:):S8-S11.

[8] Gharib H, Papini E, Paschke R, et al. American Association of Clinical Endocrinologists, Associazione Medici Endocrinologi, and European Thyroid Association medical guidelines for clinical practice for the diagnosis and management of thyroid nodules[J]. J Endocrinol Invest, 2010, 33(5):287-291.

[9] He X, Li D, Hu C, et al. Outcome after intensity modulated radiotherapy for anaplastic thyroid carcinoma[J]. BMC Cancer, 2014, 14(1):235.

[10] Hyer S L, Dandekar P, Newbold K, et al. Thyroid cancer causing obstruction of the great veins in the neck[J]. World J Surg Oncol, 2008, 6:36.

[11] Jr W S, Asa S L, Dralle H, et al. Revised American Thyroid Association guidelines for the management of medullary thyroid carcinoma [J]. Thyroid, 2015, 25 (6): 567-610.

[12] Kawano F, Tomita M, Tanaka H, et al. Thyroid carcinoma with extensive tumor thrombus in the superior vena cava: A case report[J]. Int J Surg Case Rep, 2016, 29:25-29.

[13] Kobayashi K, Hirokawa M, Yabuta T, et al. Tumor thrombus of thyroid malignancies in veins: importance of detection by ultrasonography [J]. Thyroid, 2011, 21(5):527-531.

[14] Landa I, Ibrahimpasic T, Boucai L, et al. Genomic and transcriptomic hallmarks of poorly differentiated and anaplastic thyroid cancers[J]. J Clinic Invest, 2016, 126 (3):1052-1066.

[15] Manfredi G I, Dicitore A, Gaudenzi G, et al. PI3K/Akt/mTOR signaling in medullary thyroid cancer: a promising molecular target for cancer therapy [J]. Endocrine, 2015, 48(2):363.

[16] Manik G, Jose J, Hygriv Rao B. Follicular thyroid carcinoma with tumour thrombus extending into superior vena cava and right atrium—a case report[J]. Indian Heart J, 2016, 68(Suppl 2):S146-S147.

[17] Marcy P Y, Thariat J, Chevenet C, et al. Jugular vein invasion diagnosis and prognosis in thyroid carcinomas[J]. Pol J Radiol, 2016, 81:268-269.

[18] Mould R C, van Vloten J P, Awk A Y, et al. Immune response in the thyroid cancer microenvironment: making immunotherapy a possible mission [J]. Endocr Relat

Cancer, 2017, 24(12)：T311-T329.

[19] Nakashima T, Nakashima A, Murakami D, et al. Follicular carcinoma of the thyroid with massive invasion into the cervical and mediastinum great veins：our own experience and literature review[J]. Laryngoscope, 2012, 122(12)：2855 – 2857.

[20] Naoum G E, Morkos M, Kim B, et al. Novel targeted therapies and immunotherapy for advanced thyroid cancers[J]. Mol Cancer, 2018, 17(1)：51.

[21] Onoda N, Nakamura M, Hosono M, et al. Successful surgical treatment of advanced follicular thyroid carcinoma with tumor thrombus infiltrating the superior vena cava：report of a case[J]. Surg Today, 2012, 42(2)：185 – 190.

[22] Salaun P Y, Bodet-Milin C, Frampas E, et al. Toxicity and efficacy of combined radioimmunotherapy and bevacizumab in a mouse model of medullary thyroid carcinoma[J]. Cancer, 2010, 116(S4)：1053 – 1058.

[23] Sugitani I, Miyauchi A, Sugino K, et al. Prognostic factors and treatment outcomes for anaplastic thyroid carcinoma：ATC Research Consortium of Japan cohort study of 677 patients[J]. World J Surg, 2012, 36(6)：1247 – 1254.

[24] Takahashi M, Ritz J, Cooper G M. Activation of a novel human transforming gene, ret, by DNA rearrangement[J]. Cell, 1985, 42(2)：581 – 588.

[25] Wakasaki T, Kiyohara H, Omori H, et al. Massive internal jugular vein tumor thrombus derived from squamous cell carcinoma of the head and neck：two case reports[J]. Oral Maxillofac Surg, 2017, 21(1)：69 – 74.

[26] Yamagami Y, Tori M, Sakaki M, et al. Thyroid carcinoma with extensive tumor thrombus in the atrium[J]. Gen Thorac Cardiovasc Surg, 2008, 56(11)：555 – 558.

[27] Ying C H, Shellenberger T D, Williams M D, et al. High rate of BRAF and RET/PTC dual mutations associated with recurrent papillary thyroid carcinoma[J]. Clin Cancer Res, 2009, 15(2)：485 – 491.

[28] Yoshimura M, Kawamoto A, Nakasone K, et al. Gallium-67 accumulation to the tumor thrombus in anaplastic thyroid cancer[J]. Ann Nucl Med, 2003, 17(8)：689 – 691.

[29] 韩志江,包凌云,陈文辉.甲状腺及甲状旁腺病变影像比较诊断学[M].北京:人民卫生出版社,2016.

第二节　肾上腺肿瘤合并癌栓

一、解剖学特征

肾上腺左右各一,位于腹膜后膈与肾之间,包于肾周筋膜。肾上腺在解剖结构上分为皮质和髓质。皮质无引流静脉,髓质毛细血管汇成小静脉,最后汇入中央静脉。右肾上腺中央静脉长度约1cm,汇入下腔静脉右后壁。右肾上腺与下腔静脉邻近。左肾上腺中央静脉长度约2cm,汇入左肾静脉。左肾上腺与主动脉之间有左侧膈肌脚隔开。

二、病理学特征及分级

组织学上肾上腺由皮质和髓质构成,分别来源于不同的胚层,皮质分3个带,不同的区域分泌不同种类的激素,这些都决定了肾上腺区肿瘤种类的复杂性。肾上腺肿瘤是常见的腹膜后肿瘤,除侵犯邻近脂肪组织,还具有向静脉内侵犯形成癌栓。静脉癌栓现无统一的分类方法,目前临床上推荐采用美国梅奥医学中心的分级方法。临床上肾上腺区恶性肿瘤较少见,肾上腺区肿瘤合并静脉癌栓较为罕见。肾上腺肿瘤伴下腔静脉癌栓(IVCTT)行根治手术是泌尿外科的难点。

三、临床表现

临床上除由原发瘤引起的局部和全身的症状外,还有癌栓引起的临床症状。

1. 肿瘤相关的临床表现

(1)嗜铬细胞瘤:高血压是最常见的临床症状,头痛、心悸、腹痛、腰痛、视物模糊、多汗、乏力等症状也较常见,发生远处转移可伴有骨痛等症状。

(2)肾上腺皮质癌:临床表现与肿瘤的功能状态和肿瘤大小有关。在功能性肾上腺皮质癌中,混合分泌皮质醇和雄激素的库欣综合征伴男性化最常见,单纯库欣综合征、单纯男性化或女性化、分泌醛固酮的肾上腺皮质癌少见。非功能性皮质癌的症状多与肿瘤进展有关,常见症状包括腹部肿胀、食欲缺乏、恶心、低热、消瘦等。

2. 静脉癌栓相关的临床表现

静脉癌栓引起的临床症状取决于癌栓阻塞的部位、程度及侧支循环是否形成,患者可能会出现下肢水肿、静脉曲张、腹壁静脉曲张、肝静脉阻塞表现(Budd-Chiari综合征)、呼吸困难、颈静脉怒张、心脏杂音、食欲减退等临床症状。

四、诊断

(一) 嗜铬细胞瘤合并癌栓

嗜铬细胞瘤合并癌栓的诊断主要根据其临床表现、内分泌检查、影像学检查等,确诊需要靠病理学检查。

1. 内分泌检查

主要包括以下检查方法:①24 h 尿儿茶酚胺(catecholamine,CA)是定性诊断的主要生化检查手段;②血浆游离甲氧基肾上腺素类似物(metanephrines,MNs)适用于高危人群的筛查和检测;③24 h 尿分馏的 MNs 特异度高达 98%,敏感度为 69%,适用于低危人群的筛查;④24 h 尿总 MNs 检测;⑤24 h 尿香草基扁桃酸检测;⑥血浆儿茶酚胺。

2. 影像学检查

(1) CT 平扫+增强:大多数嗜铬细胞瘤在 CT 影像上表现为形态不规则的肿块,密度不均,内部有坏死,周围的脏器、血管受压移位(见图 5-13)。在

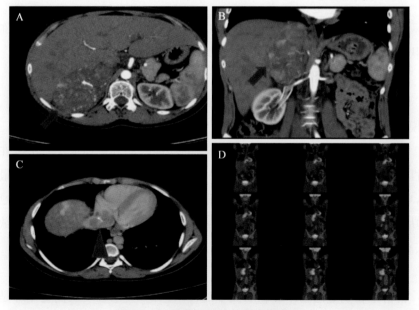

图 5-13 嗜铬细胞瘤的影像学表现

注 A、B. 上腹部 CT 在矢状面及冠状面肾上腺区域可见巨大肿瘤;C. 腔静脉内可见癌栓;D. PET/CT:肾上腺区域及腔静脉内可见放射元素浓聚,代谢明显增高。

正常 CT 图像上肝静脉水平以下的下腔静脉一般呈裂隙状。CT 可显示癌栓大小、长度和不同水平,但不易鉴别静脉内栓子的性质,有时对癌栓或肿大淋巴结压迫所致的静脉变形不易分辨。当下腔静脉内有癌栓时,因血液回流受阻,下腔静脉扩张呈圆形,增强扫描后内可见腔静脉充盈缺损,癌栓显示为低密度或混杂密度阴影。

（2）MRI:肿瘤在 MRI 上表现为信号不均,浸润行生长。MRI 在显示癌栓及有无肿大淋巴结方面优于 CT,可明确癌栓的大小、范围,确定静脉壁有无侵犯,鉴别栓子的性质。MR 对血管的成像依赖于血液的流空效应。当出现癌栓时,在 MRI 上显示为与肿瘤相似的信号(T_1 加权像稍低信号,T_2 加权像稍高信号,DWI 高信号,增强后明显强化,跟原肿瘤灶信号相似),但须注意判读由血液流动增强效应造成的伪影。另外,当肿瘤侵犯下腔静脉时,肿瘤在MRI 上显示为包绕血管及侵入血管内部,容易造成癌栓判读困难而漏诊。冠状面成像有时可以观察到整个 IVCTT 的大小和范围。MRI 检查可确定IVCTT 的长度及其与下腔静脉壁的关系,对制订手术方案具有决定意义。

（3）彩超:对肾上腺肿瘤的敏感度低,但价格低廉,可作为一种筛查手段。癌栓完全阻塞下腔静脉时彩超表现为下腔静脉内无血流信号或仅探及少量点状或条状血流信号,癌栓不完全阻塞下腔静脉可在癌栓与管壁之间探及条状或片状的血流信号。外压性狭窄造成压迫处下腔静脉血流束明显变细,呈杂色血流信号。频谱多普勒表现:狭窄处可探及持续高速湍流频谱,狭窄或闭塞远心段下腔静脉流速减慢,频谱形态失常,且受呼吸或乏力动作的影响减弱或消失。

（4）食管超声心动图（transesophageal echocardiography,TEE）:对IVCTT 是否已经造成右心系统的梗阻具有重要的监测与诊断价值。术前 CT和 TTE 所提供信息的主要问题是缺乏实时和动态的价值。麻醉诱导后,麻醉医师经食管放置 TEE 探头,能够提供瘤体即时的信息并可实现动态监测,有时甚至可以纠正术前诊断而且不影响手术进行,这些对于外科决策以及手术操作极为重要,手术切除瘤体是否彻底、管腔是否干净、心腔尤其是三尖瓣是否有损伤,TEE 都能够提供不可替代的诊断信息。

（5）血管造影:当下腔静脉内有阻塞时,可见下腔静脉阻塞段以下扩张;当下腔静脉不完全阻塞时,则可见腔内不规则充盈缺损、下腔静脉狭窄,并可见栓子的上端位置;当下腔静脉被完全阻塞后,只可见下腔静脉被阻塞的位置及下腔静脉阻塞后新建立的静脉侧支循环血管,不能显示癌栓的上端。

(6) IVCTT 声像图:下腔静脉内可见单个或数个椭圆形或不规则形低回声或中强回声区。癌栓与静脉壁分界清晰,有时可破坏静脉壁而使管壁的强回声线中断或模糊不清。癌栓处的下腔静脉局限性扩张,部分癌栓内可见彩色血流信号,并可引出动脉性频谱。下腔静脉造影因其有创性及可能给患者带来的风险,目前已较少应用于临床。

(7) 其他:包括 FDG - PET、骨扫描、胸部 X 线片检查等。

3. 活检穿刺

怀疑嗜铬细胞瘤合并癌栓的情况下进行肾上腺肿物细针穿刺可能的获益:①患者发生肿瘤转移,失去了外科手术治疗的机会,且无法明确诊断;②怀疑肾上腺肿物没有内分泌活性,且患者有肾上腺外恶性肿瘤的病史,细针穿刺活检能够确定治疗方案。

(二) 肾上腺皮质癌合并癌栓

对肾上腺皮质癌合并癌栓的诊断,在结合临床表现的基础上,运用内分泌、影像学和病理学检查手段进行综合判断,影像学检查同嗜铬细胞瘤合并癌栓。

内分泌检查:①糖皮质激素(最常见)、盐皮质激素、性激素及其前体 1 - 氨基环内烷羧酸(ACC)的临床表现除了与瘤体的大小有关,还与其分泌的激素种类和水平密切相关;②体积较大的肿瘤除了引起局部压迫症状外,还能因肿瘤过量分泌激素引起相应的特殊表现,如 Cushing 综合征、高血压、低钾血症、男性女性化或女性男性化。

五、鉴别诊断

1. 下腔静脉血栓

下腔静脉血栓多由下肢或盆腔静脉血栓扩展而来,故可同时发现髂静脉或下肢静脉血栓,而 IVCTT 多为肝静脉或肾静脉癌栓延伸或转移而来,有滋养的动脉血流信号,而血栓内则无。

2. 静脉内平滑肌瘤病(intravenous leiomyomatosis, IVL)

IVL 是一种罕见的肿瘤性疾病,肿瘤原发于子宫或子宫盆腔的静脉壁,在组织学上是良性肿瘤,其生物学行为却呈恶性表现。

六、治疗

1. 手术治疗

肾上腺区肿瘤种类复杂,可分为肾上腺皮质癌、嗜铬细胞瘤、肾脏等脏器转移来源的肿瘤以及肾上腺区的平滑肌肉瘤。完全手术切除是肾上腺肿瘤侵犯下腔静脉患者的首选,包括达到右心房的癌栓,姑息切除仅能缓解症状,对延长患者的生存期无明显帮助。不推荐对有下腔静脉壁受侵或伴有淋巴结转移或远处转移者行 IVCTT 取出术。对于预防性行淋巴结清扫术目前仍有争议,但其有利于肿瘤的分期判定。此外,取栓术均存在一定量的失血,术前充足备血对手术的安全进行有一定帮助。

目前对于手术方式的选择仍存在争议。大部分学者认为开放手术是标准的术式。但微创手术,尤其近年来随着达芬奇机器人的发展也是一个选择,选择经腹膜后入路利于术中暴露肿瘤及血管。癌栓的切除方法包括:完整的癌栓取出术、MILK 手法、FOLY 尿管牵拉,对癌栓侵袭血管壁时需联合部分静脉壁切除或下腔静脉人工血管置换。肾上腺静脉较细,癌栓根部细小,容易脱落;尤其是右侧肾上腺,其静脉短,癌栓容易进入下腔静脉,手术时动作一定要轻柔。术中充分游离下腔静脉及其属支是非常必要的。取栓时,在双肾静脉以上阻断下腔静脉,对保护肾功能有一定的帮助。对于右侧 IVCTT 患者,术中先游离出癌栓下方的下腔静脉,对于控制术中突发的大出血有帮助。分离肝脏时,若肝脏创面渗血重,必要时可阻断第一肝门。

总之,肾上腺肿瘤合并 IVCTT,不是绝对的手术禁忌证。根据 IVCTT 的手术适应证选择合适的患者进行手术,可有效地延长患者生存期。

2. 药物治疗

对于易发生转移的或难以切除的恶行嗜铬细胞瘤,原则上以手术去除原发病灶和转移病灶,术后辅以姑息治疗,如化疗或放疗。化疗药物可用环磷酰胺、顺铂、5 - FU、长春新碱等,但效果较差。有人报道用环磷酰胺＋达卡巴胺＋长春新碱(CVD)化疗可使有转移的嗜铬细胞瘤释放的儿茶酚胺水平降至正常,转移灶的体积明显缩下。放疗选择局部放疗及^{131}I - MIBG 放疗,后者对软组织转移有效,对骨转移无效。

对于易发生转移的或难以切除的肾上腺皮质癌合并癌栓者,国外推荐首选密妥坦。依托泊苷＋多柔比星＋顺铂/密妥坦(EDP/M)方案和链尿霉素/

密妥坦(Sz/M)方案治疗晚期肾上腺皮质癌,部分缓解率为 50%,但 EDP/M 方案在有效率和疾病无进展生存率方面优于 Sz/M 方案,两个方案的不良反应类似。

七、并发症和预后

癌栓最严重的并发症是发生癌栓肺栓塞、急性肺高压、突然和不可预知的死亡危险。

淋巴结转移、肾周脂肪侵犯、远处转移、肾静脉或下腔静脉壁转移、手术切除不完整等因素对预后和生存均可能存在影响。肾上腺皮质癌和肾上腺恶性嗜铬细胞瘤的预后差,多数病例在诊断时已经处于晚期,且缺少有效的辅助治疗,5 年总生存率只有 32%～45%,合并癌栓者 5 年总生存率更低。

(曾胜,钟辰干)

📖 参考文献

[1] Alghulayqah A, Alghasab N, Amin T, et al. Long-term recurrence-free survival of adrenocortical cancer extending into the inferior vena cava and right atrium: case report and literature review[J]. Medicine (Baltimore), 2017, 96(18):e6751.

[2] Datta J, Roses R E. Surgical management of adrenocortical carcinoma: an evidence-based Approach[J]. Surg Oncol Clin N Am, 2016, 25(1):153-170.

[3] Fergany A F. Adrenal masses: a urological perspective[J]. Arab J Urol, 2016, 14 (4):248-255.

[4] Gregory S H, Yalamuri S M, McCartney S L, et al. Perioperative management of adrenalectomy and inferior vena cava reconstruction in a patient with a large, malignant pheochromocytoma with vena caval extension [J]. J Cardiothorac Vasc Anesth, 2017, 31(1): 365-377.

[5] Gunawardane P, Grossman A. Phaeochromocytoma and paraganglioma[J]. Adv Exp Med Biol, 2017, 956:239-259.

[6] Icard P, Goudet P, Charpenay C, et al. Adrenocortical carcinomas: surgical trends and results of a 253-patient series from the French Association of Endocrine Surgeons study group[J]. World J Surg, 2001, 25(7):891-897.

[7] Kota S K, Kota S K, Meher L K, et al. Coexistence of pheochromocytoma with uncommon vascular lesions[J]. Indian J Endocrinol Metab. 2012. 16(6): 962-971.

[8] McDougal W S. An inherited p53 mutation that contributes in a tissue-specific manner to pediatric adrenal cortical carcinoma[J]. J Urol, 2002, 168(3):1289.

［9］ Poudyal S, Pradhan M, Chapagain S, et al. Marker-negative pheochromocytoma associated with inferior vena cava thrombosis ［J］. Case Rep Urol, 2017, 2017:6270436.

［10］ Shigemura K, Tanaka K, Arakawa S, et al. Malignant pheochromocytoma with IVC thrombus［J］. Int Urol Nephrol, 2007, 39(1):103-106.

［11］ Soon PS, McDonald KL, Robinson BG, et al. Molecular markers and the pathogenesis of adrenocortical cancer［J］. Oncologist, 2008, 13(5):548-561.

［12］ 邓建华，李汉忠，纪志刚，等. 肾上腺皮质癌的综合治疗［J］. 北京大学学报(医学版), 2019, 51(2):298-301.

［13］ 杜文亮，陈跃，肖永双，等. 肾上腺皮质腺癌伴髂骨转移一例报告［J］. 中华泌尿外科杂志, 2016, 37(9):712-713.

［14］ 杨华安，郭胜杰. 肾上腺皮质癌合并静脉癌栓的手术治疗及预后［J］. 实用医学杂志, 2020, 36(10):1344-1348.

［15］ 刘磊，王国良，马潞林，等. 肾上腺区巨大肿瘤合并瘤栓的诊断与治疗［J］. 北京大学学报(医学版), 2019, 51(4):684-688.

第六章

生殖系统肿瘤合并癌栓

第一节　乳腺癌合并脉管癌栓

乳腺癌是全球第二大最常见的癌症,也是女性的第一大癌症,2012 年估计有 167 万新确诊病例,占所有癌症的 25%。全世界的发病率各不相同,从中非和东亚的每 10 万人中有 27 人患病,到北美的每 10 万人中有 92 人患病。在美国,女性乳腺癌的病死率为 12.4%。乳腺癌是全球第五大癌症死亡原因,但在欠发达地区是第二大癌症死亡原因。浸润性乳腺癌周围的内皮内衬空间内出现肿瘤细胞即可定义为脉管浸润或脉管癌栓,乳腺癌脉管浸润(lymphatic and blood vessel invasion,LBVI)包括淋巴管浸润和血管侵犯。在组织学上,肿瘤细胞浸润淋巴管占乳腺癌的 15%。乳腺癌出现复发或远处转移的首要途径是淋巴转移,然而脉管癌栓的形成是出现淋巴转移的重要步骤,预示着癌细胞已经侵入脉管系统,发生脉管癌栓提示着预后不良。

一、解剖学特征

乳房位于真皮下脂肪组织层和胸浅筋膜之间。乳腺实质由多个叶组成,而这些乳腺叶又由多个小叶组成。乳房悬韧带又称库珀韧带,是乳腺周围的纤维组织发出的纤维束,对乳腺起支持和固定作用。在乳房和胸大肌之间是乳腺后间隙,这是一层薄薄的、疏松的网状组织,包含淋巴管和小血管。胸小肌位于胸大肌的深处,被锁胸筋膜包裹,锁胸筋膜向外侧延伸,与腋窝筋膜融合。腋窝淋巴结(图 6-1)位于腋窝疏松的乳晕脂肪内。淋巴结的数量是可变的,取决于患者的年龄大小。乳腺根治术标本病理检查中发现的淋巴结数目约为 50 个。腋窝淋巴结通常被描述为 3 个解剖层次,由它们与胸小肌的关系来定义。Ⅰ级淋巴结位于胸小肌外侧边缘的外侧，Ⅱ级淋巴结位于胸小肌后方，Ⅲ级节点包括胸小肌内侧的锁骨下淋巴结。当胸小肌被分开时，Ⅲ级淋巴结更容易被观察和切除。腋窝的顶点由肋间锁骨韧带（Halsted's 韧带）界定，在这里腋静脉进入胸腔，成为锁骨下静脉。在胸大肌和胸小肌之间的淋巴结被称为胸间肌群（Rotter's 淋巴结）。在保留胸大肌的改良乳癌根治术中，需要牵拉或切除胸小肌，专门暴露此组淋巴结。

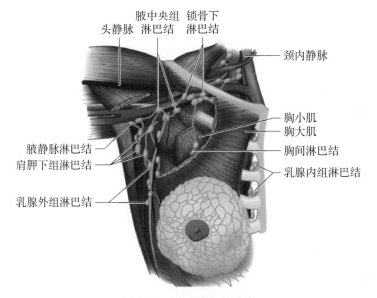

图 6-1　乳腺的淋巴引流

注　在整个腋窝中有 5 个相邻的淋巴结群。在乳腺癌根治手术中，需要做腋窝清扫，去除所有这些淋巴结。腋下的锁骨下淋巴结与颈部的锁骨上淋巴结以及胸大肌和胸小肌之间的淋巴结是连续的，称为胸间淋巴结。前哨淋巴结在功能上是腋窝淋巴结链的第一个淋巴结，在解剖学上常发现于乳腺外群。

　　在乳腺实质和真皮中有丰富的淋巴管。专门的淋巴管聚集在乳头和乳晕下，形成淋巴丛。淋巴液从皮肤流向乳晕下丛，然后流入乳腺实质的小叶间淋巴管。对于前哨淋巴结手术而言，明确乳腺的淋巴引流非常重要。从乳房流出的淋巴管中，75%直接流入腋窝淋巴结。少量通过胸肌进入更内侧的淋巴结群（见图6-1）。淋巴引流也通过乳腺内淋巴结进行，在多达5%的患者中是主要的引流途径，在约20%的患者中是与腋窝引流相结合的次要途径。乳腺癌转移的主要途径是淋巴管；了解癌症的区域传播对于提供疾病的最佳区域控制非常重要。

　　成熟乳腺由3种主要组织类型构成:①腺上皮;②纤维间质及支撑结构;③脂肪组织。淋巴细胞和巨噬细胞也存在于乳房内。青少年的主要组织是上皮和间质。在绝经后的妇女中,腺体结构在很大程度上被脂肪组织所取代。乳房悬韧带维持乳房的形状和结构,从覆盖的皮肤下深筋膜到它们被锚定在皮肤上,这些韧带被癌浸润后通常会产生栓系,从而导致乳房光滑表面上的凹陷或轻微畸形。

　　乳腺的腺体由导管的分支系统组成,大致呈放射状排列,从乳头-乳晕复合体向外和向下延伸;可以对个别导管进行插管,并用造影剂观察输乳管。造影可以显示分支管的分支化,分支管最终形成小叶。造影剂的溢出只会使单一的导管系统变得模糊,而不会从功能独立的导管分支进入相邻和相互交织的分支。在乳头-乳晕复合体下方,各大导管均有扩张部分(乳管窦),这些导管通过一个狭窄的口汇合到乳头的壶腹部。

　　乳腺小叶被包裹在一个特殊的疏松结缔组织中,其中包含毛细血管、淋巴细胞和其他迁移的单核细胞(见图6-2)。这种小叶间质与乳腺内的脂肪组织和密度较大、细胞较少的小叶间质有明显的区别。整个导管系统由上皮细胞组成,上皮细胞被具有收缩特性的特化肌上皮细胞所包围,这些细胞将小叶中形成的乳汁推向乳头。在上皮和肌上皮层外,乳腺导管周围是连续的基底膜,其中含有层粘连蛋白、Ⅳ型胶原蛋白和蛋白多糖。基底膜层是原位鉴别浸润

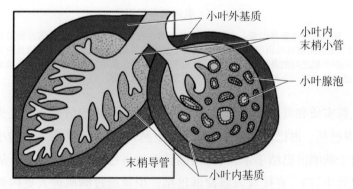

图6-2　成熟的静息小叶单位

　　注　在导管系统的远端是小叶,它是由末端导管末端的多个分支事件形成的,每个分支的末端都在一个盲囊或腺泡中,并伴有特化间质。小叶是一个三维结构,但在组织学薄片上可以看到二维结构。小叶内末梢小管和腺泡位于疏松结缔组织中,含有少量浸润的淋巴细胞和浆细胞。小叶与密度较大的小叶间质不同,小叶间质含有较大的乳腺导管、血管和脂肪。

性乳腺癌的重要边界。导管原位癌,也被称为非侵袭性乳腺癌,保持了这一层的连续性。浸润性乳腺癌的定义是恶性细胞浸润基质,穿透基底膜。

二、组织学表现

乳腺癌在形态特征和生物学特征上是多种多样的。乳腺癌转移一个重要的标志是肿瘤细胞迁移到血管通道的能力,这是转移扩散的早期步骤。在乳腺癌中,血管侵犯常被认为是淋巴管受累,因此淋巴管侵犯作为早期乳腺癌的预后因素尤为重要。正如标准切片所观察到的那样,血管侵犯与肿瘤复发、转移和因疾病死亡的风险增加有关。

1. 常规免疫组织化学染色方法

Gujam 等最近的研究结果强调,免疫组织化学染色是区分血管侵犯和淋巴管侵犯的必要条件,这种区分提高了与标准切片相比的血管浸润的预后价值。血管侵犯多见于瘤周,而非瘤内。在标准切片中,很难区分淋巴管和血管。血管侵犯与肿瘤细胞周围的回缩物、原位癌或小群侵袭性肿瘤细胞也很难区分。与常规切片相比,免疫组织化学标记可提高血管受累的敏感度。目前最为常用的免疫组织化学染色法是经标准 $4\sim5\ \mu m$ 组织切片使用 D2-40 抗体进行淋巴管和 CD31 抗体进行血管染色(见图 6-3)。与其他乳腺癌亚型相比,基底样乳腺癌似乎具有更多的微血管增生和更频繁的肾小球微血管模式,从而增加了血管生成。这些发现提示在基底样乳腺癌中增加的血管生成和血管侵犯之间可能存在联系。

2. 其他免疫组织化学染色方法

淋巴血管侵犯是恶性肿瘤中公认的病理参数,通常与患者的不良预后有关。淋巴血管侵犯被认为是发生转移的关键步骤,尽管其重要性众所周知,但在苏木精-伊红(HE)染色切片中寻找淋巴血管侵犯通常是病理学家在日常工作中耗时且繁琐的工作。尤其需要做大量的工作来检测淋巴血管侵犯小病灶和/或区分淋巴血管侵犯,以及淋巴血管的人为回缩。此外,文献报道,病理学家对淋巴血管侵犯的诊断准确性和一致性普遍不令人满意。为了提高诊断的敏感度和准确率,免疫组织化学染色通常用于突出淋巴、血管的结构。D2-40 (用于淋巴管内皮)、CD34 和 CD31(用于血管内皮)是该领域使用最广泛的标志物。然而,这些抗体的联合使用常常需要克服单一标记在目标识别中的局限性。

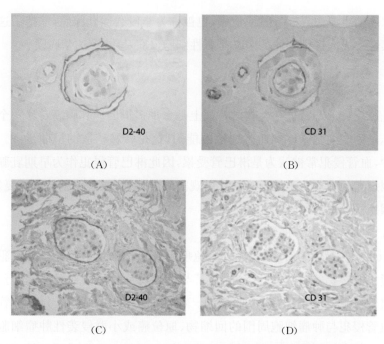

图 6-3　免疫组织化学染色的淋巴管侵犯和血管侵犯的组织学图像

　　注　A、B. 来自同一区域的血管侵犯组织学图像,肿瘤组织位于一个中心位置,D2-40 阴性和 CD31 阳性血管。C、D. 来自另一个区域的淋巴管侵犯组织学图像,肿瘤组织位于两条 D2-40 阳性和 CD31 弱阳性淋巴管中。

　　整合素 β4 是整合素家族的成员,常与整合素 α6 亚基形成 α6β4 异质二聚体。众所周知,β4 参与半桥粒的形成在不同的上皮细胞和维护基底层细胞外基质层粘连蛋白上皮细胞的黏附。β4 已被证明是广泛表达于内皮细胞的毛细血管、动脉和静脉。虽然 β4 在血管内皮细胞中的功能还未被完全了解,但 β4 有助于维护血管内皮的完整性,并参与调节血管内皮细胞的凋亡、自噬和血管生成。此外,β4 可以在神经周围的成纤维细胞和施万细胞中表达,因此可以对周围神经进行免疫组织化学检测,在轴突再生和髓鞘形成中起作用。β4 综合表达于血管内皮和周围神经,因此在恶性肿瘤中可以通过免疫组织化学方法检测是否存在脉管癌栓。

　　在乳房组织内,β4 染色的部位通常分布于小叶周围脂肪组织至小叶内和小叶间质血管。这些血管通常构成了受肿瘤血栓影响的微血管通道。相比于常规染色,β4 染色具有下列优势:①它降低了病理学家的工作量,单染色 β4 可能取代使用 D2-40 和 CD34 相结合诊断脉管癌栓。如果还能对神经侵犯进行确认,将会更有价值。②β4 应用的理想标记标本来源是活检组织和组织芯片,可以防止过度使用有限的组织来诊断淋巴血管侵犯。③相比 D2-40 和 CD34 染色,β4 可以在没有背景瘤内基质细胞中观察到。D2-40 和瘤内成纤维细胞 CD34 表达是众所周知的在恶性肿瘤的集合。例如,阳性染色的基质细胞 D2-40 和 CD34 可以模仿内皮管道周围的癌巢,且造成与真正的癌巢难以区分。相比之下,β4 与基质细胞的负面反应可以对两者进行明确区分。④为了增强识别脉管癌栓和神经侵犯的敏感度,一些研究人员采用双重免疫染色,将上皮标志物(细胞角蛋白)与 EC 标志物(D2-40、CD34 和/或 CD31)或神经纤维标志物(S-100)结合在一起,突出被侵犯的肿瘤细胞。⑤由于 β4 可以在多种恶性肿瘤中表达,包括胃癌、膀胱癌、结直肠癌、舌癌、食管癌等,单独使用 β4 可能达到双重免疫染色的相同效果,同时避免技术的复杂性(图 6-4)。

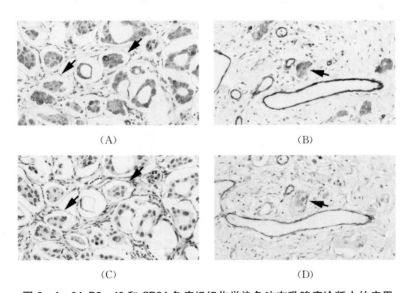

(A)　　　　　　　　　(B)

(C)　　　　　　　　　(D)

图 6-4　β4、D2-40 和 CD34 免疫组织化学染色法在乳腺癌诊断中的应用

注　A,B 是两个代表 β4 在乳腺癌应用的案例。周围的基质细胞癌巢(黑色箭头)和 β4 没有免疫反应性。平行染色的 D2-40(C)和 CD34(D)均显示基质细胞(黑色箭头)阳性,可能导致错误判读淋巴管和血管内皮(A,B:β4。C:D2-40。D:CD34)。

使用 β4 染色也有一些潜在的局限性,它不能区分淋巴管和血管与 β4 的内皮反应。然而,根据美国病理学会(CAP)的指导方针和其他国际共识,在大多数恶性肿瘤如乳腺癌、胃癌、子宫内膜癌和膀胱癌中是没有必要区分的。对于需要严格区分两者的肿瘤,联合使用常规标记(如 D2-40、CD34)将会有帮助。事实上，如果脉管侵犯发生在大口径血管，大量存在的血红细胞腔和/或可辨认的平滑肌弹性板同样可以帮助诊断。另一个问题是，β4 在乳腺肌上皮中也会表达，可能会导致对区分脉管侵犯和原位癌困难。有趣的是，在 D2-40 染色中也发现了这一难题，因为它也与原位癌的肌上皮细胞发生反应。对于复杂的病例，如小病灶的原位癌具有实体瘤生长模式，或原位癌充满新发现的肿瘤细胞，建议使用肌上皮标志物 P63 来染色（见图 6-5）。

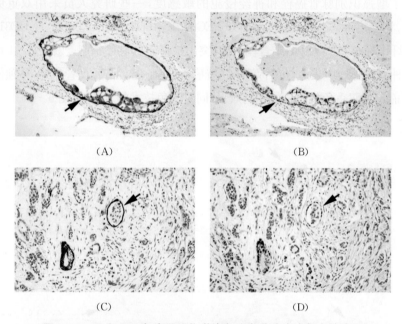

(A)　　　　　　　　(B)

(C)　　　　　　　　(D)

图 6-5　β4 和 P63 免疫组织化学染色法在乳腺癌诊断中的应用

注　乳腺原位癌的肌上皮细胞显示 β4 阳性表达（A，黑色箭头），P63 染色证实（B，黑色箭头）。C. 原位癌的中心（黑色箭头）因 β4 阳性被误读为淋巴血管侵犯。D. 平行染色 P63 证实为原位癌（黑色箭头）。

三、侵犯和转移机制

转移是乳腺癌最重要的临床问题之一。约 90% 的癌症死亡不是由原发肿瘤引起的，而是由转移性疾病引起的。转移是癌细胞从原发肿瘤中分离出来，通过淋巴管或血管到达远处的解剖位置，并形成新的肿瘤的过程。这种播散性疾病通常是广泛性和多灶性的，往往在肿瘤相对较大且已确立的情况下才被发现，通常对包括放疗在内的治疗具有耐药性，而且很难完全根除。因此，它代表了癌症治疗的一个主要的临床挑战。转移是一个复杂的过程，涉及无数分子（见图6-6）。

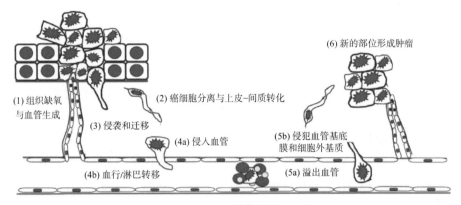

图6-6 乳腺癌细胞转移级联

注 （1）生长中的肿瘤缺氧刺激新血管的形成（血管生成），为肿瘤提供氧气和营养物质，并清除废物。（2）缺氧也是诱导上皮-间充质转化（EMT）的信号之一，在EMT中，圆形、贴壁的上皮癌细胞破坏细胞与细胞基膜的接触，转变为可动的间质表型。（3）癌细胞产生基质降解酶，并通过基质血管、血管、淋巴管转移。（4）癌细胞在通过淋巴管、血管运输过程中经常与白细胞和血小板形成保护性复合体。（5）癌细胞在转移部位溢出并通过周围血管基底膜和基质入侵（使用类似步骤3的分子机制）。（6）为了在新部位成功地建立肿瘤，癌细胞必须再次刺激血管生成，如步骤1所述，并适应和在新环境中生长。

1. 缺氧和血管生成

在乳腺癌发生的早期，它接受氧气和营养物质，并通过从血管中简单的扩散来处理废物。只要肿瘤直径≤2 mm，这个过程就是有效的。一旦它开始生长变大，部分肿瘤，尤其是靠近中心的部分会变得缺氧，缺氧会引发复杂的分子级联反应，导致血管生成的刺激，新生血管会为肿瘤供血。在健康组织中，血管生成的过程受到严格控制（如在发育和伤口愈合期间），从而形成高度组织化的新血管系统。肿瘤血管生成的过程是不受控制的，结果会形成形状不好、曲折、没有出路、漏出的血管，而这些血管本身可能有助于促进血管扩张。

2. 癌细胞与原发肿瘤的分离及EMT

缺氧也是导致肿瘤细胞在形态和行为上发生巨大变化的信号之一。在原发肿瘤包块内，起源于上皮细胞的癌症（如乳腺癌）的细胞本身在外观上也是典型的上皮细胞，这样的细胞具有圆形的形态，表现出极性，并与邻近的细胞和/或基底膜紧密附着。为了转移，这些细胞需要放松与周围环境的接触，变成更像间充质或成纤维细胞的形态，并变得有活力。这一过程被称为EMT。

在分子水平上,这些戏剧性的变化主要是由蜗牛转录因子超家族成员(主要是 Snail1/Snail2 和 Slug)精心策划的。它们的激活导致上皮标志物(包括 E-钙黏蛋白)的抑制和间充质标志物(包括神经钙黏蛋白、波形蛋白、纤连蛋白、玻连蛋白)的上调,这些变化导致细胞黏附减少和运动增强。例如,上皮钙黏蛋白的下调会导致癌细胞极性的丧失和细胞附着的减少。细胞骨架元素波形蛋白和黏附分子神经钙黏蛋白的增加均促进了上皮细胞向间质细胞形态的改变,使细胞更具移动性和侵袭性。此外,Snail 诱导的 EMT 使细胞对凋亡的抵抗性增强。

3. 基底膜和细胞外基质的侵袭和运动

癌细胞需要启动包括蛋白水解酶和转录因子在内的机制,来入侵基底膜和细胞外基质(ECM)。基质降解酶的最佳代表是基质金属蛋白酶,这是一类能够降解基底膜和 ECM 几乎所有成分的内肽酶家族。这个家族的成员在癌症中经常被上调,并促进肿瘤细胞迁移。有证据表明,在某些情况下,单个癌细胞以阿米巴样方式移动,而在其他情况下,成群的癌细胞可能共同作用,降解周围的 ECM,并共同迁移。

4. 血管内灌注和血行/淋巴行播散

为了从肿瘤转移或转移到远处,癌细胞必须进入局部淋巴管或血管,这一过程被称为血管内灌注。有证据表明,血管内灌注可以从以下方式来实现:一个活跃的细胞骨架的机制,即癌细胞利用层粘连蛋白、波形蛋白等元素形成板状伪足,直接伸向毛细血管内皮细胞,或由于癌细胞增长的压力机械损害血管。如前所述,肿瘤诱导的新血管系统的缺陷结构有助于促进这一过程。癌细胞一旦进入血管,就会产生由机械损伤、免疫攻击、缺氧或无氧引起的危险,然而有些癌细胞能够存活下来。有证据表明,当它们与其他癌细胞、血小板和白细胞形成集合体时存活的概率会提高,这可能是因为它们受到了免疫攻击的保护,也可能是由于血流剪切力对它们的物理缓冲作用的结果。

5. 基底膜和细胞外基质的外渗和侵入

形成转移肿瘤瘤体的癌细胞是否在血液淋巴循环后再远处通过内皮细胞定植;或者这些癌细胞是否只是从探索到被捕获,而形成脉管内的癌栓?自从 1889 年佩吉特提出"种子和土壤"假说,这种争议已经存在了至少 130 年。文献中有充分的证据表明癌细胞在小血管中被机械夹持。然而,也有许多研究表明,癌细胞还需要能够与血管壁特异性地相互作用,以便黏附和渗出;有些研究还提供了特异性转移生态位的证据。有一种理论认为,癌细胞可能利用类似于白细胞运输的机制。在此,细胞因子将循环中的白细胞引导到炎症部位;在炎症部位,白细胞开始通过微弱的选择素介导黏附在血管内壁的内皮细胞上,随后通过整合素和免疫球蛋白超家族的成员介导黏附。一旦黏附,白细胞通过两种方式外渗。一种是通过信号传递给内皮细胞,即细胞连接和通过缝隙回缩通道;另一种是通过细胞外基质外渗。据报道,癌细胞也会通过这两种途径外渗,它们还会对内皮细胞造成永久性的物理损伤,从而形成一个突破口逃脱。显然,如前所述,支持癌细胞运动的潜在机制也起了作用,促进了这一进程。

6. 肿瘤在新地点定植

一旦癌细胞成功地在远处的一个部位外渗,它们就会恢复到最初的上皮表型,即 EMT。显然,新的微环境将与癌细胞留在原发部位并已适应的微环境大不相同。新环境的挑战意味着大多数弥散的癌细胞要么死亡,要么休眠,有时休眠多年,直到其或其后代适应或环境改变。导致表面上处于休眠状态的微转移开始活跃的情况是导致疾病的根本原因,如乳腺癌在明显成功的初步治疗数年甚至数十年后在远处复发的原因仍不清楚。

四、临床研究和基础研究

(一)临床研究

1. 淋巴管密度和淋巴血管侵犯对于乳腺癌预后的影响

目前的荟萃分析研究表明,淋巴管密度和淋巴血管侵犯的存在均可预测乳腺癌女性的不良预后。与高淋巴管密度相比,乳腺癌淋巴血管侵犯的存在对无病生存期和总生存期的影响较弱;但它也与低存活率显著相关。此外,29.56%的乳腺癌患者存在淋巴血管侵犯,预后较差。乳腺癌的转移途径包括局部侵袭、血行转移和淋巴转移。通过生理或病理过程形成的新血管和淋巴管分别称为血管生成和淋巴管生成。众所周知,肿瘤血管生成及其指示血管密度与乳腺癌的临床病理结局密切相关。Uzzan 等进行的一项荟萃分析研究表明,血管密度高可以预测乳腺癌较差的生存率(无病生存率和总生存率的风险比为 1.54,$95\%CI$:$1.29\sim1.84$)。然而,淋巴管密度的预后价值仍然是不确定的。随着淋巴管生物学的发展,淋巴管系统被认为是乳腺癌的活跃分子。Song 等的荟萃分析结果显示,高淋巴管密度对无病生存期($HR = 2.02$,95%

$CI：1.69\sim2.40$）和总生存期（$HR=2.88,95\%CI：2.07\sim4.01$）有不利影响。与血管密度相比,淋巴管密度对乳腺癌的预测价值更强。

所有纳入的研究支持淋巴管密度是不良生存的危险因素这一结果。然而在这些研究中,淋巴管密度值有明显的差异。变异可能是由患者来源、染色技术、抗体种类和抗体稀释引起的。此外,不同的淋巴管密度计数方法,通过使用不同的视野、放大倍数、测量单元（血管/面积）也可以解释结果的变化。此外,淋巴管密度高低的截止值是一个不容忽视的重要因素。由于淋巴管密度值并不是正态分布,有 7 项研究选择中位数作为截止值,其他 3 项研究选择平均值或实际值作为截止值。因此,在评价淋巴管密度时,需要进行操作更规范、设计更严谨的研究。由于淋巴内皮细胞特异性标志物的缺乏,以往的研究多采用 HE 染色法检测淋巴血管侵犯。该方法的一个主要挑战是将淋巴血管侵犯与 HE 染色切片上组织处理和固定引起的回缩伪影区分开。另一个挑战是,如果肿瘤细胞被包裹在一个小血管中,可能会错过淋巴血管侵犯。借助于 D2-40、LYVE-1、VEGFR-3、Prox-1 等特异性标志物,淋巴管可与血管或血管回缩伪影有效区分。已有研究将免疫组织化学染色的可靠性与 HE 染色的可靠性进行了比较,结果表明 HE 染色对淋巴血管侵犯的检出率为 $10\%\sim49\%$。然而,使用免疫组织化学染色可以将淋巴血管侵犯的检出率提高至 $41\%\sim72\%$,提示免疫组织化学染色对淋巴血管侵犯的鉴别更可靠。Song 等通过荟萃分析来研究淋巴血管侵犯的预后价值,采用免疫组织化学染色而不是 HE 染色对淋巴血管侵犯进行评估。结果显示,免疫组化染色检测淋巴血管侵犯对患者的生存有不利影响,与之前的研究一致。但是,应该更彻底地分析结果。Mohammed 等的研究表明,淋巴血管侵犯的影响主要发生在乳腺癌淋巴结转移阴性和单一淋巴结转移阳性的患者身上。此外,淋巴血管侵犯每个肿瘤病灶的频率对淋巴结阴性和淋巴结阳性患者的预后没有影响。此外,淋巴血管侵犯的部位和患者的年龄对乳腺癌患者的生存也有影响。目前的荟萃分析研究有一定的优势。结果表明,淋巴管密度和淋巴血管侵犯是乳腺癌患者无病生存期和总生存期的不利预测因素。荟萃分析纳入了更多的研究和统计数据,提供了更可靠的结果。但是,应该考虑一些限制,如纳入的研究都是观察性研究,样本量相对较小；同时,选择偏差和回忆偏差也是不可避免的。此外,由于未测量或测量不足的因素,淋巴管密度值变化明显。因此,在不同的研究中使用不同的截止值来定义高和低淋巴管密度亚群。虽然在每个亚组中不存在异质性,但不同的截止值所引起的偏差是不可忽视的。然而,即使在不同的截止值下,较高的淋巴管密度与较差的存活率相关的结论是合理的。因此,尚需要更大样本量的严格对照研究来验证。

2. 浸润性乳腺癌 MRI 背景实质增强与淋巴血管侵犯及雌激素受体状态的关系

事实上,乳腺癌一词包含了多种影响乳房的恶性疾病,其自然病史、行为和预后各不相同。可能会遇到 4 种不同的组织学亚型,每种癌症都可以根据雌激素受体、孕激素受体和 HER2 状态,以及分子亚型和基因组特征进行特征描述。然而,在乳腺癌治疗过程中,手术标本上可观察到该疾病的许多特征,可能导致多次手术、延误治疗,以及引起患者焦虑、生活质量差,甚至可能预后不良。因此,在患者管理中尽早预测乳腺癌的特征是至关重要的。术前分期的影像学检查可提供有关该肿瘤的重要资料。与胸部 X 线片和超声相比,MRI 能更准确地显示乳腺肿瘤的范围。此外,约 16% 的乳腺癌患者 MRI 检测到其他癌症。

COMICE 和 MONET 的随机试验表明,MRI 已被证明对乳腺 X 线片检查中乳腺密度高或多焦点/多中心病变风险高的女性有价值。乳腺密度是由乳腺的数量决定的,是乳腺癌的重要危险因素。高密度乳腺的乳腺癌风险是低密度(脂肪)乳腺的 3 ～ 5 倍,但乳腺 X 线片检查的乳腺密度与肿瘤的组织学特征之间的关系还不确定。在动态增强 MRI 中,正常纤维腺体元素的增强称为背景实质增强(background parenchymal enhancement,BPE)。BPE 不同于乳腺造影所涉及的乳腺密度,因为乳腺造影的乳腺密度主要是由于乳腺纤维腺体组织的数量和叠加,而 BPE 则是由于乳腺的血管化。与乳房 X 线片检查的乳腺密度相似,BPE 一直与乳腺癌的风险相关。根据 BI - RADS 2013,BPE 可分为四大类:极轻度增强、轻度增强、中度增强和重度增强。虽然有研究关注 BPE 的定量分类,但在乳房 BPE 的定量评估中仍存在很大的差异,测量仍有一定的主观性。影响组织增强的因素主要包括血管和微血管的分布;对比剂的剂量、浓度和渗透性;不同组织 T_1 加权像的时间。其中,血管分布和造影剂渗透性是最重要的因素。乳腺腺体主要有 3 种血供:①中位部位的血管来源于胸内动脉的穿支(也称胸内动脉);②胸肩峰动脉及胸外侧动脉;③肋间动脉外侧皮支。由于动脉从乳腺的外周部分向中央部分延伸,所以 BPE 常从乳腺腺体的边缘开始,逐渐过渡到中心区域,最后是后乳晕的增强。这种传播分布称为框架符号。同时,造影剂的渗透性由造影剂的配方决定。除了乳腺的血管分布和造影剂的配方外,月经周期也是影响 BPE 的一个重要因素。雌激素可促进上皮细胞的增殖,孕酮可进一步增强雌激素的这一作用。此外,雌激素还可增加组织的血管通透性,促进局部微循环。雌激素和孕激素的水平在绝经前女性高于绝经后女性,乳腺上皮细胞的增殖和局部微循环明显高于绝经后女性,导致绝经前女性比绝经后女性 BPE 更明显。血中雌激素和孕激素水平与患者的年龄有关,并随年龄的增长而逐渐降低。特别是绝经后女性,乳腺上皮细胞的周期性增殖终止,腺叶组织退化,只剩下大导管和部分纤维脂肪组织,导致 BPE 逐渐下降。雌激素受体和孕激素受体的表达随着雌激素和孕酮水平的增加而相应增加。雌激素和孕激素水平与 BPE 相关;因此,可以推测 BPE 与乳腺癌患者的雌激素受体和孕激素受体状态相关。本研究提示 BPE 与雌激素受体呈正相关,Ozturk 等也支持这一观点。孕酮是雌激素、雄激素和肾上腺皮质激素生物合成的重要中间体。孕激素受体的结构和作用机制也很复杂。影响激素合成的因素很多,其中一个或多个因素可能影响孕激素受体的表达。这可能是本研究中孕激素受体与 BPE 之间缺乏关联的原因。Vreeman 等的研究表明,BPE 和孕激素受体负相关。这值得进一步研究。Li 等研究表明,高 BPE 组淋巴血管侵犯程度较高,BPE 程度与浸润性乳腺癌的淋巴血管侵犯程度呈正相关。这可能与不同人群乳腺血管网络的发展有关。人的乳腺血管是发育良好的网络,具有丰富的供血动脉、引流静脉、毛细血管网络和淋巴网络,因此在动态增强 MRI 中 BPE 更显著。BPE 高的乳腺癌,肿瘤细胞更容易侵蚀和破坏周围的毛细血管和淋巴管,导致淋巴血管侵犯。

(二)基础研究

1. 肿瘤微环境中的巨噬细胞与脉管侵犯和血管生成的关系

乳腺癌脉管侵犯包括淋巴血管侵犯,是肿瘤发生中的重要事件。肿瘤微环境中的巨噬细胞与脉管侵犯的存在和血管生成有关。这项研究调查了巨噬细胞衍生的,caspase-1 依赖性白介素-1β(IL-1β)在脉管浸润模型中的作用。IL-1β 显著增强了乳腺癌细胞系 MCF7 和 MDA-MB-231 跨内皮细胞屏障的黏附和转运。在血管内皮细胞 IL-1β 刺激后,MDA-MB-231 和 MCF7 与淋巴内皮细胞的黏附百分比高于血管内皮细胞(分别为 $P < 0.001$ 和 $P < 0.0001$)。来自活化巨噬细胞的上清液增加了肿瘤细胞对淋巴和血液内

皮的黏附。IL-1β 的分泌是 caspase-1 依赖性的,用 caspase-1 抑制剂治疗可将 IL-1β 的产生减少 73%,并同时将肿瘤细胞的黏附降低至静息巨噬细胞获得的水平。IL-1β 刺激后,MDA-MB-231 细胞跨血液和淋巴管内皮单层的转运明显增加。此外,活化巨噬细胞的上清液增加了 MDA-MB-231 细胞跨内皮单层的转运,这被 caspase-1 抑制所消除。用巨噬细胞条件培养基(3 个供体中的 2 个)刺激 MDA-MB-231 细胞后,IL-1β 刺激肿瘤细胞的迁移能力显著增强,并且迁移率显著提高。结果表明,IL-1β 的巨噬细胞产生在乳腺癌细胞的迁移及其与血液和淋巴管内皮细胞的黏附以及跨血液的迁移中起着重要作用。结果表明,IL-1β 可能在与淋巴内皮细胞的黏附中尤其起作用。

2. Ets-1 驱动乳腺癌细胞血管生成和乳腺癌内皮细胞之间的相互作用

Ets-1 转录因子在乳腺癌中的过表达与侵袭性特征有关,并与不良预后有关。除了其在驱动癌细胞侵袭中的作用外,Alessandro 等还通过为内皮细胞创造旁分泌促侵入性环境来确定癌细胞中 Ets-1 的过表达是否促进血管生成。为了解决这个问题,他们建立了癌细胞与内皮细胞的不同共培养模型。来自癌细胞的条件培养基在基质模型中诱导内皮细胞增殖、迁移和形态发生。值得注意的是,在三维矩阵模型中的共培养测定还揭示了内皮细胞对癌细胞形态发生的相互诱导,以支持血管生成素对肿瘤细胞的作用。Ets-1 成为乳腺癌细胞血管生成潜能的关键调节剂,有利于它们以旁分泌方式诱导内皮细胞形态发生并与后者发生物理相互作用的能力。尽管如此,癌细胞中 Ets-1 的过表达也限制了其在 Boyden 小室和离体 3D 共培养物中对内皮细胞的化学吸引力。最终,乳腺癌细胞中 Ets-1 的调节从本质上改变了实验性体内肿瘤的血管生成方式,在血管募集和瘤内小毛细血管发芽之间取得了平衡。这些数据突出了 Ets-1 在乳腺癌细胞血管生成潜能中的关键作用,并揭示了 Ets-1 致癌活性的另一个方面。

3. 金纳米粒子缀合的槲皮素通过 EGFR/VEGFR-2 介导的乳腺癌途径抑制 EMT、血管生成和侵袭

表皮生长因子通过增强细胞增殖、侵袭、血管生成和转移在乳腺恶性肿瘤中发挥关键作用。EMT 是上皮细胞失去极性并获得迁移间充质特性的关键过程。金纳米颗粒是用于携带化学治疗剂以靶向癌细胞的有效药物递送载体,并且槲皮素是已知具有有效抗恶化细胞活性的抗氧化类黄酮。

Balakrishnan 等发现金纳米粒子缀合的槲皮素可以抑制神经钙黏蛋白、Snail、Slug、Twist、MMP－2、MMP－9、p－EGFR、VEGFR－2、p－PI3K、AKT 和 p－GSK3β 的蛋白表达，增加上皮钙黏蛋白的表达。与游离槲皮素相，金纳米粒子缀合的槲皮素可以抑制乳腺癌细胞的迁移和侵袭、毛细血管样形成以及乳腺癌生长。

4. Podoplanin＋肿瘤淋巴管是限制乳腺癌转移的因素

转移性传播使用血液和淋巴血管系统。实体瘤在癌症进展期间动态地重塑并产生两种脉管类型。癌细胞侵入肿瘤引流淋巴结中的淋巴管，形成脉管癌栓，是乳腺癌转移的先期步骤；同时，肿瘤诱导的淋巴管生成也可能影响转移。与肿瘤淋巴管生成相关的失调的肿瘤组织液体内稳态和免疫运输可能导致转移性扩散。然而，目前缺乏特异性的肿瘤内淋巴管内皮细胞抑制剂。因此，Chen 等在 Podoplanin＋转移性乳腺癌小鼠模型中证实了淋巴管瘤损伤对于淋巴管生成的抑制，并确定了淋巴管上皮细胞在原发性和转移性肿瘤中的不同作用。控制原发性肿瘤淋巴管生成可以减少腋窝淋巴结和肺实质转移。淋巴管密度降低可以增加原发性肿瘤淋巴水肿，并增加肿瘤内巨噬细胞的频率，尽管转移性传播明显减少，但与原发性肿瘤生长无显著影响。此研究结果确定了乳腺肿瘤淋巴管对肺转移的限速作用。

（张帆，冀海斌）

参考文献

［1］ Almog N. Molecular mechanisms underlying tumour dormancy［J］. Cancer Lett, 2010, 294(2): 139－146.

［2］ Balakrishnan S, Bhat F A, Raja Singh P, et al. Gold nanoparticle-conjugated quercetin inhibits epithelial-mesenchymal transition, angiogenesis and invasiveness via EGFR/VEGFR-2-mediated pathway in breast cancer［J］. Cell Prolif, 2016, 49(6): 678－697.

［3］ Biglia N, Bounous V E, Martincich L, et al. Role of MRI(magnetic resonance imaging) versus conventional imaging for breast cancer presurgical staging in young women or with dense breast［J］. Eur J Surg Oncol, 2011, 37(3): 199－204.

［4］ Bignotti B, Signori A, Valdora F, et al. Evaluation of background parenchymal enhancement on breast MRI: a systematic review［J］. Br J Radiol, 2017, 90 (1070): 20160542.

［5］ Bockhorn M, Jain R K, Munn L L. Active versus passive mechanisms in metastasis: Do cancer cells crawl into vessels, or are they pushed［J］. Lancet Oncol, 2007, 8(5): 444-448.

［6］ Chen Y, Keskin D, Sugimoto H, et al. Podoplanin＋tumor lymphatics are rate limiting for breast cancer metastasis［J］. PLoS Biol, 2018, 16(12):e2005907.

［7］ Courtney M, Townsend R, Beauchamp D, et al. Mattox, Sabiston textbook of surgery: The Biological basis of modern surgical practice 19th ed［M］. Amsterdam: Elsevier, 2016:883.

［8］ Ferlay J, Soerjomataram I, Dikshit R, et al. Cancer incidence and mortality worldwide: sources, methods and major patterns in GLOBOCAN 2012［J］. Int J Cancer, 2015, 136(5): E359-E386.

［9］ Friedl P, Gilmour D. Collective cell migration in morphogenesis, regeneration and cancer［J］. Nat Rev Mol Cell Biol, 2009, 10(7):445-457.

［10］ Furlan A, Vercamer C, Heliot L, et al. Ets-1 drives breast cancer cell angiogenic potential and interactions between breast cancer and endothelial cells［J］. Int J Oncol, 2019, 54(1): 29-40.

［11］ Gujam F J, Going J J, Edwards J, et al. The role of lymphatic and blood vessel invasion in predicting survival and methods of detection in patients with primary operable breast cancer［J］. Crit Rev Oncol Hematol, 2014, 89(2):231-241.

［12］ Gujam F J, Going J J, Mohammed Z M, et al. Immunohistochemical detection improves the prognostic value of lymphatic and blood vessel invasion in primary ductal breast cancer［J］. BMC Cancer, 2014, 14:676.

［13］ Hon J D, Singh B, Sahin A, et al. Breast cancer molecular subtypes: from TNBC to QNBC［J］. Am J Cancer Res, 2016, 6(9): 1864-1872.

［14］ Kadhim M A, Mayah A, Brooks S A. Does direct and indirect exposure to ionising radiation influence the metastatic potential of breast cancer cells［J］. Cancers(Basel), 2020, 12(1):236.

［15］ Kim M Y, Choi N, Yang J H, et al. Background parenchymal enhancement on breast MRI and mammographic breast density: correlation with tumour characteristics ［J］. Clin Radiol, 2015, 70(7): 706-710.

［16］ Klingen T A, Chen Y, Stefansson I M, et al. Tumour cell invasion into blood vessels is significantly related to breast cancer subtypes and decreased survival［J］. J Clin Pathol, 2017, 70(4):313-319.

［17］ Li J, Jiang Y, Chen C, et al. Integrin β4 is an effective and efficient marker in synchronously highlighting lymphatic and blood vascular invasion, and perineural aggression in malignancy［J］. Am J Surg Pathol, 2020, 44(5):681-690.

［18］ Li J, Mo Y, He B, et al. Association between MRI background parenchymal enhancement and lymphovascular invasion and estrogen receptor status in invasive breast cancer［J］. Br J Radiol, 2019, 92(1103): 20190417.

[19] Mohammed R A, Menon S, Martin S G, et al. Prognostic significance of lymphatic invasion in lymph node-positive breast carcinoma: findings from a large case series with long-term follow-up using immunohist- ochemical endothelial marker[J]. Mod Pathol, 2014, 27(12):1568-1577.

[20] Nash G F, Turner L F, Scully M F, et al. Platelets and Cancer. Lancet Oncol, 2002, 3(7):425-430.

[21] Ozturk M, Polat A V, Sullu Y, et al. Background parenchymal enhancement and Fibroglandular tissue proportion on breast MRI: correlation with hormone receptor expression and molecular subtypes of breast cancer[J]. J Breast Health, 2017, 13 (1): 27-33.

[22] Peters N H, BorelRinkes I H, Zuithoff N P, et al. Meta-Analysis of MR imaging in the diagnosis of breast lesions[J]. Radiology, 2008, 246(1): 116-124.

[23] Rajabi S, Dehghan M H, Dastmalchi R, et al. Therolesandrole-players in thyroid cancer angiogenesis[J]. Endocr J, 2019, 66(4):277-293.

[24] Storr S J, Safuan S, Ahmad N, et al. Macrophage-derived interleukin-1beta promotes human breast cancer cell migration and lymphatic adhesion in vitro [J]. Cancer Immunol Immunother, 2017, 66(10):1287-1294.

[25] Tremblay P L, Huot J, Auger F A. Mechanisms by which E-select inregulates diapedesis of colon cancer cells under flow conditions[J]. Cancer Res, 2008, 68(13): 5167-5176.

[26] Uzzan B, Nicolas P, Cucherat M, et al. Microvessel density as a prognostic factor in women with breast cancer: a systematic review of the literature and meta-analysis [J]. Cancer Res, 2004, 64(9):2941-2955.

[27] Yaghjyan L, Colditz G A, Rosner B, et al. Mammographic breast density and breast cancer risk: interactions of percent density, absolute dense, and non-dense areas with breast cancer risk factors[J]. Breast Cancer Res Treat, 2015, 150(1): 181-189.

[28] Zhang F, Li T, Han L, et al. TGFβ1-induced down-regulation of microRNA-138 contributes to epithelial-mesenchymal transition in primary lung cancer cells [J]. Biochem Biophys Res Commun, 2018, 496(4):1169-1175.

[29] Zhang S, Zhang D, Gong M, et al. High lymphatic vessel density and presence of lymphovascular invasion both predict poor prognosis in breast cancer [J]. BMC Cancer, 2017, 17(1): 335.

[30] Zhao Y C, Ni X J, Li Y, et al. Peritumoral lymphangiogenesis induced by vascular endothelial growth factor C and D promotes lymph node metastasis in breast cancer patients[J]. World J Surg Oncol, 2012, 10:165.

第二节　子宫及附件肿瘤合并脉管癌栓

肿瘤转移是导致 90% 的癌症相关死亡的原因，肿瘤细胞从原发性肿瘤转移到远处器官经过 3 个步骤：①局部浸润到肿瘤周围间质组织，然后侵入血管和淋巴管的微管系统形成癌细胞栓子；②转运到远处器官后穿透毛细血管进入组织内；③在远处器官的微环境下存活下来，并进行增殖，形成第二肿瘤。淋巴血管间隙浸润（lymphovascular space invasion，LVSI）是指原发肿瘤内淋巴管或微血管引流系统毛细管腔内存在的肿瘤细胞，即癌栓形成。肿瘤细胞穿透淋巴血管间隙的细胞层被认为是肿瘤转移的重要步骤，理论上，一旦 LVSI 发生，肿瘤细胞可以转移到局部或远处的淋巴结和器官。因此，人们认为肿瘤中 LVSI 的增加表明了病变的恶性性质，这反过来又暗示着患者的生存能力较差。

肿瘤细胞浸润血管和/或淋巴管系统是肿瘤扩散的重要步骤，这些途径可能与雌激素和血管内皮生长因子（VEGF）通路有关。VEGF 不仅可促进内皮细胞增殖和血管生成、促进肿瘤生长和转移，而且 VEGF-C/D 信号系统与淋巴管生成的调控也有关，可激活肿瘤的淋巴管生成及促进肿瘤转移。这些途径使肿瘤细胞能够进入遥远的器官。因此，LVSI 的存在可能与相对较高的肿瘤负担和更具攻击性的行为有关。

Padera 等研究发现肿瘤内存在无功能的淋巴管，而肿瘤边缘（距离肿瘤边界 <100 μm）存在功能性淋巴管，仅肿瘤边缘的功能性淋巴管就足以使肿瘤发生淋巴结转移。肿瘤边缘的淋巴管不仅数量和密度较非肿瘤区域高，而且管径也增粗。

淋巴结是人体的免疫系统，一侧有数条输入淋巴管进入，另一侧为淋巴结门有 1～2 条输出淋巴管及血管和神经出入，淋巴结表面包有被膜，其下为皮质区和髓质区，内为复杂迂曲的淋巴窦。从输入淋巴管引流而来的淋巴液先进入淋巴结皮质淋巴窦，再流向髓质淋巴窦，最后经输出淋巴管离开淋巴结。淋巴结的主要功能是滤过淋巴液，产生淋巴细胞和浆细胞，参与机体的免疫反应，癌细胞到达淋巴结后可引起淋巴结的一系列免疫反应，消灭部分癌细胞，但存活的癌细胞快速生长并最终破坏整个淋巴结，从而继续转移。肿瘤细胞可直接侵入血管随血液流动而转移至远处器官，也可先经淋巴结再通过器官的集合淋巴管直接注入静脉、胸导管在颈静脉角处与静脉相交通，以及恶性肿瘤淋巴管与静脉的吻合、淋巴结内淋巴窦与静脉的吻合等途径进入血管进行血行转移。

妇科恶性肿瘤是一大类肿瘤，其中最常见的有宫颈癌、子宫内膜癌和卵巢癌，淋巴转移和血行转移都是重要的转移途径，淋巴管及血管内癌栓不仅对肿瘤的复发、转移和生存率有影响，而且也影响肿瘤治疗方案的制订。本节主要针对以上 3 种常见的生殖系统恶性肿瘤和另外一种良性肿瘤——子宫静脉内平滑肌瘤进行探讨。

一、宫颈癌

宫颈癌是发展中国家发病率第一位的女性生殖系统恶性肿瘤。在发达国家宫颈癌的发病率逐渐降低，而在发展中国家其发病率仍较高，80％的新发病例在发展中国家，宫颈癌居发展中国家女性癌症死亡原因的第三位。

（一）病因及发病机制

持续的高危型人乳头瘤病毒（human papilloma virus，HPV）感染是宫颈癌最主要的致病因素。德国科学家 Harald zur Hausen 博士发现了 HPV，明确了 HPV 与宫颈癌的关系并因此获得 2008 年诺贝尔生理学或医学奖。HPV 是一种无包膜双链环形 DNA 病毒，其基因组包括 3 个部分：上游调控区（URR）、早期转录区（E 区）和晚期转录区（L 区），其中 E 区编码的 E1～E7 蛋白是病毒复制的关键部分。HPV 有 100 多个亚型，而只有高危型如 16、18、31、33、35、45、51、52、56、58、61 等亚型持续感染才可引起宫颈癌。其中 16 和 18 亚型是最常见的致癌亚型，占所有致癌亚型的 75％，HPV16 与宫颈鳞状细胞癌有关，HPV18 主要与宫颈腺癌有关。HPV 感染宫颈上皮细胞后病毒DNA 有两种形式存在于宫颈上皮细胞内：①游离于宫颈上皮细胞染色体以外；②HPV DNA 与宫颈上皮细胞 DNA 融合，结果导致 *HPV E2* 基因缺失，从而导致 *HPV E6* 和 *E7* 基因上调。*HPV E6* 和 *E7* 基因是两种病毒癌基因，*E6* 基因编码的 E6 蛋白可与 P53 蛋白结合并使后者水解从而使其抑癌功能丧失；*E7* 基因编码的 E7 蛋白可与 Rb 蛋白结合抑制后者的抑癌功能，从而引起细胞失控性生长。

除 HPV 感染外，还有其他一些内在或外在因素对宫颈癌的发生和发展起重要作用，可视为 HPV 的协同因素：细胞遗传学研究表明宫颈癌细胞中存在某些染色体上等位基因缺失;某些细胞因子如 γ-干扰素等可抑制 HPV E6 和 E7 的表达,从而抑制细胞增殖;吸烟可使宫颈癌前病变和宫颈癌的发病风险提高 2 倍;性生活开始较早(年龄<16 岁);多个性伴侣(≥4 个);服用免疫抑制药物或 HIV 感染者患宫颈癌的风险也较高。

按照病理分类,宫颈癌可分为鳞状细胞癌、腺癌、腺鳞癌及一些少见病理类型,如神经内分泌癌、未分化癌等。其中鳞状细胞癌占 80%～85%,腺癌占 15%～20%。在发达国家,由于采用有效的筛查措施,鳞状细胞癌的发病率和病死率有显著下降,而宫颈腺癌的发病率却有增加趋势,可能是因为宫颈细胞学筛查对腺癌相对不敏感。HPV 检测可提高宫颈腺癌的检出率,HPV 疫苗可降低宫颈鳞状细胞癌和腺癌的发病率。

(二)解剖学特征

1. 子宫颈的解剖结构

(1)子宫颈解剖:子宫颈是连接子宫体和阴道的圆柱状肌性组织,主要由结缔组织、平滑肌和弹力纤维组成,长 2～3 cm,突出于阴道内的部分称为阴道部,其余部分称为阴道上部。宫颈内口和外口之间为宫颈管,被覆单层柱状上皮,宫颈阴道部被覆复层鳞状上皮,可受卵巢激素的影响而发生周期性变化。

(2)鳞柱交界与转化区:宫颈鳞状上皮和柱状上皮交界的地方称为鳞柱交界。在胎儿期形成的鳞柱交界称为原始鳞柱交界,位于宫颈外口附近,到青春期后受卵巢激素的影响,宫颈管内柱状上皮下移至宫颈阴道部,暴露于阴道的柱状上皮受阴道酸性环境的影响而被鳞状上皮所取代,形成新的鳞柱交界,称为生理性鳞柱交界。原始鳞柱交界和生理性鳞柱交界之间的区域即为转化区,是宫颈癌前病变和宫颈癌好发部位。

2. 子宫颈的血管和淋巴系统

供应子宫和宫颈的动脉自髂内动脉分出,子宫动脉宫颈支在 3 点及 9 点的位置沿宫颈下降,引流宫颈的静脉与动脉平行。引流宫颈的淋巴结和淋巴管靠近血管,可作为宫颈癌扩散的途径。

(三)转移途径

宫颈癌的转移方式主要是肿瘤直接浸润和淋巴转移,血行转移较少,主要见于晚期或少见细胞类型的肿瘤。

1. 宫颈癌的直接浸润

宫颈癌通常以侧方扩散的方式延伸,沿着阻力最小的路径进行。宫颈癌细胞可沿组织间隙侵犯宫颈周围组织,向下侵犯可累及阴道穹窿和阴道壁;向上侵犯可累及子宫体及附件;向两侧侵犯可累及宫旁组织,如子宫主韧带等;向后扩散累及子宫骶骨韧带;肿瘤继续进展可累及膀胱、直肠等,并可借助所侵犯组织中的淋巴管和血管发生远处转移。

2. 宫颈癌的淋巴转移

淋巴转移是宫颈癌重要的转移方式,与宫颈癌的复发及预后关系密切,是宫颈癌的预后因素之一。淋巴管间隙位于基底膜 1~2 mm 以内,如果这些间隙受累,则可发生区域淋巴结的癌栓栓塞,并随淋巴引流至区域淋巴结。宫颈癌的淋巴转移与子宫颈的淋巴引流流向一致,引流宫颈的淋巴管汇合形成侧干,通过宫旁引流至髂外、髂内、闭孔和髂总淋巴结,此为一级淋巴结,腹主动脉旁和腹股沟淋巴结为二级淋巴结。另外,还有小的淋巴通道经过膀胱后方止于髂外淋巴结,后方淋巴通道直接汇入髂总、腹主动脉旁和直肠上淋巴结。腹主动脉旁淋巴结转移通常是由盆腔淋巴结和髂总淋巴结有序、渐进性地扩散而来,但宫颈癌偶尔也会通过后干癌栓而直接转移至腹主动脉旁淋巴结。

尽管 2018 年前国际妇产科联盟(International Federation of Gynecology and Obstetrics,FIGO)宫颈癌分期系统未包含淋巴结转移的因素,但宫颈癌的淋巴结状态可影响疾病的治疗决策及预后。在早期宫颈癌,淋巴结阳性者 5 年生存率为 50%,而淋巴结阴性者可达 90%,而如果发生髂总淋巴结转移则预后更差。

虽然宫颈淋巴结分为一级淋巴组和二级淋巴组,但由于各组淋巴结之间存在交通,淋巴结转移并非按照固定的方向进行,可有跳跃性、逆行性或迂回性转移,所以会有多组淋巴结同时累及或在盆腔淋巴结阴性的情况下发生腹主动脉旁淋巴结转移的现象。

早在 1971 年,国外学者 Plentl 等对宫颈癌的淋巴引流进行描述,国内张海燕等运用前哨淋巴结检测技术,对早期宫颈癌的盆腔淋巴结转移规律进行研究,发现宫旁和闭孔淋巴结是最常见的转移部位,分别占 41% 和 37.3%。刘爽和温宏武等的研究均发现闭孔淋巴结是宫颈癌最常见的转移部位(分别为 59.37% 和 82.9%)。

3. 血行转移

静脉和淋巴间隙均靠近基底膜,病灶较大的或晚期宫颈癌可通过直接侵犯血管、损伤的毛细血管和静脉，经更小的淋巴管和静脉途径发生血行转移。血行转移通常是经静脉转移，分化差的肿瘤更易发生血行转移。

（四）临床分期

宫颈癌的分期采用 FIGO 宫颈癌分期系统。2009 年分期是临床分期，以临床体检结果作为分期依据且术后不再更改。2018 年 10 月在第 22 届 FIGO 大会上发布了新的分期标准，与 2009 年分期相比，新分期增加了影像学检查如 MRI、CT 及正电子发射体层摄影技术（PET/CT）和病理检查参与分期，淋巴结转移也纳入分期系统，但 LVSI 不改变分期。新分期更倾向于临床检查与病理分期相结合。2019 年又针对 FIGO 2018 年宫颈癌分期存在的争议问题进行修订，修订后的宫颈癌 FIGO 2018 年分期如表 6-1。新分期的变化主要体现在：①ⅠA 期不再考虑肿瘤浸润宽度，仅根据浸润深度分期；②ⅠB 期由原来的 4 cm 为界的两分级改为分别以 2 cm 和 4 cm 为界的三分级；③Ⅲ期新增ⅢC 期，所有淋巴结转移均划入ⅢC 期，并根据盆腔淋巴结或腹主动脉旁淋巴结转移分别分为ⅢC1 和ⅢC2 期，并注明影像或病理技术类型。

当对分期有疑问时应划分为较低分期，初治患者根据术后病理结果可以改变术前的分期，复发者的分期不再改变。

表 6-1　宫颈癌分期（FIGO，2018）

分期	描 述
Ⅰ期	肿瘤局限于子宫颈（浸润至子宫体不改变分期）
ⅠA	仅镜下诊断的浸润癌，最大间质浸润深度≤5 mm[①]，
ⅠA1	间质浸润深度≤3 mm
ⅠA2	间质浸润深度 3~5 mm
ⅠB	间质浸润深度＞5 mm（病变范围＞ⅠA 期）；病变局限于宫颈，测量肿瘤最大径[②]
ⅠB1	间质浸润深度＞5 mm 而肉眼可见病灶最大径≤2 cm
ⅠB2	肉眼可见病灶最大径 2~4 cm
ⅠB3	肉眼可见病灶最大径＞4 cm
Ⅱ期	肿瘤侵犯超越子宫但未达盆壁或下 1/3 阴道
ⅡA	肿瘤无宫旁浸润，累及阴道上 2/3

（续表）

分期	描 述
ⅡA1	肉眼可见病灶最大径≤4 cm
ⅡA2	肉眼可见病灶最大径＞4 cm
ⅡB	肿瘤有宫旁浸润，但未达盆壁，伴或不伴阴道上 2/3 浸润
Ⅲ期	肿瘤扩展至盆壁和/或浸润阴道下 1/3 和/或引起肾积水或无功能肾
ⅢA	肿瘤浸润阴道下 1/3 但未达盆壁
ⅢB	肿瘤浸润至盆壁和/或引起肾积水或无功能肾（除外其他原因）
ⅢC	盆腔淋巴结转移和/或腹主动脉旁淋巴结转移（包括镜下微转移）[③]，无论肿瘤大小与范围（采用 r 与 p 标记）[④]
ⅢC1	仅盆腔淋巴结转移
ⅢC2	腹主动脉旁淋巴结转移
Ⅳ期	肿瘤扩展超出真骨盆范围，或侵犯直肠和/或膀胱黏膜（活检证实）（泡状水肿不能分为Ⅳ期）
ⅣA	肿瘤侵犯盆腔邻近器官
ⅣB	远处转移

注 ①所有分期均可在临床检查的基础上，根据影像学及病理学对肿瘤大小和范围的评估进行补充，病理学发现可取代影像学和临床发现。②淋巴脉管受侵不改变分期，镜下浸润宽度不再纳入分期标准。③游离的肿瘤细胞不改变分期，但应记录其存在。④ⅢC 期应备注 r（影像学）和 p（病理学）以表明分期依据：若影像学发现盆腔淋巴结转移，分期应为ⅢC1r；若病理学证实者则为ⅢC1p。所用影像学方法和病理技术应予以记录。

（五）临床表现

宫颈癌在不同的阶段临床表现有所不同，早期患者可无任何临床表现，部分患者仅在体检时发现，随着病变进展可出现一系列临床症状和体征。

1. 症状

宫颈癌患者的主要症状为阴道流血或排液。年轻患者可表现为不规则阴道流血，往往以月经不调就诊；还可表现为性生活时或妇科检查时宫颈接触性出血；绝经后患者表现为不规则阴道流血或排液；若肿瘤较大发生坏死可有腥臭味分泌物或阴道排液。若肿瘤侵犯宫颈组织较深累及大血管可引起大量阴道流血，往往需要急诊处理。若病灶侵犯其他器官则出现相应症状，累及膀胱可有尿频、尿急、血尿，累及输尿管可有输尿管扩张、肾积水甚至肾无功能或尿毒症,侵犯盆壁可引起下肢水肿、坐骨神经痛等症状。

2. 体征

早期病变的宫颈肉眼可无任何明显病灶,或仅有糜烂样改变。随病变进展,外生性肿瘤可见宫颈菜花样赘生物,表面常被覆脓性分泌物;内生性或颈管性肿瘤表现为宫颈肥大,质硬;病变继续进展发生溃疡坏死,子宫颈形成空洞;累及阴道壁时可见到阴道壁赘生物或黏膜变硬;宫旁受累时三合诊检查发现宫旁组织变硬、结节状,甚至可形成冰冻骨盆,下肢静脉回流受阻而出现下肢水肿。

（六）诊断

早期宫颈癌常常无症状或仅表现为水样阴道流液、性生活后阴道流血或月经间期出血等。"三阶梯"诊断程序仍是诊断宫颈癌的标准方法,即宫颈细胞学检查、阴道镜检查和宫颈组织学检查。

1. 宫颈细胞学和HPV检查

由于宫颈的解剖位置使宫颈容易看到,比较方便应用刮片或取样刷于宫颈转化区刮取宫颈脱落细胞进行检查。细胞学检查方法包括传统细胞制片技术和目前广泛应用的液基细胞学技术,细胞学诊断报告系统包括1943年Papanicolaou提出的巴氏五级分类法和目前广泛使用的TBS(the bethesda system)分类诊断法。细胞学检查异常者需行阴道镜检查。

由于HPV感染与宫颈癌密切相关,HPV检测也已广泛用于宫颈癌的筛查。HPV检测的指征包括:①决定细胞学结果为不明确诊断意义的不典型鳞状细胞(ASCUS)的患者是否需要阴道镜检查;②与细胞学检查联合用于30～65岁的妇女的宫颈癌筛查;③2014年美国食品和药品监督管理局(FDA)批准一项HPV检测用于25岁以上妇女宫颈癌的初始筛查。HPV检测仅限于高危型HPV,不推荐检测低危HPV。美国妇产科学院(ACOG)关于宫颈癌筛查的指南详细列出了宫颈细胞学和HPV筛查处理策略。但宫颈细胞学检查对诊断宫颈腺癌效果较差。

2. 阴道镜检查

阴道镜是宫颈筛查的重要工具。阴道镜可使宫颈表面病变放大,通过醋酸试验和碘试验提示病变区域,从而指导宫颈活检,阴道镜下可疑部位活检可提高活检准确率。阴道镜检查指征:①宫颈细胞学异常;②HPV-16或18亚型阳性;③临床可疑宫颈癌前病变或宫颈癌;④宫颈病变治疗前评估;⑤宫颈病变治疗后随访。

3. 宫颈组织学检查

宫颈组织学检查包括宫颈活检和宫颈锥切,是确诊宫颈病变的依据,通过阴道镜下醋酸试验和碘试验可提高活检准确率。宫颈活检指征:①宫颈细胞学异常或细胞学虽无异常但临床可疑癌变者;②阴道镜下有可疑图像特征,疑有宫颈病变者。有肉眼可见病灶者仅需活检获得病理结果即可,如活检不能明确病变性质或浸润深度者可行锥切术。活检组织应包括病变组织、正常上皮及其间质。

宫颈锥切可以是冷刀锥切或环形电切,诊断性锥切指征包括:①多次宫颈细胞学检查异常,而宫颈活检和宫颈管搔刮术病理均阴性者;②阴道镜检查不满意者;③宫颈管内病变,宫颈管搔刮术阳性或不满意者;④宫颈活检证实高级别上皮内病变或可疑浸润癌;⑤宫颈活检病理为早期浸润癌,为明确病变浸润程度及决定手术范围者。

(七)淋巴脉管内癌栓对宫颈癌预后的影响

LVSI又称脉管癌栓,是一种病理表现,由扁平的内皮细胞围绕形成的间隙中见到至少一簇肿瘤细胞,即肿瘤细胞浸润至淋巴管或动静脉的管腔中形成癌栓。LVSI先于淋巴结转移出现,是宫颈癌区域淋巴结转移的高危因素,与宫颈癌治疗后局部复发及无进展生存期(PFS)低有关。

妇科肿瘤学组(Gynecologic Oncology Group, GOG)的一项针对 IB 期宫颈癌的多中心研究表明,与无病生存期相关的 3 个独立危险因素为:间质浸润深度、肿瘤大小和 LVSI。542 例纳入研究的患者中,276 例 LVSI 阳性,LVSI 阳性者 3 年无病生存率为 77%,而 LVSI 阴性者为 88.9%;另外,毛细血管 LVSI 与盆腔淋巴结转移有显著相关性,25% 的 LVSI 阳性患者有淋巴结转移,而 LVSI 阴性者仅为 8%。

Roman 等根据含有 LVSI 的宫颈组织病理学切片百分比、含有肿瘤的LVSI 阳性的切片百分比、LVSI 病灶总数和 10 个高倍视野中 LVSI 病灶的最大数量来量化 LVSI,105 例 IA2～IIA 期宫颈癌行根治性子宫切除术＋盆腔淋巴结切除术,73 例(70%)患者有 LVSI,其中 23 例有淋巴结转移,淋巴结转移的患者均有 LVSI。Logistic 回归分析显示,淋巴结转移的独立危险因素包括深部间质浸润和肿瘤大小;Mantel-Haenszel 分析显示,LVSI 也是淋巴结转移的显著预测因素(*P* = 0.01);Logistic 回归分析显示,>45% 宫颈组织学切片中 LVSI 阳性($P=0.002$),是早期宫颈鳞状细胞癌淋巴结转移的重要预测指标。随后,Chernofsky 等又研究了 LVSI 数量与早期宫颈鳞形细胞癌术后复发的关系。研究发现,在切缘阴性、LVSI 阳性的宫颈癌中,LVSI 病灶总数>5 个和 LVSI 阳性切片比例>29% 与复发显著相关($P=0.006$);当按宫旁浸润、深部间质浸润和淋巴结状态分层分析,结果显示 LVSI 阳性切片比例>29% 和 LVSI 病灶总数>5 个与复发显著相关($P=0.05$)。

Delgado 等建立了一个无病生存和复发的预后因素综合评分系统,LVSI 是其中的因素之一,而 LVSI 是无病生存率和总生存率最好的预测因素之一。Herr 等根据 LVSI 与肿瘤主体的距离将 LVSI 分为两类:并联 LVSI(conjoined LVSI)和卫星 LVSI(satellite LVSI)。卫星 LVSI 指肿瘤细胞的淋巴脉管浸润距离肿瘤主体至少 10 mm 以上,距离肿瘤主体较近的淋巴脉管浸润称为并联 LVSI;其中卫星 LVSI 与早期宫颈癌的总生存率和无病生存率的显著下降有关,存在卫星 LVSI 的早期宫颈癌复发风险显著增加;与并联 LVSI 相比,有卫星 LVSI 者的总生存期和无病生存期更短。该研究建议卫星 LVSI 作为早期宫颈癌新的危险因素,以便更好地识别急需辅助治疗的患者。

Pol 等对行根治性子宫切除或根治性宫颈切除＋盆腔淋巴结切除的 210 例 FIGO ⅠA2 和ⅠB1 期宫颈癌进行分析。单因素分析显示,细胞分级、间质浸润深度、肿瘤大小、淋巴结转移、并联 LVSI 和卫星 LVSI 与肿瘤复发和总生存期显著相关;多因素分析显示,细胞分级($HR=3.63,95\%CI:1.51\sim8.72$)、并联 LVSI($HR=5.95,95\%CI:1.57\sim22.53$)和卫星 LVSI($HR=7.45,95\%CI:3.03\sim18.27$)是肿瘤复发的独立预测因素,淋巴结转移($HR=5.55,95\%CI:1.52\sim20.26$)和卫星 LVSI($HR=8.94,95\%CI:2.43\sim32.95$)是总生存期的预测因素,对于低危无淋巴结转移的宫颈癌,仅卫星 LVSI 与患者的无病生存期和总生存期显著相关。研究结论认为,在没有淋巴结转移的情况下,卫星 LVSI 是早期宫颈癌患者的无病生存期和总生存期最重要的预测因素。

Marchiole 等研究发现,早期宫颈癌复发患者的 LVSI 阳性率是无复发患者的 2 倍,复发患者淋巴结微转移(<2 mm)发生率是无复发患者的 10 倍;LVSI 阳性患者复发的相对风险为 $2.64(1.67\sim5.49,P=0.01)$,有淋巴结微转移者复发的相对风险为 $2.44(1.58\sim3.78,P=0.01)$;而且所有淋巴结微转移患者均为 LVSI 阳性。了解 LVSI 和淋巴结微转移情况有助于判断宫颈癌

根治术后是否需要辅助放疗,作者认为只有 LVSI 和淋巴结微转移 >200 μm 同时存在的早期宫颈癌患者才需术后辅助放化疗。

对于早期宫颈癌患者,在实施根治性手术之前应对肿瘤大小和 LVSI 状态进行评估,以便做出个体化的诊疗措施,减少同时实施根治性手术和辅助放化疗。

GOG 已经明确了 LVSI 阳性、深部间质浸润和肿瘤大小是宫颈癌复发的中危因素,具有这些中危因素的宫颈癌患者术后辅助放疗可使复发风险降低 47%,但不良反应也随之增加。术前宫颈活检、冷刀锥切和环形电切标本中有无 LVSI,再结合对肿瘤大小和浸润深度的评估,可能对需要辅助放疗的宫颈癌患者施行根治性手术的决定产生影响。那么,术前宫颈活检、冷刀锥切和环形电切标本中出现的 LVSI 是否与最后切除的子宫标本中的 LVSI 有相关性呢? 研究发现,宫颈活检对 LVSI 的阴性预测价值(0.45)比冷刀锥切(0.83)和环形电切(0.57)都低,而其阳性预测值是三者中最高的,但无论宫颈活检标本、冷刀锥切标本或环形电切标本,对宫颈癌子宫切除标本中的 LVSI 均缺乏足够的预测价值。

根治性子宫切除术已成为 FIGO ⅠA2～ⅡA1 期宫颈癌的标准手术方式,但手术并发症也高达 10%～15%,所以 Smith 等回顾性分析了根据宫颈锥切标本来判断宫旁受累的发生率和危险因素,以决定哪些早期宫颈癌患者可以缩小手术范围,避免根治性手术。118 例早期宫颈癌于根治性子宫切除术前先行宫颈锥切,根治性手术后病理检查结果提示宫旁浸润发生率为 7.5%,分析显示组织学类型、肿瘤分期、细胞分级和肿瘤大小均与宫旁浸润无关;有宫旁浸润的患者宫颈锥切标本中 LVSI 阳性率显著多于无宫旁浸润者(77.8% *vs* 29.4%,$P < 0.05$),淋巴结阳性率也有统计学差异(66.7% *vs* 8.3%,$P < 0.05$);淋巴结/LVSI 均阴性者发生宫旁浸润比例为 1.2%(95%CI:0.03～6.8%),而淋巴结/LVSI 均阳性者发生宫旁浸润比例为 58.6%(95%CI:19.7～82.5%);回归分析显示,LVSI 阳性和淋巴结阳性或淋巴结/LVSI 均阳性可预测宫旁浸润的发生,需行根治性手术。该研究与 Bidus 等的研究不同,虽然宫颈锥切标本中 LVSI 对切除的子宫标本中 LVSI 的阴性预测值低,但它可预测宫旁浸润的发生。

一项纳入 20 项研究、7 373 例早期宫颈癌病例的荟萃分析显示,LVSI 促进宫旁浸润的比值比(odds ratio,OR)在固定效应模型中为 7.37(95%CI:

5.70～9.54)，在随机效应模型中为 7.32(95％CI:4.65～10.39)，LVSI 的灵敏度为 80％，AUC＝0.82；淋巴结阳性也与宫旁浸润相关，其特异度为 90％，AUC＝0.77。因此认为，宫颈锥切标本中 LVSI 状态和淋巴结状态可以预测早期宫颈癌有否宫旁浸润。

（八）治疗策略

早期宫颈癌的初始处理包括手术或放疗。早期、保留生育功能及小病灶患者应采用手术治疗，如ⅠA、ⅠB1、ⅠB2 和ⅡA 期。同期放化疗可作为ⅠB3～ⅣA 期宫颈癌的初始治疗，也可用于早期无法耐受手术或拒绝手术的患者。

ⅠA 期和肿瘤最大径≤2 cm 的ⅠB1 期鳞状细胞癌、腺癌和腺鳞癌患者可保留生育功能，经选择的肿瘤最大径 2～4 cm 的ⅠB2 期患者也可保留生育功能。但小细胞神经内分泌癌、胃型腺癌和恶性腺瘤不建议保留生育功能。生育后是否切除子宫需和患者充分沟通，若在随访中有慢性持续性高危 HPV 感染、持续的宫颈细胞学异常或患者要求，则强烈建议完成生育后切除子宫。

宫颈癌根治性子宫切除术及改良根治性子宫切除术标准及推荐的手术路径为开腹手术，单纯筋膜外子宫切除术可以选择开腹、经阴道或微创路径。根治性宫颈切除术推荐经阴道、开腹或微创路径，但微创手术缺乏肿瘤预后的相关数据。

1. ⅠA1 期宫颈癌

ⅠA1 期宫颈癌的诊断需基于切缘阴性的宫颈锥切病理结果，其治疗方案的选择需根据患者是否要求保留生育功能、能否耐受手术以及 LVSI 情况。由于早期宫颈鳞癌卵巢转移发生率低，<45 岁的绝经前患者可以保留卵巢。

（1）保留生育功能：①锥切切缘阴性(切缘无浸润癌和高级别鳞状上皮内病变，最好是标本完整且有 3 mm 的阴性切缘)且 LVSI 阴性者：可于锥切术后随访观察。②锥切切缘阳性且 LVSI 阴性者，处理策略包括再次锥切以更好地评估浸润深度，或行宫颈切除术。③锥切切缘阴性且 LVSI 阳性者，可行宫颈锥切＋盆腔淋巴结切除(或前哨淋巴结显影)，也可选择根治性宫颈切除＋盆腔淋巴结切除(或前哨淋巴结显影)。④锥切切缘阳性且 LVSI 阳性者，再次锥切或宫颈切除＋盆腔淋巴结切除(或前哨淋巴结显影)。

（2）不保留生育功能：①若 LVSI 阴性且宫颈锥切切缘阴性，不能耐受手术者可随访观察，能耐受手术且无手术禁忌证者建议行筋膜外全子宫切除术。

②若 LVSI 阴性且锥切切缘阳性者最好再次锥切以充分评估浸润深度,排除更高期别病变。若拒绝再次锥切而要求直接手术,则切缘未见病变者,推荐行筋膜外全子宫切除;切缘为浸润癌者推荐采用改良根治性子宫切除＋盆腔淋巴结切除(可考虑前哨淋巴结显影)。③若 LVSI 阳性,可选择改良根治性子宫切除＋盆腔淋巴结切除(可考虑前哨淋巴结显影);拒绝手术或有手术禁忌证者可行盆腔外照射＋阴道近距离放疗。

2. ⅠA2 期宫颈癌

ⅠA2 期宫颈癌的处理策略取决于患者能否耐受手术以及有无生育愿望。

(1)保留生育功能:推荐根治性宫颈切除＋盆腔淋巴结切除(可考虑前哨淋巴结显影);或行宫颈锥切＋盆腔淋巴结切除(可考虑前哨淋巴结显影),切缘阳性者再次锥切或宫颈切除术。锥切标本最好完整不破碎且有 3 mm 的阴性切缘。

(2)不保留生育功能:对于无保留生育功能的意愿且能耐受手术者,推荐手术治疗,手术方案为改良根治性子宫切除＋盆腔淋巴结切除,也可考虑前哨淋巴结显影;不能耐受手术或拒绝手术者,可选择盆腔外照射＋阴道近距离放疗。

3. ⅠB1 期和选择性ⅠB2 期宫颈癌患者保留生育功能

保留生育功能原则上仅适用于最大径≤2 cm 的宫颈癌,有研究表明对于一些肿瘤最大径为 2～4 cm 的患者保留生育功能也是可行的,但对小细胞神经内分泌癌、胃型腺癌和恶性腺瘤患者不建议保留生育功能。手术方式为根治性宫颈切除＋盆腔淋巴结切除±腹主动脉旁淋巴结取样,也可考虑前哨淋巴结显影。肿瘤最大径≤2 cm 的患者手术路径可选择经阴道或经腹手术,对于肿瘤最大径 2～4 cm 的ⅠB2 期患者,推荐经腹手术。

4. ⅠB1/ⅠB2 期宫颈癌患者不保留生育功能和ⅡA1 期宫颈癌

初始手术选择根治性子宫切除＋盆腔淋巴结切除(1 类证据)±腹主动脉旁淋巴结取样(2B 类证据),也可考虑前哨淋巴结显影。前哨淋巴结显影在肿瘤最大径＜2 cm 者检出率和准确率最高。拒绝手术或有手术禁忌证者选择盆腔外照射＋阴道近距离放疗±含铂同期化疗。盆腔外照射期间含铂同期化疗采用顺铂单药(顺铂不能耐受者可选择卡铂)。

5. ⅠB3 和ⅡA2 期宫颈癌

不行手术分期者可选择盆腔外照射＋含铂同期化疗＋阴道近距离放疗(1

类证据),或根治性子宫切除＋盆腔淋巴结切除±腹主动脉旁淋巴结切除(2B类证据),或盆腔外照射＋含铂同期化疗＋阴道近距离放疗＋选择性子宫切除术(3 类证据)。

6. 部分ⅠB3/ⅡA2 期和ⅡB～ⅣA 期宫颈癌

部分ⅠB3/ⅡA2 期和ⅡB～ⅣA 期患者可选择影像学分期或手术分期(2B 类证据)。

(1) 影像学分期:影像学检查淋巴结阴性者行盆腔外照射＋含铂同期化疗＋阴道近距离放疗(1 类证据)。影像学检查淋巴结阳性者:①盆腔淋巴结阳性、腹主动脉旁淋巴结阴性,即ⅢC1r 期,可选择盆腔外照射＋含铂同期化疗＋阴道近距离放疗(1 类证据)±腹主动脉旁淋巴结外照射放疗,或行腹主动脉旁淋巴结手术分期:腹主动脉旁淋巴结阴性,即ⅢC1p 期,行盆腔外照射＋含铂同期化疗＋阴道近距离放疗(1 类证据);腹主动脉旁淋巴结阳性,即ⅢC2p 期,行延伸野外照射放疗＋含铂同期化疗＋阴道近距离放疗。②盆腔淋巴结阳性、腹主动脉旁淋巴结阳性,即ⅢC2r 期,行延伸野外照射放疗＋含铂同期化疗＋阴道近距离放疗。③影像学检查发现远处转移并经活检病理证实者,行全身治疗±个体化放疗。

(2) 手术分期:即先行盆腔淋巴结和腹主动脉旁淋巴结切除,根据淋巴结病理确定进一步处理方案。①盆腔淋巴结和腹主动脉旁淋巴结均阴性:盆腔外照射＋含铂同期化疗＋阴道近距离放疗(1 类证据)。②盆腔淋巴结阳性、腹主动脉旁淋巴结阴性,即ⅢC1p 期:盆腔外照射＋含铂同期化疗＋阴道近距离放疗(1 类证据)。③腹主动脉旁淋巴结阳性者,即ⅢC2p 期,进一步影像学检查排除远处转移:无远处转移者行延伸野外照射放疗＋含铂同期化疗＋阴道近距离放疗。影像学检查发现远处转移者,有临床指征者在可疑部位活检,若病理阴性则同前行延伸野外照射放疗＋含铂同期化疗＋阴道近距离放疗;若活检病理证实远处转移则行全身治疗±个体化放疗。

7. ⅣB 期宫颈癌或远处转移

(1) 适合局部治疗者:可行局部治疗或行考虑辅助全身治疗。局部治疗包括:局部切除±个体化外照射放疗,或局部消融治疗±个体化外照射放疗,或个体化外照射放疗±全身治疗。如原发灶已控制,远处转移灶在 1～5 个的患者可考虑立体定向放疗。个体化放疗可用于控制局部病灶及其他症状。

（2）不适合局部治疗者：可行全身治疗或支持治疗。①一线联合化疗：顺铂是公认的宫颈癌最有效的药物。常用联合化疗方案有顺铂＋紫杉醇＋贝伐单抗（1 类证据）、卡铂＋紫杉醇＋贝伐单抗、顺铂＋紫杉醇（1 类证据）、拓扑替康＋紫杉醇＋贝伐单抗（1 类证据）、卡铂＋紫杉醇、拓扑替康＋紫杉醇、顺铂＋拓扑替康等（2A 类证据）。联合化疗方案反应率及 PFS 均优于顺铂单药。含贝伐单抗的联合化疗方案是治疗持续性、复发性或转移性宫颈癌的首选方案。②一线单药化疗方案：顺铂是最有效的化疗单药。对于不能接受手术或放疗的复发宫颈癌患者，顺铂、卡铂、紫杉醇均可作为一线单药化疗方案，其中顺铂为首选方案。③免疫及靶向治疗：对于程序性死亡配体-1（PD－L1）阳性或高度微卫星不稳定/错配修复缺陷（dMMR）肿瘤的二线治疗药物首选帕博利珠单抗。高肿瘤突变负荷（TMB－H）肿瘤可选择帕博利珠单抗，拉罗曲替尼和恩曲替尼用于 *NTRK* 基因阳性的肿瘤。

8. 术后辅助治疗

根治性子宫切除术后的辅助治疗取决于疾病分期、术中所见和术后病理。ⅠA2、ⅠB1 和ⅡA1 期宫颈癌术后若淋巴结阴性、切缘阴性、宫旁阴性同时也没有其他高危因素者，可以随访观察。高危因素包括盆腔淋巴结阳性、切缘阳性和宫旁阳性，有其中任何一个高危因素均推荐术后盆腔外照射＋含铂同期化疗±阴道近距离放疗。阴道近距离放疗对于阴道切缘阳性的患者有益。中危因素包括肿瘤大小、间质浸润深度、LVSI 阳性，按照 Sedlis 标准（见表 6－2）补充治疗盆腔外照射±含铂同期化疗（同期化疗为 2B 类证据）。而宫颈腺癌可参考四因素模型：腺癌、肿瘤最大径＞3 cm、LVSI 阳性、宫颈外 1/3 间质浸润，存在上述任何两种因素者，术后辅助放疗均有益。

表 6－2　鳞状细胞癌根治性子宫切除术后淋巴结阴性、切缘阴性、宫旁阴性患者辅助盆腔外照射的 Sedlis 标准（肿瘤最大径为临床检查结果）

LVSI	宫颈间质浸润	肿瘤最大径（cm）
阳性	外 1/3	任何大小
阳性	中 1/3	≥2 cm
阳性	内 1/3	≥5 cm
阴性	中或外 1/3	≥4 cm

虽然有学者对肿瘤最大径>4 cm 的局部晚期宫颈癌采用新辅助化疗,待病灶缩小后再行根治性手术,但有资料显示与同期放化疗相比,新辅助化疗并不能提高患者的生存率,美国国家综合癌症网络(NCCN)专家组也不推荐新辅助化疗。而 FIGO 认为在缺少放疗设备和技术的地区可以先行新辅助化疗,然后再行根治性手术来治疗局部晚期宫颈癌。

9. 意外发现的宫颈癌的治疗

某些情况下,因其他良性疾病而行筋膜外全子宫切除术后病理发现浸润性宫颈癌,一经诊断应给予全面的体格检查及辅助检查,包括胸部 X 线片、CT、MRI 或 PET/CT 等。此类浸润性宫颈癌无须分期,但须注明。

(1) ⅠA1 期且 LVSI 阴性宫颈癌:根据术后病理发现宫颈癌ⅠA1 期,且 LVSI 阴性者可观察随访。

(2) ⅠA1 期且 LVSI 阳性或ⅠA2/ⅠB 期或切缘阳性/有肉眼残留病灶者:治疗策略根据切缘状态和有无高危、中危因素而定,需先完善影像学检查。①若切缘阴性且影像学检查阴性,可行盆腔外照射±含铂同期化疗+阴道近距离放疗;对于切除的子宫病理不符合 Sedlis 标准者,可行广泛宫旁切除+阴道上端切除+盆腔淋巴结切除±腹主动脉旁淋巴结切除(腹主动脉旁淋巴结切除为 2B 类证据),若术后淋巴结阴性且无残留病灶者可随访观察,若有任何一项高危因素则行盆腔外照射(若腹主动脉旁淋巴结阳性则行腹主动脉旁淋巴结外照射)+含铂同期化疗±个体化阴道近距离放疗(阴道切缘阳性者)。②若切缘阳性,有肉眼残留病灶,影像学检查阳性或原发肿瘤特征符合 Sedlis 标准者,行盆腔外照射(腹主动脉旁淋巴结阳性者加行延伸野外照射放疗)+含铂同期化疗±阴道近距离放疗(阴道切缘阳性者)。

10. 复发宫颈癌的治疗

规范手术治疗后 1 年、规范放疗后半年出现新的病灶称为复发,短于上述时间称为未控。宫颈癌 50% 的复发出现在治疗后 1 年内,80% 的复发出现在治疗后 2 年内。复发需经活检组织学证实。局部/区域复发宫颈癌可选择放疗和/或化疗、手术等个体化策略:①复发部位无放疗史或既往放疗区域之外的复发,能手术切除者可考虑手术切除,术后给予个体化盆腔外照射放疗±全身治疗±阴道近距离放疗;②有既往放疗史的中心性复发患者可选择盆腔脏器廓清术±术中放疗(术中放疗为 3 类证据),或者对于最大径<2 cm 的小病灶患者行根治性子宫切除或阴道近距离放疗;③有既往放疗史的非中心性复

发患者给予个体化盆腔外照射放疗±全身治疗，或手术切除±术中放疗，或全身治疗。

二、子宫内膜癌

子宫内膜癌是发达国家最常见的妇科恶性肿瘤，且发病率仍呈上升趋势。90%以上的子宫内膜癌发生于50岁以上的女性患者，平均年龄63岁，然而有约4%的子宫内膜癌患者年龄<40岁。由于子宫内膜癌的症状容易识别，所以80%的病例诊断时处于Ⅰ期。传统上，子宫内膜癌分为Ⅰ型（雌激素依赖型）和Ⅱ型（非雌激素依赖型）。Ⅰ型为内膜样型，占子宫内膜癌的大部分，低级别、激素受体阳性、预后较好；Ⅱ型包括非内膜样亚型如浆液性癌、透明细胞癌、未分化癌和癌肉瘤，高级别、非整倍体、激素受体阴性、易复发和转移、预后较差。但由于肿瘤异质性，该分类法已无法满足临床治疗决策的需要，随着分子生物学研究的进展及根据基因组序列分析，子宫内膜癌分为POLE突变型、MSI-H、高拷贝数和低拷贝数4种亚型。这种以分子为基础的分类对低、中、高风险子宫内膜癌的预后具有指导意义，建议对所有子宫内膜癌进行分子分型。

（一）病因及发病机制

子宫内膜癌在发达国家发病率增加可能与这些国家肥胖人群多、代谢综合征发病率较高以及人口老龄化有关。大多数子宫内膜癌患者有明显的雌激素过多的来源，通常表现为一个特征性的临床表现，包括高体重指数（body mass index，BMI）、其他代谢性疾病如高血压病、糖尿病等。其他因素如初潮早、绝经晚、未产以及使用他莫昔芬等也是子宫内膜癌的高危因素。左炔诺孕酮宫内缓释系统对子宫内膜是一种保护性因素。

代谢综合征的妇女患子宫内膜癌的相对风险（relative risk，RR）为1.89，其中肥胖（BMI≥30 kg/m²）的RR为2.21，且RR随BMI的增加而增加；高血压的RR为1.81，高三酰甘油血症的RR为1.17。2型糖尿病也是子宫内膜癌的独立危险因素，但由于2型糖尿病患者常常是肥胖的，所以考虑到此混杂因素的存在，2型糖尿病本身是否子宫内膜癌的独立危险因素尚存疑问。

乳腺癌患者因治疗或预防目的而服用他莫昔芬者，发生子宫内膜癌的RR为2.53，且有时间与剂量依赖性；此风险与绝经状态有关，绝经前患者风险无增加，而绝经后患者RR为4.0。

年龄也是子宫内膜癌的一个重要的危险因素,90%以上的子宫内膜癌发生于50岁以上的女性患者,平均年龄63岁。年轻患者主要是存在肥胖或未生育,与老年患者相比,年轻患者肿瘤分化较好、期别早。

Ⅰ型子宫内膜癌多有癌前病变,发生子宫内膜增生(单纯增生、复杂增生、不伴不典型增生、不典型增生)继而发生癌变,常见 *PTEN*、*PIK3CA* 或 *KRAS* 基因突变。Ⅱ型子宫内膜癌与雌激素无关,多由基因突变引起,包括 *TP53* 突变、*Her2/neu* 基因过表达、*P16* 失活等。

3%~5%的子宫内膜癌是遗传性子宫内膜癌,其发病年龄要比散发性子宫内膜癌患者平均年龄小10~20岁。林奇综合征(Lynch syndrome)是一组常染色体显性遗传病,主要由错配修复基因(MMR)*MLH1*、*MSH2*、*MSH6* 和 *PMS2* 突变引起。女性林奇综合征首发肿瘤多为子宫内膜癌,是子宫内膜癌的高危人群,发病率高达60%,因此强烈建议女性林奇综合征患者通过阴道超声和子宫内膜活检密切监测子宫内膜,筛查子宫内膜癌。对于<50岁或者有家族史的子宫内膜癌或结肠癌患者建议进行基因检测和遗传咨询(见图6-7)。

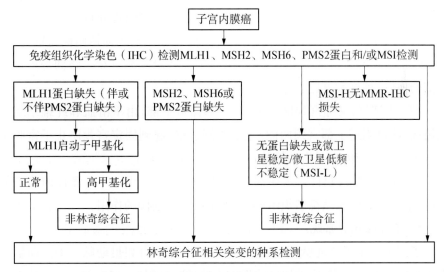

图6-7 子宫内膜癌患者筛查林奇综合征流程图

(二)子宫体的解剖学特征

1. 子宫

子宫是位于盆腔内的腹膜间位器官,位于盆腔中部,前有膀胱后有直肠,是产生月经和孕育胎儿的场所。正常非孕状态下子宫长 7～8 cm、宽 4～5 cm、厚 2～3 cm，容量约为 5 ml。子宫外形似倒置的梨样，上部较宽为宫底，两侧为宫角与输卵管相连，下部为宫颈与阴道相连，宫颈与宫体之间狭窄的部分称为峡部，在孕期峡部逐渐拉伸形成子宫下段。

2. 子宫体

子宫体由浆膜、肌层和内膜层构成。浆膜层为盆腔腹膜的一部分，在子宫峡部浆膜层与肌层连接较疏松，向前返折覆盖膀胱形成膀胱子宫腹膜返折，向后返折覆盖直肠形成子宫直肠腹膜返折，也称为道格拉斯窝（陷凹），是盆腔最低处。子宫肌层是子宫的主体部分，主要由平滑肌细胞组成，还包括少量弹力纤维和胶原纤维。子宫最内层为子宫内膜层，分为基底层和功能层，其中功能层随卵巢分泌的激素的变化而发生周期性变化，周期性脱落形成月经。

3. 子宫韧带

子宫由 4 对韧带来维系子宫的位置。

（1）圆韧带：起自于两侧宫角前部，主要由平滑肌和结缔组织组成，穿行于阔韧带内，向前下方走行，穿过腹股沟止于大阴唇前端。圆韧带长 12～14 cm，可保持子宫的前倾位置。圆韧带内有血管和淋巴管分布。

（2）阔韧带：覆盖于子宫前后壁的腹膜向子宫两侧延伸达两侧盆壁，其上缘包绕部分输卵管形成输卵管系膜，下缘与盆底腹膜相延续。阔韧带内含有丰富的血管、神经和淋巴管，称为宫旁组织。

（3）主韧带：又称宫颈横韧带，位于阔韧带下部，由平滑肌和纤维结缔组织组成，起自阴道上部宫颈两侧，止于两侧盆壁，起到固定宫颈防止子宫脱垂的作用。此韧带内有子宫动静脉和输尿管穿行。

（4）宫骶韧带：起自宫颈峡部后方，绕过直肠止于第 2～3 骶椎前面的筋膜，由平滑肌和纤维结缔组织组成，起到维持子宫前倾的作用。

4. 子宫的血管系统

子宫主要由子宫动脉供应，也有小部分血供来自卵巢动脉。子宫动脉为髂内动脉前干的分支，沿盆壁向前下方走行，穿过阔韧带基底部于子宫峡部外侧约 2 cm 处在输尿管上方跨过输尿管至子宫侧缘，然后分为上行支和下行支，上行支较粗，沿途分出细小分支供应宫体，分出宫底支、卵巢支和输卵管支分别供应相应器官，下支分出宫颈支和阴道支分别供应宫颈和阴道上段。静脉与动脉伴行，最后汇入髂内静脉。

进入子宫肌层的弓形动脉在进入子宫内膜基底层后分出基底动脉供应基底层,进一步分支形成螺旋动脉,螺旋动脉随月经周期可延长,以供应功能层子宫内膜。

5. 子宫的淋巴系统

子宫内膜、子宫肌层和子宫浆膜层内均有淋巴管分布,子宫内膜的毛细淋巴管网与肌层内的毛细淋巴管网相通,汇集形成集合淋巴管,然后穿过肌层进入子宫浆膜层与浆膜层的集合淋巴管汇合,或直接汇入局部淋巴结,子宫浆膜层的淋巴管相互吻合形成集合淋巴管,伴随血管汇入局部淋巴结。

子宫上部和宫底的淋巴管沿固有韧带和子宫动脉卵巢支走行,经骨盆漏斗韧带沿卵巢动静脉上行注入腰淋巴结,腰淋巴结主要分布于腹主动脉和下腔静脉周围;宫底部部分淋巴管可沿子宫圆韧带注入腹股沟淋巴结,此通路可能为代偿性通路,当其他淋巴回流通路受阻后起循环代偿作用;子宫中下部淋巴管可汇入闭孔、髂内、髂外和髂总淋巴结;子宫的淋巴管与膀胱和直肠的淋巴管相交通,子宫前壁淋巴管可注入膀胱淋巴结,子宫后壁淋巴管可注入直肠淋巴结。

(三)转移途径

多数子宫内膜癌进展较慢,可较长时间局限于子宫内,而部分特殊类型子宫内膜癌可早期发生转移。子宫内膜癌主要通过直接侵犯邻近器官、淋巴转移和血行转移,其中淋巴转移是子宫内膜癌主要的转移方式。

1. 直接浸润

癌灶沿子宫内膜向上浸润可累及输卵管和卵巢;向下浸润可累及宫颈和阴道;向周围肌层浸润可累及浆膜层,甚至穿透浆膜而累及宫旁组织并种植于盆腹腔脏器。

2. 淋巴转移

淋巴转移是子宫内膜癌主要的转移方式。由于子宫不同部位的淋巴引流途径不同,所以子宫内膜癌的淋巴转移途径随肿瘤生长部位的不同而有所不同:子宫上部和宫底的肿瘤主要沿卵巢动静脉转移至卵巢,继续上行可转移至腹主动脉旁淋巴结;部分宫底部肿瘤也可沿宫角部集合淋巴管经圆韧带转移至腹股沟淋巴结;子宫下部的肿瘤或侵犯宫颈的肿瘤其淋巴转移途径与宫颈癌相同,可转移至闭孔淋巴结、髂内淋巴结、髂外淋巴结和髂总淋巴结;约10%的子宫内膜癌可沿淋巴结逆行累及阴道壁,晚期子宫内膜癌可转移至锁骨上淋巴结、纵隔淋巴结等远处淋巴结。

3. 血行转移

晚期子宫内膜癌可直接浸润血管发生血行转移,也可通过各级淋巴结汇入胸导管进入颈静脉从而发生血行转移。肺是子宫内膜癌血行转移最常见的器官,肿瘤期别晚、深肌层浸润、低分化是子宫内膜癌发生肺转移的高危因素。

(四)临床分期

子宫内膜癌采用手术病理分期,FIGO 分期见表 6-3。

表 6-3 子宫内膜癌手术病理分期(FIGO,2009)

分　期	描　　述
Ⅰ期	肿瘤局限于子宫体,包括宫颈管腺体累及
ⅠA	肿瘤局限于子宫内膜或浸润<1/2 肌层
ⅠB	肿瘤浸润≥1/2 肌层
Ⅱ期	肿瘤浸润宫颈间质但未超过子宫,不包括宫颈管腺体累及
Ⅲ期	肿瘤局部和/或区域扩散
ⅢA	肿瘤浸润子宫浆膜和/或附件
ⅢB	阴道累及和/或宫旁累及
ⅢC	转移至盆腔和/或腹主动脉旁淋巴结
ⅢC1	肿瘤转移至盆腔淋巴结
ⅢC2	肿瘤转移至腹主动脉旁淋巴结,伴或不伴盆腔淋巴结转移
Ⅳ期	肿瘤侵犯膀胱和/或肠黏膜,和/或远处转移
ⅣA	肿瘤侵犯膀胱黏膜和/或肠黏膜
ⅣB	肿瘤远处转移(包括腹腔内转移和/或腹股沟淋巴结转移)

注 术中留取腹水或盆腹腔冲洗液行细胞学检查,腹水细胞学结果不改变分期,但应单独注明。

(五)临床表现

1. 症状

(1)异常阴道流血:子宫内膜癌最常见的症状是异常阴道流血。绝经前患者可表现为月经异常:经量过多、月经周期紊乱、经间期出血、经期延长等。

绝经后患者多表现为间断或持续阴道流血,甚至是少量咖啡色阴道分泌物。

(2)阴道排液:部分患者可有阴道排液,合并感染者可有脓性阴道排液、排脓,排出物中可见到组织物。

(3)盆腔疼痛:如患者颈管狭窄或由于肿瘤阻塞宫颈致引流不畅,可引起下腹痛,如有感染积脓可伴有发热。肿瘤累及宫旁组织或累及其他器官可引起盆腔疼痛或腰骶部痛。

2. 体征

早期患者体格检查可无明显异常,晚期患者可有子宫体积增大,合并宫腔积脓时可有子宫压痛,发生宫旁转移时子宫固定。

(六)诊断

子宫内膜癌的诊断需有病理学证据。90%的子宫内膜癌患者表现为异常阴道流血,对于绝经前月经异常、绝经后阴道流血者应排除子宫内膜癌之后再按良性疾病处理。

(1)识别子宫内膜癌高风险人群:包括是否有高危因素、有无异常阴道流血,详细询问病史及体格检查、超声检查。根据超声检查所见或者虽然超声检查无异常但症状持续者进行子宫内膜活检。

(2)子宫内膜活检或诊断性刮宫:子宫内膜癌的诊断流程包括盆腔超声检查、子宫内膜活检或诊断性刮宫,宫腔镜下子宫内膜活检是子宫内膜癌诊断的"金标准"。一项根据 2 900 例患者的综述数据表明,对于绝经后出血的患者,以超声测量子宫内膜厚度 5 mm 为界值,诊断子宫内膜癌的灵敏度和特异度分别为 90%和 54%;而若以 3 mm 为界值,则灵敏度和特异度分别为 98%和 35%。研究人员得出结论认为,以阴道超声检测子宫内膜厚度 3 mm 为界值,可以可靠地排除绝经后出血妇女患子宫内膜癌的可能。而绝经后无症状的子宫内膜增厚患者子宫内膜癌的发生率较低,关于其子宫内膜厚度的界值尚无一致结论。

(3)其他辅助检查:MRI 并不作为子宫内膜癌的初始检查方法,但其在疾病分期方面起重要作用,可清楚显示肿瘤的肌层浸润深度、子宫外扩散和淋巴结转移情况。重要的是要评估子宫肌层内结合带,如果 MRI 检查显示结合带是完整的则可排除肌层浸润。肌层浸润在 CT 上没有很好的显示,但 CT 对判断淋巴结肿大和转移性疾病的存在很有帮助。PET/CT 对于诊断肌层浸润、宫颈浸润和淋巴结转移具有较高的准确度。有子宫外扩散者血清癌抗原 12 - 5(CA12 - 5)水平可升高。

(七)淋巴脉管癌栓对子宫内膜癌预后的影响

子宫内膜癌大多于早期得以诊断,预后较好,患者 5 年总生存率可达 80% 以上。子宫内膜癌的预后因素包括细胞分化程度、肌层浸润深度、年龄、淋巴结转移、LVSI 阳性、肿瘤大小和肿瘤累及子宫下段。虽然国际妇产科联盟(FIGO)未将 LVSI 归为子宫内膜癌的预后因素,也不参与肿瘤分期,但大量研究发现 LVSI 阳性与肿瘤复发和淋巴结转移相关,被认为是子宫内膜癌转移的第一步。8%～10%的 FIGO Ⅰ期子宫内膜癌中存在 LVSI,且随细胞级别、肌层浸润深度和年龄的增加而增加。在预测Ⅰ期子宫内膜癌患者的生存率方面,使用 LVSI 状态进行的区分可能比Ⅰ A 期和Ⅰ B 期之间的区分更为相关。

Gadducci 等研究表明在Ⅰ期和Ⅱ期子宫内膜癌患者中,LVSI 和外 1/3 肌层浸润是发生远处转移的显著、独立危险因素。妇科肿瘤组 99(GOG - 99)的研究也表明 LVSI 与淋巴结转移显著相关,LVSI 阳性患者发生淋巴结转移的比值比(odds ratio, OR)为 11.04(95%CI:6.39～19.07,$P<0.0001$),LVSI 的阴性预测值为 95.6%,多因素分析显示 LVSI 阳性者的 PFS 和总生存期比 LVSI 阴性者均显著缩短($P<0.0001$)。LVSI 阳性也是子宫内膜样腺癌腹主动脉旁淋巴结转移的独立预测因素($OR=8.1$,$P=0.022$)。Jorge 等基于美国国家癌症数据库的大样本资料分析,共 25 907 例 FIGO Ⅰ期子宫内膜样腺癌纳入研究,其中 3 928 例(15.2%)LVSI 阳性,LVSI 阳性患者中 21%有淋巴结转移,而 LVSI 阴性者仅有 2.1%发生淋巴结转移($P<0.0001$);再按肿瘤分期和细胞分级进行分层分析,LVSI 阳性者淋巴结转移的风险分别增加了 3～16 倍。多因素分析显示,无论Ⅰ A 期和Ⅰ B 期,LVSI 均是淋巴结转移的独立危险因素,其 RR 值分别为 9.29 和 4.26。即使在调整有无淋巴结转移之后,LVSI 仍是Ⅰ期子宫内膜癌生存率的独立预测因素,LVSI 阳性者生存率显著降低。

法国的一项多中心队列研究发现在高危子宫内膜癌中 LVSI 也是一个强预测因素,无论组织学类型和淋巴结状态如何,LVSI 阳性者复发率高、无复发生存期和总生存期均显著缩短,其中 LVSI 阳性者和 LVSI 阴性者 3 年无复发生存率分别为 45.5%(95%CI:35.8～57.9)和 76.1%(95%CI:68.4～84.8),差异有统计学意义($P<0.0001$);多因素分析表明辅助治疗和 LVSI 状

态均是 3 年无复发生存率的独立相关因素。Weinberg 等更认为,对于中高危早期子宫内膜癌,LVSI 是疾病复发率和存活率唯一的显著独立预后因素,建议对 LVSI 阳性患者行全身辅助治疗。dos Reis 等研究发现,即使在早期低危子宫内膜癌患者中,LVSI 阳性也与无复发生存期和总生存期缩短显著相关($P=0.002$,$P=0.013$)。

一项多中心研究对 FIGO Ⅰ期子宫内膜癌基于 LVSI 状态的分层能否更好地预测病死率进行分析,研究发现 LVSI 阳性和阴性的 Ⅰ期子宫内膜癌患者的总生存率差异显著,分别为 81% 和 97%($P=0.009$),LVSI 比浸润肌层深度能更好地判断预后。同样是 Ⅰ期,但 LVSI 阳性与阴性患者 5 年总生存率差异显著,而 ⅠA 期和 ⅠB 期之间差异不显著,所以可以根据 LVSI 状态对 Ⅰ期子宫内膜癌患者进行分层处理。

还有学者对 LVSI 进行半定量分类,比较常用的是 Fujimoto 等提出的三层分类法:无 LVSI(肿瘤周围未观察到 LVSI)、局灶 LVSI(肿瘤周围见到单个 LVSI 灶)和大量 LVSI(肿瘤周围见到弥散性或多灶性 LVSI)。欧洲的 PORTEC 试验(post operative radiation therapy in endometrial carcinomatrials)显示大量 LVSI 是子宫内膜癌盆腔复发、远处转移和总生存率的独立预后因素,对于有大量 LVSI 的 Ⅰ期子宫内膜癌患者,尤其是细胞分化差的患者,术后应辅助盆腔外放射治疗和/或化疗。

LVSI 不仅是子宫内膜样腺癌淋巴结转移和预后的影响因素,对于浆液性腺癌,LVSI 仍是淋巴结转移的显著相关因素。研究 88 例子宫内膜浆液性腺癌患者行全子宫＋双侧附件切除＋选择性盆腔淋巴结切除术,手术病理分期Ⅰ期占 41%,Ⅱ期占 8%,Ⅲ期占 32%,Ⅳ期占 19%,44 例患者 LVSI 阳性,36例患者有淋巴结转移。一张切片中有 1～2 处 LVSI 灶称为局灶性 LVSI,多张切片中有≥3 处 LVSI 灶称为广泛性 LVSI。单因素分析显示,肌层浸润深度、LVSI、肿瘤大小和宫颈间质浸润与淋巴结转移显著相关;而多因素分析表明,仅 LVSI($OR=6.25$,$95\% CI$:$2.2～18.0$,$P=0.01$)和宫颈间质浸润($OR=3.33$,$95\% CI$:$1.10～10.0$,$P=0.03$)与淋巴结转移显著相关。对于 LVSI 阳性的患者,与局灶性 LVSI 相比,广泛性 LVSI 与淋巴结受累的风险增加有关(90% *vs* 29%,$P=0.04$)。

多数子宫内膜癌为早期,复发风险低,仅手术治疗即可,根据临床病理特征具有复发高危因素者宜接受辅助治疗。一项回顾性研究表明,LVSI 阳性的早期子宫内膜癌患者辅助化疗有益。日本的一项多中心Ⅲ期随机临床研究发现,对特定的高-中危子宫内膜癌辅助化疗(环磷酰胺+阿霉素+顺铂)优于盆腔放疗。欧洲肿瘤学会(ESMO)建议高危子宫内膜癌患者术后辅助化疗:"Ⅰ期 G_3 伴有危险因素(患者年龄、LVSI 和肿瘤体积大)的子宫内膜癌患者和Ⅱ～Ⅲ期患者可考虑辅助铂类为基础的化疗"。也有研究认为即使无 G_3 因素存在,仅 LVSI 就足以表明预后较差,仍应考虑辅助治疗。欧洲肿瘤学会-欧洲肿瘤放射治疗学会-欧洲妇科肿瘤学会(ESMO-ESGO-ESTRO)指南将 LVSI 阳性的低-中危患者归为高-中危患者,建议高-中危Ⅰ期子宫内膜癌患者的辅助治疗包括:LVSI 阳性、因种种原因未行淋巴结切除者辅助外放射治疗以减少盆腔复发;G_3 及 LVSI 阴性者辅助阴道近距离放疗以减少阴道复发;全身化疗意义尚不确定。Bendifallah 等的多中心队列研究针对高危子宫内膜癌 LVSI 状态和辅助治疗方案进行研究,LVSI 阳性/淋巴结阴性的患者比淋巴结阳性的患者预后更差。研究认为,结合 LVSI 状态和其他因素可能会发现更多的高危患者,患者的预后较差,需要辅助治疗。对于 LVSI 阳性的Ⅰ B 期患者,即使没有淋巴结转移,辅助化疗也很重要。

(八) 治疗策略

子宫内膜癌的治疗以手术治疗为主,辅以放疗、化疗和激素治疗。

1. 手术分期

子宫内膜癌的分期是手术病理分期,手术的目的是确定病变程度、切除子宫和双侧附件、系统的淋巴结切除,以决定术后是否需要辅助放疗或化疗。手术分期原则如下:①进腹后首先取腹水或腹腔冲洗液行细胞学检查,细胞学结果阳性并不改变分期但应单独报告。全面探查盆腹腔,对可疑部位取活检。②对于明显局限于子宫的子宫内膜癌,除非患者要求且适合保留生育功能,均需行全子宫+双侧附件切除+淋巴结切除。切除组织应避免在腹腔内粉碎,应完整取出。③手术路径可选择开腹、腹腔镜(包括机器人辅助腹腔镜)、经阴道手术,但由于微创手术具有住院时间短、手术切口感染率低、静脉血栓发生率低等优点,不影响肿瘤结局,故首选微创手术。④对于局限于子宫的肿瘤,淋巴结评估包括盆腔淋巴结切除±腹主动脉旁淋巴结切除。盆腔淋巴结包括闭孔、髂内、髂外和髂总淋巴结。具有高危因素者应行腹主动脉旁淋巴结切除,如深肌层浸润、细胞分化差、浆液性癌、透明细胞癌或癌肉瘤。⑤切除所有增大或可疑的淋巴结。可以考虑前哨淋巴结显影。⑥浆液性癌、透明细胞或癌肉瘤常规行大网膜活检。

2. 局限于宫体者

(1) 能耐受手术者:行分期手术,全子宫+双侧附件切除术+手术分期。手术路径可选择微创手术、经腹及经阴道手术,首选微创路径。手术分期原则见上述,手术分期的范围取决于术前及术中所见,对于病灶局限于内膜或浅肌层,且为高、中分化的子宫内膜样腺癌患者,淋巴结转移率较低,是否需行常规淋巴结切除尚存争议。具备下列任一条件者:①盆腔淋巴结阳性;②深肌层浸润;③G_3;④特殊组织学类型如浆液性癌、透明细胞癌、癌肉瘤均需行盆腔淋巴结和腹主动脉旁淋巴结切除(至少至肠系膜下动脉水平,最好至肾血管水平),也可进行前哨淋巴结活检以替代系统性淋巴结切除。

(2) 年轻患者:要求保留卵巢者,符合下列条件者可考虑保留双侧卵巢。①年龄<40岁;②ⅠA期,G_1;③腹腔冲洗液细胞学阴性;④术前术中评估无淋巴结转移;⑤依从性好,具备随访条件。

(3) 不能耐受手术者:可给予盆腔外照射和/或阴道近距离放疗(首选)或在一些患者给予全身化疗或激素治疗。激素治疗通常用于低级别子宫内膜样腺癌,最好用于肿瘤体积小或生长缓慢的患者,可选择药物有醋酸甲羟孕酮、醋酸甲地孕酮、芳香化酶抑制剂、左炔诺孕酮宫内缓释系统等。

3. 宫颈浸润或可疑宫颈浸润

(1) 可疑宫颈浸润者:行宫颈活检和盆腔 MRI,结果阴性者按局限于宫体者处理,行全子宫切除+双侧附件切除+手术分期。

(2) 宫颈活检阳性或肉眼可见宫颈累及者:①如适合初始手术则行根治性子宫切除+双侧附件切除+手术分期或先给予盆腔外照射+阴道近距离放疗(A点剂量 75~80 Gy)(2B类证据),然后行全子宫+双侧附件切除+手术分期;②不能手术者给予盆腔外照射放疗+阴道近距离放疗±全身治疗;③不能手术者也可先给予全身治疗(2B类证据)然后评估,能手术者给予手术切除,仍不能手术者给予盆腔外照射+阴道近距离放疗。

4. 可疑子宫外扩散者

术前检测 CA12-5,影像学检查:①若未发现子宫外扩散的证据则按照局限于宫体者处理。②腹腔/盆腔局限性病灶可切除者,则行全子宫切除+双侧附件切除+手术分期/肿瘤细胞减灭术(也可考虑术前新辅助化疗)。③有远处脏器转移者,给予全身治疗和/或盆腔外照射和/或立体定向放疗,病灶可切除者也可考虑姑息性全子宫切除＋双侧附件切除。④子宫外局部区域性病灶初始手术无法切除者，可给予盆腔外照射±阴道近距离放疗±全身治疗，然后再次评估可否手术切除；远处转移者先给予全身治疗然后再次评估进行手术切除和/或放射治疗。

5. 高危类型子宫内膜癌

高危类型子宫内膜癌包括浆液性癌、透明细胞癌、未分化癌和癌肉瘤，恶性程度高，易早期发生 LVSI 和子宫外转移。术前诊断病例发现高危类型子宫内膜癌，术前评估包括 CA12-5 检测及影像学检查。

（1）可施行初始手术者给予全子宫切除＋双侧附件切除＋手术分期/肿瘤细胞减灭术。手术病理分期ⅠA期者辅助：①全身治疗＋阴道近距离放疗（首选）；②盆腔外照射放疗±阴道近距离放疗（2B类证据）；③选择非浸润性病例给予阴道近距离放疗；④观察随访（仅限于切除的子宫标本中无残留病灶的浆液性癌和透明细胞癌病例）。ⅠB期及以上者，术后辅助全身治疗±盆腔外照射放疗±阴道近距离放疗。

（2）不可手术者可给予：①盆腔外照射放疗＋阴道近距离放疗±全身治疗，之后再评估手术切除；②全身治疗，之后再评估手术切除和/或放疗。

6. 辅助治疗

（1）Ⅰ期子宫内膜癌：全面的手术分期可以为术后选择辅助治疗提供重要依据。Ⅰ期子宫内膜癌根据危险因素（如年龄、LVSI 阳性、肌层浸润深度和组织学分级等）进行分类，辅助治疗的方案见表 6-4。盆腔外照射放疗应于阴道残端愈合后尽快实施，最好不要超过术后 12 周。ⅠB期 G_3 子宫内膜癌预后较差，尽管术后辅助盆腔放疗，仍有相当一部分病例发生远处转移，所以有学者建议在此基础上增加全身治疗，首选卡铂＋紫杉醇。

表 6-4　子宫内膜癌手术分期后辅助治疗

FIGO 分期	组织学分级	辅助治疗
ⅠA	G_1、G_2	首选观察，或 LVSI 阳性和/或年龄≥60 岁者考虑阴道近距离放疗[a]
	G_3	首选阴道近距离放疗，或无肌层浸润者考虑观察，或有高-中危因素者给予盆腔外照射放疗[b]（2B类证据）

（续表）

FIGO 分期	组织学分级	辅 助 治 疗
Ⅰ B	G_1	首选阴道近距离放疗[b]，或无其他危险因素者可观察[b,c]
	G_2	首选阴道近距离放疗，或有高-中危因素者给予盆腔外照射放疗[b]，或无其他危险因素者可予观察[d]
	G_3	放疗（盆腔外照射和/或阴道近距离放疗）±全身治疗[d]（全身治疗为 2B 类证据）
Ⅱ期	$G_1 \sim G_3$	盆腔外照射放疗（首选）和/或阴道近距离放疗[e]±全身治疗（全身治疗为 2B 类证据）
Ⅲ～Ⅳ期		全身治疗±盆腔外照射放疗±阴道近距离放疗[f]

注　a. 如果这两个危险因素同时存在则强烈建议给予阴道近距离放疗；

b. 如果高-中危因素符合 GOG-249 标准：年龄 50～69 岁伴有 2 个危险因素，或年龄＜50 岁伴有 3 个危险因素，或年龄≥70 岁伴有 1 个危险因素。危险因素包括：G_2 或 G_3、浸润肌层外 1/2、LVSI 阳性。

c. 潜在危险因素包括：年龄≥60 岁、肌层浸润深度、LVSI。

d. 导致盆腔外照射放疗±全身治疗的危险因素有：年龄、LVSI、肌层浸润深度。年龄越大（尤其是＞60 岁），LVSI 范围越广，肌浸润越深（＞50%），则复发风险越高；而且危险因素越多，则复发风险越高。

e. 阴道近距离放射治疗对于手术分期阴性或微小浸润的低级别病变也是一种选择。对于手术切缘阴性的根治性子宫切除术患者，也可选择观察随访。

f. 联合治疗依赖于局部和远处转移风险的评估。ⅢC 期疾病首选联合治疗。

（2）Ⅱ期子宫内膜癌：术后辅助治疗的宫颈危险因素包括：间质浸润深度、分级、LVSI。那些影响Ⅰ期子宫内膜癌辅助治疗的危险因素如肌层浸润深度和 LVSI 同样也影响Ⅱ期子宫内膜癌术后的辅助治疗。

（3）Ⅲ～Ⅳ期子宫内膜癌：子宫内膜癌出现子宫外病灶者复发风险增加，需要给予全身治疗为基础的辅助治疗。如转移病灶局限于淋巴结或附件则给予盆腔或延伸野放疗。

7. 保留生育功能的子宫内膜癌治疗

虽然子宫内膜癌的初始治疗包括全子宫切除，但对于年轻、希望保留生育功能的早期子宫内膜癌患者，若符合一定条件者、经与生殖医学专家讨论后可以行保留生育功能治疗，而且病理类型、细胞分化等病理结果须经病理专家会诊证实。只有符合以下全部条件方可保留生育功能：①病理类型为子宫内膜样腺癌；②G_1；③MRI 检查（首选）或阴道超声检查发现病灶局限于子宫内膜；④影像学检查未发现转移灶；⑤无药物治疗或妊娠禁忌证；⑥患者应充分了解保留生育功能的手术并非子宫内膜癌的标准治疗方式。治疗前应咨询生殖学专家并对合适的患者进行遗传咨询。

保留生育功能治疗方案包括：甲地孕酮 80～160 mg/d，口服；醋酸甲羟孕酮 250～500 mg/d，口服；左炔诺孕酮宫内缓释系统。并进行体重控制和改进生活方式。每 3～6 个月进行诊刮或子宫内膜活检，若病变持续存在 6～12 个月则需放弃保留生育功能，行全子宫＋双侧附件切除＋分期手术；若 6 个月后病变完全缓解则鼓励患者受孕，若暂无受孕计划则予孕激素维持治疗并定期监测，生育完成后或病变有进展则需行全子宫＋双侧附件切除＋分期手术。

8. 复发或转移性子宫内膜癌的治疗

(1) 局部区域复发、影像学检查无远处转移者：对于仅局限于阴道或盆腔的复发病例，二线治疗可能有效，包括放疗和/或手术或全身治疗。①复发部位此前无放疗史者，建议给予盆腔外照射放疗±阴道近距离放疗或手术切除±术中放疗（术中放疗为 3 类证据）。孤立的阴道复发者术后给予盆腔外照射放疗±阴道近距离放疗；盆腔淋巴结复发者、腹主动脉旁或髂总淋巴结复发者术后补充盆腔外照射放疗±全身治疗；上腹部腹膜复发，术后有镜下残留灶者补充盆腔外照射放疗±全身治疗，有肉眼残留病灶而无症状或雌激素受体/孕激素受体阳性者首选激素治疗，有症状或 G_2～G_3 或体积较大者给予全身治疗±姑息盆腔外照射放疗。②复发部位此前仅接受阴道近距离放疗者，建议手术切除，根据术后情况同前述无放疗史者处理。③复发部位此前接受过盆腔外照射放疗者，建议手术切除和/或全身治疗±姑息放疗，或阴道近距离放疗±全身治疗。

(2) 孤立转移病灶：考虑手术切除和/或盆腔外照射放疗，也可考虑全身治疗（2B 类证据）。对于原发灶已控制的 1～5 个转移病灶的患者可行消融放疗。不能接受局部治疗或再次复发者按照播散性转移处理。

(3) 播散性转移：对于低级别、无症状、激素受体阳性的弥散性转移患者，可选择全身治疗（首选激素治疗作为初始治疗）；有症状、中高级别或大块转移灶患者，可给予全身治疗±姑息性盆腔外照射放疗。

(4) 全身治疗：晚期、复发和高危类型肿瘤可行全身化疗。联合化疗方案包括：首选卡铂＋紫杉醇、卡铂＋紫杉醇＋曲妥珠单抗（用于Ⅲ/Ⅳ期或复发的 HER2 阳性的子宫浆液性癌）。其他化疗方案包括：顺铂＋阿霉素、顺铂＋阿霉素＋紫杉醇、卡铂＋紫杉醇＋贝伐单抗等；单药多选择顺铂、卡铂、紫杉醇、脂质体阿霉素等。卡铂＋紫杉醇已称为转移及复发子宫内膜癌的标准治疗，反应率40％～62％，中位 PFS 13 个月，总生存期37个月。

（5）激素治疗：激素治疗仅适用于低级别内膜样腺癌，不适用于高级别内膜样癌、浆液性癌、透明细胞癌和癌肉瘤。激素治疗转移癌的反应预测因素有：①细胞高分化；②雌激素受体/孕激素受体阳性；③长无病间期；④盆腔外转移的部位和程度。所用药物包括孕激素、他莫昔芬、芳香化酶抑制剂、氟维司群（选择性雌激素受体调节剂）等。临床上把化疗作为复发和转移子宫内膜癌的一线治疗，激素治疗用于体力状态较差的患者或作为二线三线治疗。

（6）靶向及免疫治疗：通过检测微卫星不稳定性（MSI）状态评估肿瘤 DNA 错配修复功能有助于指导靶向治疗的选择。美国 FDA 批准了帕博丽珠单抗用于治疗所有 MSI－H 肿瘤，是 MSI－H 子宫内膜癌患者有效的二线治疗方案。最近 FDA 加速批准了一种新的联合疗法，酪氨酸激酶抑制剂仑伐替尼＋帕博丽珠单抗。对于二线三线治疗失败的患者，可选择的治疗方案包括贝伐单抗、紫杉醇、阿霉素等。未来可通过二代测序进行体细胞突变检测识别出作为治疗靶点的突变，包括 PI3K 信号通路突变或同源重组修复信号通路突变。

9. 全子宫切除后意外发现的子宫内膜癌（不全分期）

根据肌层浸润深度、细胞分级和 LVSI 情况、年龄等综合因素判断。

（1）ⅠA 期＋$G_{1\sim2}$＋LVSI 阴性＋年龄＜60 岁者或ⅠA 期＋G_3＋年龄＜60 岁＋LVSI 阴性＋无肌层浸润者可观察随访。

（2）ⅠA 期＋G_3＋年龄≥60 岁＋LVSI 阴性者或ⅠB 期＋$G_{1\sim2}$＋年龄≥60 岁＋LVSI 阴性者先行影像学检查，补充阴道近距离放疗。

（3）ⅠA 期＋$G_{1\sim3}$＋LVSI 阳性者、ⅠB 期＋$G_{1\sim2}$＋LVSI 阳性者、ⅠB 期＋G_3±LVSI 者、Ⅱ期患者可选择影像学检查或手术再分期。影像学检查阴性Ⅰ期患者按前述Ⅰ期辅助治疗，Ⅱ期患者按前述Ⅱ期辅助治疗；影像学检查可疑或阳性者手术再分期，根据最后的分期给予相应的辅助治疗。

三、上皮性卵巢癌

卵巢恶性肿瘤包括多种组织学亚型，上皮性卵巢癌（以下简称卵巢癌）占所有卵巢恶性肿瘤的90％左右，卵巢癌是所有妇科恶性肿瘤中病死率最高的。虽然在过去的几十年内，卵巢癌患者的生存率有所升高，但仍有约 2/3 的患者在诊断后 10 年内死亡,而晚期卵巢癌(FIGO Ⅲ~Ⅳ期)患者的 5 年生存率也不足 20%。多数病例早期可无任何特异性症状,大多就诊时已处于晚期,治疗后约 70%的患者会复发,难以治愈。卵巢癌多发生于中老年患者,平均年龄60 岁,已成为威胁妇女生命健康的主要恶性肿瘤。

(一)病因及发病机制

浸润性上皮性卵巢癌有 5 种不同的组织病理学亚型:高级别浆液性卵巢癌(high grade serous ovarian carcinoma,HGSOC;约占 70%)、低级别浆液性卵巢癌(low grade serous ovarian carcinoma,LGSOC;<5%)、子宫内膜样卵巢癌(endometrioid ovarian cancer,ENOC;约 10%)、卵巢透明细胞癌(clear cell carcinoma of orary,CCOC;约 10%)和黏液性卵巢癌(mucinous ovarian cancer,MOC;约 3%)。

卵巢癌病因尚不明确。遗传性卵巢癌占卵巢癌的 5%~15%,尽管发现的卵巢癌易感基因数量在不断增加,但约 60%的过度家族风险(excess familial risk)仍然无法解释。*BRCA1/2* 突变是最常见的基因突变,80 岁以下的人患浸润性上皮性卵巢癌的终生(累积)风险分别为 44%(*BRCA1*)和 17%(*BRCA2*)。*BRACA1* 具有 DNA 修复、转录调节和有丝分裂等多种功能,而*BRACA2* 则在 DNA 双链断裂的同源重组修复中起作用,*BRCA1/2* 突变可导致 HGSOC。其他少见的基因突变有 *RAD51C*、*RAD51D*、*BRIP1* 和错配修复基因 *MLH1*、*MSH2*、*MSH6* 等。卵巢癌家族史是已知的卵巢癌最强的单一危险因素,一级亲属中有卵巢癌患者的妇女罹患卵巢癌的风险增加 3 倍。抑癌基因 *TP53* 突变可增加卵巢癌的风险,常见于 HGSOC。

激素、生育情况及生活方式对卵巢癌的发生和发展也起到一定的作用,口服避孕药、妊娠、哺乳和输卵管结扎都是公认的卵巢癌保护性因素,相反,未产和不孕都增加卵巢癌风险,这些因素也证实了卵巢癌的"持续排卵假说(incessant ovulation hypothesis)"。

子宫内膜异位症可使 CCOC、LGSOC 和 ENOC 风险增加,但不增加HGSOC 和 MOC 的风险,及时治疗子宫内膜异位症可有效减低卵巢癌患病风险。

吸烟和暴露于环境因素如滑石粉和杀虫剂等也增加卵巢癌风险,即使停止吸烟其危险作用依然持续存在。

关于上皮性卵巢癌的起源,有多种假说:①卵巢表面的生发上皮来源:持续排卵导致卵巢表面生发上皮不断损伤及修复,卵巢表面反复暴露于雌激素丰富的卵泡液中,诱发细胞恶性变;②卵巢或腹膜内的苗勒管系统来源:盆腔腹膜具有向苗勒管分化的潜能,卵巢旁的第二苗勒系统发生恶变形成肿瘤扩散到卵巢组织;③输卵管黏膜上皮来源:HGSCO 来源于输卵管上皮。研究表明,HGSCO 的前体似乎是从输卵管伞端的隐匿性上皮内癌发展而来,并累及卵巢;另一种可能的机制输卵管正常的纤毛上皮种植于排卵时破裂的卵巢表面,导致皮质包涵体囊肿的形成。

（二）解剖

卵巢是女性体内产生卵子和分泌女性激素的腹膜内位器官。

1. 卵巢的结构

卵巢位于输卵管下方,以卵巢系膜与阔韧带后叶连接,此处称卵巢门,是血管、神经和淋巴管进出卵巢的部位。卵巢的子宫端由固有韧带与子宫相连,由平滑肌和纤维组织组成,内含血管,表面有阔韧带包绕;卵巢盆侧以骨盆漏斗韧带与盆壁相连,骨盆漏斗韧带内含卵巢血管,表面有阔韧带腹膜包绕。卵巢借助固有韧带和骨盆漏斗韧带固定。

卵巢表面为单层立方上皮称为生发上皮,其下为一层薄的纤维组织即白膜。白膜下方为卵巢皮质,皮质内含有大量不同发育程度的卵泡。卵巢的中心部位即为卵巢髓质,含有丰富的血管、神经和淋巴和疏松结缔组织,与卵巢门相连。

2. 卵巢的血供

卵巢的血供主要来自卵巢动脉,还有部分血供来自子宫动脉的卵巢支。卵巢动脉起自腹主动脉,沿腰大肌下行进入盆腔,跨越输尿管及髂总动脉后在骨盆漏斗韧带内下行,经卵巢门进入卵巢,进入卵巢前发出分支供应输卵管,终末支与子宫动脉的卵巢支吻合。卵巢静脉与动脉伴行,右侧卵巢静脉汇入下腔静脉,左侧卵巢静脉回流至左肾静脉。

3. 卵巢的淋巴系统

卵巢皮质内含有丰富的淋巴管网,髓质内毛细淋巴结汇聚成淋巴管经卵巢门汇入髂内淋巴结和髂外淋巴结,然后经髂总淋巴结汇入腹主动脉旁淋巴结;也可沿骨盆漏斗韧带汇入腹主动脉旁淋巴结。

（三）转移途径

直接蔓延和种植以及淋巴转移是卵巢癌主要的转移方式,血行转移较少见,晚期可转移至肺、肝等远处器官。卵巢癌转移特点是易早期发生转移,盆腹腔内广泛种植,可累及大网膜、腹膜、横膈、肠、肝等器官表面以及腹膜后淋巴结。相比于其他恶性肿瘤,卵巢癌更易扩散到腹膜后盆腔淋巴结和腹主动脉旁淋巴结。

(四)临床分期

卵巢癌采用 FIGO 的手术病理分期(见表 6-5)。

表 6-5　卵巢癌的手术病理分期(FIGO,2014)

分期	描 述
Ⅰ期	肿瘤局限于一侧或两侧卵巢
ⅠA	肿瘤局限于一侧卵巢或输卵管,包膜完整,卵巢或输卵管表面无肿瘤,腹水或腹腔冲洗液细胞学阴性
ⅠB	肿瘤局限于两侧卵巢或输卵管,包膜完整,卵巢或输卵管表面无肿瘤,腹水或腹腔冲洗液细胞学阴性
ⅠC	肿瘤局限于一侧或两侧卵巢或输卵管,并同时有下列任何一项:
ⅠC1	术中肿瘤包膜破裂
ⅠC2	术前肿瘤包膜破裂或卵巢/输卵管表面有肿瘤
ⅠC3	腹水或腹腔冲洗液细胞学阳性
Ⅱ期	肿瘤累及一侧或双侧卵巢或输卵管,伴有盆腔内扩散或腹膜癌
ⅡA	肿瘤扩散或种植于子宫和/或输卵管和/或卵巢
ⅡB	肿瘤扩散或种植于其他盆腔腹膜内器官
Ⅲ期	肿瘤累及一侧或双侧卵巢或输卵管或腹膜癌,伴有细胞学或组织学证实的盆腔外腹膜转移和/或腹膜后淋巴结转移
ⅢA	有组织学证实的腹膜后淋巴结转移和/或镜下腹膜转移
ⅢA1	仅有细胞学或组织学证实的腹膜后淋巴结阳性
ⅢA1i	转移淋巴结最大径≤10 mm
ⅢA1ii	转移淋巴结最大径>10 mm
ⅢA2	盆腔外腹膜镜下转移,伴或不伴腹膜后淋巴结转移
ⅢB	肉眼可见盆腔外腹膜转移,肿瘤最大径≤2 cm,伴或不伴腹膜后淋巴结转移

（续表）

分 期	描 述
ⅢC	肉眼可见盆腔外腹膜转移，肿瘤最大径＞2 cm，伴或不伴腹膜后淋巴结转移（包括扩散至肝或脾包膜而无间质受累）
Ⅳ期	远处转移，不包括腹膜转移
ⅣA	胸腔积液细胞学阳性
ⅣB	肝或脾间质浸润；腹腔外器官转移（包括腹股沟淋巴结和腹腔外淋巴结）

（五）临床表现

卵巢癌早期常无明显症状，即使有症状也往往是非特异性症状，易误认为消化道疾病引起。随疾病进展患者可表现为腹胀、食欲不振、下腹不适或坠胀感，肿瘤较大者出现压迫症状，引起腰痛、下肢疼痛、下肢水肿等，晚期患者出现腹水、胸腔积液、恶病质、消化道梗阻表现。肿瘤如发生扭转或破裂会出现急腹症。

（六）诊断

1. 病史

存在卵巢癌的高危因素包括：排卵时间较长的妇女患卵巢癌的风险增加，其中包括那些从未生育过的妇女、开始排卵时年龄较小的妇女以及绝经年龄较晚的妇女。有乳腺癌、结肠癌、子宫内膜癌个人史或卵巢癌家族史者，都是卵巢癌的高危因素。

2. 症状

见"（五）临床表现"。

3. 体征

体格检查所见多种多样，往往包括可扪及的卵巢包块，所以绝经前妇女出现的不可解释的卵巢增大和绝经后妇女卵巢可扪及者均需考虑卵巢癌的可能性。体格检查可见腹部膨隆、下腹部扪及包块，有远处转移者可扪及浅表淋巴结肿大。有大量腹水者可表现为移动性浊音阳性。妇科检查可扪及盆腔附件区包块，包块多不规则、结节状、活动性差或固定不动、边界不清。三合诊检查可于子宫直肠陷凹扪及结节。晚期卵巢癌患者出现消瘦甚至恶病质。

4. 辅助检查

可疑或扪及盆腔包块并存在上述临床表现者，需行以下辅助检查：①腹部/盆腔检查;②超声检查、腹部/盆腔增强 CT 或增强 MRI 检查,必要时 PET/CT 检查;③胸部增强 CT 或 X 线片检查;④肿瘤标志物检测;⑤如有消化道症状或其他指征者行胃镜肠镜进行消化道评估。

(七)淋巴脉管内癌栓对卵巢癌转移途径及预后的影响

直接腹膜播散是卵巢癌常见的转移方式,多数患者已处于晚期阶段,虽经最大程度治疗死亡率仍较高。与晚期卵巢癌不同,Ⅰ期卵巢癌预后较好,5 年生存率可达 80%~90%,但仍有约 10% 的病例会复发,LVSI 是其中一个危险因素。Matsuo 等的一项多中心研究,回顾分析了 434 例行全面分期手术的Ⅰ A~ⅠC 期卵巢癌,结果显示 17.5% 的患者 LVSI 阳性;LVSI 与组织学类型相关:LVSI 阳性患者中 HGSOC(10.5% *vs* 7.8%)、透明细胞癌(53.9% *vs* 38.5%)较 LVSI 阴性者多($P=0.042$);LVSI 与疾病分期相关:LVSI 阳性患者中ⅠB~ⅠC 期的比例比 LVSI 阴性患者ⅠB~ⅠC 期的比例高(78.9% *vs* 66.5%,$P=0.044$);LVSI 状态与细胞分级无关,与腹水细胞学结果无关。单因素分析显示,LVSI 与无病生存率和总生存率显著下降有关,但多因素分析显示 LVSI 与无病生存率和总生存率无相关性;LVSI 阳性患者术后接受辅助化疗,而接受<6 个疗程化疗的患者其无病生存率显著小于接受≥6 疗程化疗的患者($HR=4.59$,95%CI:1.20~17.5,$P=0.015$)。所以,LVSI 是判断Ⅰ期卵巢癌复发风险的重要组织学特征。

Chen 等的一项回顾性研究分析了 LVSI 状态与 492 例Ⅰ~Ⅳ期原发性卵巢癌复发和预后的关系,研究发现 LVSI 阳性率为 58.5%,且与期别晚、细胞分化差、高级别浆液性组织学类型和淋巴结转移显著相关($P<0.001$)。研究还发现,LVSI 仅与早期卵巢癌患者的无复发生存率和总生存率显著相关,而与晚期患者的无复发生存率和总生存率无相关性,LVSI 阳性的早期患者无复发生存率和总生存率显著下降;多因素分析仍显示 LVSI 是早期卵巢癌患者无复发生存率和总生存率的相关因素。

Matsuo 等在另一项研究中证明,在Ⅰ期卵巢癌中 LVSI 预测淋巴结转移的灵敏度、特异度、阳性预测值、阴性预测值及准确率分别为 100%、66.3%、11.1%、100% 和 68.5%,LVSI 与无复发生存率下降显著相关。单因素分析显示 HGSCO、肿瘤期别和 LVSI 是无复发生存率的预测因素,多因素分析控制 HGSCO 和肿瘤期别之后,LVSI 仍是无复发生存率的显著相关因素($HR=2.06$,95%CI:1.01~4.24,$P=0.048$)。

LVSI 不仅在 HGSOC 中很常见，是 HGSOC 预后差的独立危险因素。有研究还显示，在 LGSOC 中，LVSI 也与大网膜转移、盆腔淋巴结转移和癌性腹水显著相关，可显著增加淋巴结的复发风险（$OR = 2.62$，$95\%CI$：$1.08 \sim 6.35$，$P = 0.047$），降低无复发生存率（校正 $HR = 1.57$，$95\%CI$：$1.06 \sim 2.34$，$P = 0.026$）。对于 I 期 CCOC，LVSI 与年龄（>60 岁）、肿瘤大小（$>10\ cm$）和期别（I C 2～3 期）显著相关；多因素分析显示，LVSI 和 I C 2～3 期是复发和死亡风险增加的独立危险因素；LVSI 与期别相结合进行分析，结果显示与 I A 期/LVSI 阴性患者相比，I C 2～3 期/LVSI 阳性患者无病生存率和总生存率显著降低。

Matsuo 等首次对 LVSI 促进卵巢癌进展和转移的机制进行研究。在 HGSOC 中，雌激素受体高表达，而 LVSI 是 HGSOC 预后差的独立危险因素。通过在 HGSOC 中检测雌激素受体和 LVSI 发现，在所有生物标志物中（雌激素受体、P53、HER2、EGFR 等），仅雌激素受体与 LVSI 显著正相关；在控制淋巴结转移和满意的肿瘤细胞减灭术这两个因素之后，雌激素受体仍然是一个与 LVSI 风险增加相关的显著变量，说明雌激素通路可能在肿瘤通过淋巴脉管间隙转移的过程中起关键作用。

LVSI 只是隐匿性小体积转移性肿瘤的预测指标，当肿瘤仍然局限于局部区域时，原发肿瘤的 LVSI 可能表明肿瘤细胞已经侵入周围组织，并且已经通过脉管系统进入循环，预示着复发和转移的高风险。然而，当这些播散细胞发展成明显的淋巴结、大网膜或全身转移灶后，LVSI 不再是肿瘤进展的预测指标，所以 LVSI 是早期而非晚期卵巢癌的风险预测指标。

关于 LVSI 对术后化疗的影响，一项针对 I 期透明细胞癌的研究表明，应用紫杉醇＋铂类、伊立替康为基础的二联以及其他方案化疗的 LVSI 阳性和阴性患者，其 DFS 和 OS 均相似，且无论 LVSI 状态如何，三种化疗方案之间亦无显著差异。根据 LVSI 状态比较，术后化疗≥6 个疗程与<6 个疗程的无病生存率差值在 LVSI 阳性组（5 年生存率 84.4% vs 51.9%）显著大于 LVSI 阴性组（5 年生存率 95.1% vs 87.1%），总生存率差值也得到同样的结果。紫杉醇＋铂类与伊立替康为基础的二联方案比较，不考虑疗程因素则两者效果相似，考虑疗程因素则两组均表现为化疗≥6 个疗程的效果显著优于<6 个疗程化疗效果。多因素分析显示，术后化疗≥6 个疗程仍是提高无病生存率的独立预测指标。

抗血管内皮生长因子(VEGF)单克隆抗体(贝伐单抗)抗血管生成治疗是治疗卵巢癌等实体肿瘤的有效方法,贝伐单抗治疗卵巢癌的效果以术后残留肿瘤体积较大的患者更为显著,表明在残留肿瘤中的微血管是重要的治疗靶标,所以血管生成抑制剂在 LVSI 阳性的 HGSOC 患者中治疗作用值得研究。

Gru 等报道了 2 例卵巢 LGSOC 患者发生肺肿瘤血栓性微血管病变(PTTM)后死亡的病例,尸检显示 PTTM 的典型特征是肿瘤淋巴管扩散及肺动脉内有微小的癌栓栓塞,肿瘤细胞转移至肺血管系统并黏附于血管内皮,破坏内皮细胞并创造促凝环境,导致内皮细胞和成纤维细胞增殖的生长因子被释放,从而导致腔内狭窄和闭塞,进行性和不可逆的血管阻塞会导致严重的肺动脉高压。PTTM 是恶性肿瘤扩散过程中罕见并发症,多发生于胃肠道肿瘤,发生于妇科肿瘤者罕见。

(八) 卵巢癌的处理策略

对可疑卵巢癌的初始治疗包括手术分期和肿瘤细胞减灭术,大多数患者尚需术后辅助全身化疗。手术治疗是卵巢癌的主要治疗手段,手术的彻底性与肿瘤预后密切相关。建议术后进行体系和胚系 *BRCA 1/2* 基因检测和同源重组修复缺陷(HRD)检测。

发现盆腔可疑包块和/或腹水和/或伴有恶性相关临床症状者,行腹部和盆腔体格检查、影像学检查(CT、MRI、PET/CT)、包括肿瘤标志物在内的实验室检查。怀疑早期卵巢癌的患者应避免细针穿刺进行诊断以防肿瘤破裂致肿瘤播散。必须排除消化道等其他来源的肿瘤。

卵巢癌手术总原则:推荐由妇科肿瘤专科医生实施手术;绝大多数怀疑卵巢/输卵管/腹膜恶性肿瘤的患者需选择开腹手术,取下腹正中纵切口;有经验的医师选择合适的病例也可实施微创手术,可用于经选择的早期患者的分期手术、经选择的中间型肿瘤细胞减灭术患者、晚期患者腹腔镜评估能否进行满意的肿瘤细胞减灭术等情况;进入腹腔后首先留取腹水或腹腔冲洗液行细胞学检查;全面探查盆腔和腹腔,对潜在转移的腹膜组织或粘连组织需切除或活检,若没有可疑病灶需行腹膜随机活检。

1. 全面分期手术

局限于卵巢的早期卵巢癌应行全面分期手术,包括全子宫切除＋双侧附件切除＋大网膜切除＋腹膜多点活检＋盆腔淋巴结切除±腹主动脉旁淋巴结切除±阑尾切除。在部分要求保留生育功能的局限于一侧卵巢的Ⅰ期(ⅠA

和ⅠC)卵巢癌患者,可行一侧附件切除＋全面分期手术。对于ⅠB期要求保留生育功能的患者也可行双侧附件切除＋全面分期手术而保留子宫以备将来行辅助生育。

2. 肿瘤细胞减灭术

晚期上皮性卵巢癌行肿瘤细胞减灭术,切除原发灶并尽可能切除所有转移灶,以获得满意的肿瘤细胞减灭术,即残留病灶最大经线或厚度<1 cm,目标是完全切除肉眼可见病灶(R0),必要时切除部分肠管或膀胱等脏器。可疑或扪及肿大的淋巴结均应切除,盆腔外病灶≤2 cm者应行盆腔淋巴结切除术＋腹主动脉旁淋巴结切除。减瘤术后残留病灶较小的卵巢上皮性癌或腹膜癌是腹腔化疗的适应证,可考虑术中术后腹腔热灌注化疗。

3. 新辅助化疗和中间型肿瘤细胞减灭术

对于晚期、评估发现无法进行满意的肿瘤细胞减灭的卵巢癌患者,可先行3～4疗程(不超过4个疗程)的全身化疗,即新辅助化疗,然后再行肿瘤细胞减灭术,即中间型肿瘤细胞减灭术,也可根据妇科肿瘤医师判断给予4～6疗程的新辅助化疗,反应良好或稳定者进行中间型肿瘤细胞减灭术。新辅助化疗联合中间型肿瘤细胞减灭术可获得与初始肿瘤细胞减灭术同样的治疗效果,但手术的可操作性明显提升及手术并发症明显减少。给予新辅助化疗前需有组织学依据,通过细针穿刺细胞学检查、腹腔镜下组织活检、腹水穿刺细胞学检查等。

中间型肿瘤细胞减灭术无须系统清扫淋巴结,仅切除可疑或扪及肿大的所有淋巴结。新辅助化疗前有可疑淋巴结转移,中间型肿瘤细胞减灭术术中即使未见淋巴结肿大仍应切除该处的淋巴结。

4. 术后辅助治疗

大部分上皮性卵巢癌患者术后需辅助全身化疗。对于ⅠA期或ⅠB期高分化卵巢内膜样癌,由于全面分期术后生存率可达90%以上,这部分患者可以术后仅观察随访,其他患者均需辅助化疗,包括中间型肿瘤细胞减灭术后的化疗。

(1)化疗途径:可以选择静脉化疗或静脉＋腹腔联合化疗。Ⅲ期卵巢癌行满意的肿瘤细胞减灭术后推荐给予静脉＋腹腔联合化疗。也有研究认为,Ⅱ期卵巢癌行满意的肿瘤细胞减灭术后也可行腹腔化疗,但不建议Ⅰ期和Ⅳ卵巢癌接受腹腔化疗。

(2) NCCN 推荐化疗方案:①紫杉醇 175 mg/m² 静脉滴注,维持 3 h;然后给予卡铂(AUC＝5～6)静脉滴注 1 h,每 3 周 1 个疗程。②剂量密集型:紫杉醇 80 mg/m² 静脉滴注 1 h,第 1 天、第 8 天、第 15 天给药;卡铂(AUC 为 5～6)静脉滴注 1 h,第 1 天给药,每 3 周 1 个疗程。③周疗方案:紫杉醇 60 mg/m² 静脉滴注 1 h,然后给予卡铂(AUC＝2)静脉滴注 30 min,每周 1 个疗程,共 18 周。④多西他赛 60～75 mg/m² 静脉滴注 1 h,然后给予卡铂(AUC＝5)静脉滴注 1 h,每 3 周 1 个疗程。⑤卡铂(AUC＝5)静脉滴注 1 h;然后脂质体阿霉素 30 mg/m² 静脉滴注,每 4 周 1 个疗程。⑥紫杉醇＋卡铂＋贝伐单抗＋贝伐单抗维持(ICON-7 研究):紫杉醇 175 mg/m² 静脉滴注,然后给予卡铂(AUC＝5～6)静脉滴注,贝伐单抗 7.5 mg/kg 静脉滴注,3 周 1 个疗程共 5～6 个疗程,然后继续贝伐单抗维持 12 个疗程。⑦紫杉醇＋卡铂＋贝伐单抗＋贝伐单抗维持(GOG-218 研究):紫杉醇 175 mg/m² 静脉滴注,卡铂(AUC＝6)静脉滴注,3 周 1 个疗程共 6 个疗程;在第 2 疗程的第 1 天开始加用贝伐单抗 15 mg/kg 静脉滴注,每 3 周 1 个疗程共 22 个疗程。⑧IV/IP 方案:第 1 天给予紫杉醇 135 mg/m² 静脉滴注,维持 3 h;第 2 天给予顺铂 75～100 mg/m² 静脉滴注;第 8 天给予紫杉醇 60 mg/m² 腹腔化疗;每 3 周 1 个疗程。

(3) 高龄和/或有合并症的患者化疗方案:①紫杉醇 135 mg/m² 静脉滴注＋卡铂(AUC＝5)静脉滴注,每 3 周 1 个疗程共 3～6 个疗程。②第 1、8、15 天给予紫杉醇 60 mg/m² 静脉滴注 1 h＋卡铂(AUC＝2)静脉滴注 30 min,每 3 周 1 个疗程共 6 个疗程(18 周)。③卡铂单药:卡铂(AUC＝5)静脉滴注,每 3 周 1 个疗程。

(4) 化疗疗程:推荐的化疗疗程数因疾病分期不同而有所不同。对于晚期(Ⅱ～Ⅳ期)卵巢癌,推荐 6 个疗程的静脉化疗,早期卵巢癌推荐 3～6 个疗程的化疗。对于接受 NACT＋中间型肿瘤细胞减灭术的卵巢癌患者,应至少 6 个疗程化疗,其中包括中间型肿瘤细胞减灭术后至少 3 个疗程化疗。

5. 复发卵巢癌的治疗

卵巢癌大多就诊时已处于晚期,治疗后约 70% 的患者会复发,难以治愈,其中初次复发的卵巢癌 25% 会出现铂类耐药。广义的复发性卵巢癌分为两种情况,即复发和未控,复发指经治疗后达到完全临床缓解,间隔半年后再次出现肿瘤;未控指经治疗后达到完全临床缓解,半年内再次出现肿瘤,或经治疗后肿瘤持续存在。NCCN 将复发性卵巢癌分为两类:①铂类敏感型复发:初始治疗后达到完全临床缓解,治疗结束后间隔超过 6 个月以上复发;②铂类耐药性复发:初始治疗后达到完全缓解,治疗结束后 6 个月以内复发。另外根据有无病灶出现又将复发分为两类:①生化复发:仅有 CA12-5 水平升高,影像学和临床检查未发现病灶且无临床症状者;②影像学/临床复发:影像学检查或体格检查发现病灶或出现临床症状者。

(1) 复发性卵巢癌的诊断:①血清 CA12-5 水平持续升高;②出现胸腔积液或腹水;③影像学检查发现病灶;④体格检查发现病灶;⑤出现不明原因的肠梗阻。同时存在以上 2 项即可诊断。

(2) 复发性卵巢癌的治疗原则:①铂类敏感型复发患者,特别是临床缓解时间较长者,对再次化疗反应良好,可再次给予铂类为基础的联合化疗或二次肿瘤细胞减灭术;②铂类耐药型复发可选用二线化疗方案,推荐单药化疗或支持治疗或参加临床试验;③生化复发患者可等待至影像学/临床复发再行治疗或立即给予治疗或参加临床试验。

(3) 复发性卵巢癌的化疗。①铂类敏感型复发:建议应用铂类为基础的联合化疗,化疗方案首选卡铂+紫杉醇±贝伐单抗、顺铂+吉西他滨、卡铂+吉西他滨±贝伐单抗、卡铂+多柔比星脂质体±贝伐单抗。靶向药物单药:贝伐单抗、奥拉帕利、尼拉帕利、卢卡帕利。其他治疗可能有效,包括针对 MSI-H 或 dMMR 肿瘤给予帕姆单抗免疫治疗;针对 LGSCO 给予氟维司琼激素治疗;针对 NTRK 基因融合阳性者恩曲替尼或拉罗替尼治疗。②铂类耐药性复发:推荐二线单药化疗,化疗方案有:多西他赛、依托泊苷口服、吉西他滨、多柔比星脂质体、紫杉醇周疗+贝伐单抗、拓扑替康、拓扑替康+贝伐单抗。靶向药物单药:贝伐单抗、奥拉帕利、尼拉帕利、卢卡帕利。其他治疗可能有效,包括针对 MSI-H 或 dMMR 肿瘤给予帕姆单抗免疫治疗;针对 LGSCO 给予氟维司琼激素治疗;针对 NTRK 基因融合阳性者恩曲替尼或拉罗替尼治疗。③生化复发:初始治疗未接受化疗者,可开始按照初始方案给予治疗;曾接受化疗者可等待至影像学/临床复发再行治疗或立即给予治疗或参加临床试验。

(4) 复发性卵巢癌的手术治疗:手术在复发性卵巢癌治疗中的作用尚存争议,NCCN 指南推荐再次肿瘤细胞减灭术的指征包括:①初次化疗结束后间隔超过 6～12 个月复发;②估计可切除的孤立病灶(或局限的融合病灶);③无腹水。最近的临床研究表明,铂敏感复发卵巢癌二次减瘤术达到 R0 切除+化疗效果优于单纯化疗和未达到完全切除者,NCCN 也推荐铂敏感复发卵巢癌行二次减瘤术。

6. 不全分期卵巢癌的治疗

若患者之前接受了不全分期或分期记录不完整或良性疾病术后病理发现卵巢恶性肿瘤者,应由妇科肿瘤医师重新评估,完善辅助检查包括影像学检查、肿瘤标志物、家族史、复核病理切片等。①如无残留肿瘤证据、疑为ⅠA或ⅠB期拟观察者,需完成全面分期手术;无残留肿瘤证据、疑为ⅠC~Ⅳ期者可直接行铂类为基础的化疗。②如疑有残留病灶,估计可切除者则行减瘤手术,然后根据手术结果给予相应的辅助治疗;如估计不可切除,则可给予新辅助化疗,之后再行中间型肿瘤细胞减灭术。

7. 少见上皮性卵巢癌的治疗

(1) 癌肉瘤:恶性程度高,预后差,行全面手术分期或减瘤术,所有期别均需接受化疗,首选紫杉醇＋卡铂化疗方案。

(2) CCOC:归类为高级别肿瘤,初始行全面手术分期或减瘤术,ⅠA期给予铂类为基础的静脉化疗或观察;ⅠB~ⅠC期给予铂类为基础的静脉化疗;Ⅱ~Ⅳ期给予全身系统性治疗(化疗)。

(3) MOC:预后相对较好,患者的5年生存率可达80%~90%。初始行全面手术分期或减瘤术,术前应行消化道评估,检测 CEA 和 CA19-9,无须常规切除阑尾,阑尾外观有异常者需切除。ⅠA~ⅠB期术后可观察,部分患者可保留生育功能;ⅠC期可观察或化疗,部分患者可保留生育功能;Ⅱ~Ⅳ期需化疗。

(4) ENOC G$_1$:可能与子宫内膜异位症有关。ⅠA~ⅠB期术后可观察;ⅠC期术后观察(2B类证据)或给予化疗;Ⅱ~Ⅳ期术后可化疗,化疗后可观察或给予激素维持治疗,或初始就给予激素治疗(2B类证据),如芳香化酶抑制剂、他莫昔芬等。

(5) LGSOC:多出现于年轻患者,侵袭性不强,对化疗相对不敏感,初始治疗给予全面分期手术,术后治疗同 ENOC G$_1$。

(6) 交界性肿瘤:生物学行为介于良性和恶性肿瘤之间,为低度恶性肿瘤,对化疗不敏感。完全切除肿瘤而无浸润性种植者可予术后观察,有浸润性种植者根据低级别和高级别浆液性癌分别处理。之前曾行不完全分期手术者,按有无残留病灶分别处理:无残留病灶者观察即可,有残留病灶者:①再次手术完成分期并切除残留肿瘤;②要求保留生育功能者行保留生育功能的分期手术并切除残留病灶;③患者不能耐受手术或残留病灶无法切除者则按照低级别和该级别浆液性癌给予辅助治疗。

8. 卵巢癌的维持治疗

维持治疗指在完成充分减瘤手术和化疗,肿瘤得到最大程度缓解后再延长治疗,使患者保持获益的治疗方法。推荐晚期和复发卵巢癌患者在接受初次手术和化疗后 6～8 周内开始维持治疗。建议卵巢癌患者在初次治疗时留取肿瘤组织标本和血液进行包括 *BRCA1/2* 在内的基因检测、dMMR/MSI 检测,还可考虑行 HRD 检测。对于初治卵巢癌患者,若存在 *BRCA* 胚系或体系突变,则是筛选 PARP 抑制剂维持治疗获益人群的指标。对于复发的卵巢癌患者,铂敏感的患者可从 PARP 抑制剂维持治疗中获益。

维持治疗方案包括:抗血管生成维持治疗和 PARP 抑制剂维持治疗。抗血管生成剂贝伐单抗的一线维持治疗是和细胞毒性药物常规化疗同时应用,在常规化疗结束后贝伐单抗继续维持治疗。具体见前述 NCCN 推荐化疗方案。二线维持治疗应用 15 mg/kg 静脉滴注,每 3 周 1 个疗程直至疾病进展或不可耐受。铂耐药复发也可使用 10 mg/kg 静脉滴注,每 2 周 1 个疗程。

PARP 抑制剂一线维持治疗适用于初始应用含铂化疗后达到完全缓解或部分缓解、Ⅱ～Ⅳ期、*BRCA* 胚系或体系突变的卵巢癌患者(见表 6-6)。二线维持治疗适用于铂敏感复发的患者,无须检测 *BRCA* 突变状态,无论既往有无接受贝伐单抗治疗,当复发后含铂化疗达到完全缓解或部分缓解后维持治疗,直至疾病进展或不可耐受毒性。

表 6-6 Ⅱ～Ⅳ期上皮性卵巢癌初始化疗后达到完全缓解或部分缓解后的维持治疗方案

初始化疗方案	BRCA 状态	维持治疗方案
联合贝伐单抗	BRCA 突变	奥拉帕利＋贝伐单抗(1 类证据) 奥拉帕利 尼拉帕利
	BRCA 野生型或未知	奥拉帕利＋贝伐单抗 贝伐单抗
未用贝伐单抗	BRCA 突变	奥拉帕利(1 类证据) 尼拉帕利(1 类证据)
	BRCA 野生型或未知	尼拉帕利

四、子宫静脉内平滑肌瘤

子宫静脉内平滑肌瘤(intravenous leiomyoma)是一种比较罕见的子宫平滑肌瘤,组织学为良性肿瘤但生物学行为具有转移性和侵袭性。子宫静脉内平滑肌瘤来源于子宫平滑肌瘤或静脉壁平滑肌,而后侵犯血管管腔,可沿子宫静脉延伸至下腔静脉,甚至可侵入右心或肺动脉造成患者猝死。子宫静脉内平滑肌瘤主要发生于白种人绝经前妇女,发病年龄从 21~80 岁,平均 40~45 岁,患者常有子宫切除术史或子宫平滑肌瘤。

(一)病因与发病机制

子宫静脉内平滑肌瘤较罕见,多发生于生育年龄妇女,由于报道均为个案,故确切发病率不明。子宫静脉内平滑肌瘤的发病机制包括:①子宫平滑肌瘤呈蠕虫样或指状侵入子宫静脉或宫旁静脉,甚至可继续上延至盆腔静脉、髂静脉、下腔静脉,甚至可达右心房及肺动脉;②来源于静脉壁平滑肌组织,通过息肉样方式向管腔内生长、延伸。

雌激素与子宫静脉内平滑肌瘤的发生和生长密切相关,是雌激素依赖性肿瘤。子宫静脉内平滑肌瘤镜下特征与子宫平滑肌瘤相似,无核分裂象或极少核分裂象,无核异型。平滑肌肌动蛋白、肌肉特异性肌动蛋白、波形蛋白、雌激素受体、孕激素受体均阳性。Sameer 等发现子宫静脉内平滑肌瘤雌激素受体染色均为阳性;刘惜时等检测 6 例子宫静脉内平滑肌瘤脉管内肿瘤组织均为雌激素受体阳性,还有报道 1 例绝经后静脉内平滑肌瘤患者有很高的雌激素和雌激素受体水平,术后雌激素水平降至正常绝经水平。

Dal 等发现静脉内平滑肌瘤存在 12q15 和 14q24 染色体异位,而子宫平滑肌瘤组织中无此现象,说明染色体异常与静脉内平滑肌瘤的发生有关。

(二)临床表现

子宫静脉内平滑肌瘤的临床症状根据肌瘤大小及范围而有不同表现,典型症状包括腹部包块、不规则阴道流血、月经量增多及压迫症状;肿瘤堵塞下腔静脉右心可引起下肢肿胀、腹痛腹胀、腹水等。若肿瘤累及心脏及肺动脉可引起头晕、心悸、心衰、呼吸困难甚至猝死。

(三)诊断

子宫静脉内平滑肌瘤术前诊断较困难,大多为因子宫肌瘤而手术时于术中发现或病理诊断,术前误诊率可高达 100%。患者可有子宫肌瘤引起的临床症状,如盆腔包块、不规则阴道流血、月经量增多等,有些患者无明显症状,也可初始表现为静脉栓塞症状甚至因累及心脏而出现相应症状时才发现。术中发现子宫血管内或卵巢静脉内条索状或蚯蚓状肿物则需考虑子宫静脉内平滑肌瘤。

影像学检查有助于术前诊断子宫静脉内平滑肌瘤。虽然超声检查是子宫肌瘤最有效的检查手段,但诊断子宫静脉内平滑肌瘤的特异度不高。超声检查可发现子宫和宫旁占位,彩色超声有助于发现血管内栓塞;超声心动图可用于发现累及右心的静脉内平滑肌瘤;CT 和 CTA 有助于显示病变累及范围;MRI 图像中丝瓜类植物海绵及筛孔状外观有助于子宫静脉内平滑肌瘤的鉴别诊断。因恶性疾病的 18 - FDG 摄入增高,而良性病变则表现为药物的正常生物分布,故 PET/CT 也可用于子宫静脉内平滑肌瘤的鉴别诊断,可与恶性疾病如癌栓相鉴别。

(四) 治疗策略

手术切除是主要的治疗手段,手术原则是彻底切除病灶,包括全子宫和双侧附件切除及静脉内、心脏内肿瘤,需要多学科协同治疗。如病变局限于子宫建议切除全子宫,如病变侵入血管则需和血管外科协同行一期或二期手术切除病灶。Kikuchi 等曾报道 1 例全子宫切除术后 4 年发现静脉内平滑肌瘤,增强 CT 显示肿瘤从右髂静脉通过下腔静脉到达右心房,长 43 cm,一期手术切除。Bong 等人报道 1 例 56 岁患者,10 年前曾因良性子宫肌瘤行全子宫切除术,本次因呼吸困难加重而行 CTA 和 MRI 检查发现自右髂总静脉经下腔静脉至右心房巨大肿瘤,通过心肺分流术和体外循环行一期切除全部肿瘤。

由于子宫静脉内平滑肌瘤的雌激素依赖特性,肿瘤及血管壁有雌激素受体和孕激素受体表达,故应切除双侧附件和避免应用外源性雌激素以避免子宫静脉内平滑肌瘤复发。对于 45 岁以下的子宫脉管内平滑肌瘤或无子宫外浸润者可行全子宫切除术,对于 45 岁以上或有子宫外脉管内浸润者行全子宫＋双侧附件切除＋子宫外转移灶切除＋高位结扎卵巢动静脉。对于年轻有生育要求的子宫静脉内平滑肌瘤患者,可行子宫肌瘤剔除,但复发率高。GnRHa 和抗雌激素治疗可用于抑制肿瘤生长及缩小肿瘤体积。我国台湾地区的一项研究显示,对于不完全切除的病例术后应用 GnRHa 治疗可改善预后,随访 5 年无复发,对于未完全切除病灶者,未应用 GnRHa 是术后复发的危险因素($P=0.00253$)。

　　术后多年子宫静脉内平滑肌瘤仍可复发,主要与未完全切除病灶和存在微转移有关,故术后需长期随访,CT 和 MRI 均是有效的随访手段。保留子宫和/或卵巢功能者复发率高:仅行全子宫切除术者复发率为 25%,全子宫＋单侧附件切除者复发率为 44%,而保留子宫和卵巢仅行病灶切除者复发率高达 75%。对于复发病例,切除所有可见病灶同时切除全子宫和双侧附件可改善预后,仅切除复发病灶则再次复发率为 50%。

(苏涛,黄勇)

参考文献

[1] Adaranijo M J, Bach C. Ovarian cancer risk factors and their mechanism of action [J]. EJERS, 2018, 3(2):20-26.

[2] Amant F, Mirza M, Koskas M, et al. FIGO CANCER REPORT 2018:Cancer of the corpus uteri[J]. Int J Gynecol Obstet, 2018, 143(Suppl 2):37-50.

[3] Bendifallah S, Perrin M, Ouldamer L, et al. Honing the classification of high-risk endometrial cancer with inclusion of lymphovascular space invasion[J]. Surg Oncol, 2017, 26(1):1-7.

[4] Berek J, Kehoe S, Kumar L, et al. FIGO CANCER REPORT 2018:Cancer of the ovary, fallopian tube, and peritoneum[J]. Int J Gynecol Obstet, 2018, 143(Suppl 2):59-78.

[5] Bhatla N, Aoki D, Sharma D, et al. FIGO CANCER REPORT 2018:Cancer of the cervix uteri[J]. Int J Gynecol Obstet, 2018, 143(Suppl 2):22-36.

[6] Bhatla N, Denny L. FIGO cancer report 2018. Int J Gynecol Obstet, 2018, 143 (Suppl 2):22-36.

[7] Bosse T, Peters E E, Creutzberg C L, et al. Substantial lymph-vascular space invasion(LVSI) is a significant risk factor for recurrence in endometrial cancer—A pooled analysis of PORTEC 1 and 2 trials[J]. Eur J Cancer, 2015, 51(13):1742-1750.

[8] Chelmow D. Practice bulletin No. 168: cervical cancer screening and prevention [J]. Obstet Gynecol, 2016, 128(4):e111-130.

[9] Chen F, Gaitskell K, Garcia M J, et al. Serous tubal intraepithelial carcinomas associated with high-grade serous ovarian carcinomas: a systematic review[J]. BJOG, 2017, 124(6):872-878.

[10] Chen M, Jin Y, Bi Y L, et al. Prognostic significance of lymphovascular space invasion in epithelial ovarian cancer[J]. J Cancer, 2015, 6(5): 412-419.

[11] Chen W, Zheng R, Baade P D, et al. Cancer statistics in China, 2015[J]. CA Cancer

J Clin, 2016, 66(2):115 - 132.

[12] Colombo N, Creutzberg C, Amant F, et al. ESMO-ESGO-ESTRO consensus conference on endometrial cancer: diagnosis, treatment and follow-up [J]. Ann Oncol, 2016, 27(1):16 - 41.

[13] Colombo N, Creutzberg C, Amant F, et al. ESMO-ESGO-ESTRO Consensus Conference on Endometrial Cancer: diagnosis, treatment and follow-up [J]. Int J Gynecol Cancer, 2016, 26(1): 2 - 30.

[14] Corrado G, Mancini E, Cutillo G, et al. Laparoscopic debulking surgery in the management of advanced ovarian cancer after neoadjuvant chemotherapy [J]. Int J Gynecol Cancer, 2015, 25(7):1253 - 1257.

[15] Corrigendum to "Revised FIGO staging for carcinoma of the cervix uteri" [J]. Int J Gynecol Obstet, 2019, 147(2):279 - 280.

[16] Crosbie E, Ryan N, Arends M, et al. The manchester international consensus group recommendations for the management of gynecological cancers in Lynch syndrome [J]. Genetics in Medicine, 2019, 21(10):1 - 11.

[17] Dai Y, Tong R, Guo H, et al. Association of CXCR4, CCR7, VEGF-C and VEGF-D expression with lymph node metastasis in patients with cervical cancer [J]. Eur J Obstet Gynecol Reprod Biol, 2017, 214:178 - 183.

[18] dos Reis R, Burzawa J K, Tsunoda A T, et al. Lymphovascular space invasion portends poor prognosis in low-risk endometrial cancer [J]. Int J Gynecol Cancer, 2015, 25(7): 1292 - 1299.

[19] Jorge S, Hou J Y, Tergas A I, et al. Magnitude of risk for nodal metastasis associated with lymphvascular space invasion for endometrial cancer [J]. Gynecol Oncol, 2016, 140(3):387 - 393.

[20] Kar S P, Berchuck A, Gayther S A, et al. Common genetic variation and susceptibility to ovarian cancer: Current insights and future directions [J]. Cancer Epidemiol Biomarkers Prev, 2018, 27(4):395 - 404.

[21] Kuerti S, Oliveira-Ferrer L, Milde-Langosch K, et al. VEGF-C expression attributes the risk for lymphatic metastases to ovarian cancer patients [J]. Oncotarget, 2017, 8 (26):43218 - 43227.

[22] Low H Y, Zhao Y, Huang K S, et al. Intravenous leiomyomatosis of the uterus: A clinicopathological analysis of nine cases and literature review [J]. Taiwan J Obstet Gynecol, 2017, 56(3):362 - 365.

[23] Ma C, Zhang Y, Li R, et al. Risk of parametrial invasion in women with early stage cervical cancer: a meta-analysis [J]. Arch Gynecol Obstet, 2018, 297(3):573 - 580.

[24] Matsuo K, Wong K K, Fotopoulou C, et al. Impact of lympho-vascular space invasion on tumor characteristics and survival outcome of women with low-grade serous ovarian carcinoma [J]. J Surg Oncol, 2018, 117(2):236 - 244.

[25] Matsuo K, Yoshino K, Hasegawa K, et al. Survival outcome of stage Ⅰ ovarian

clear cell carcinoma with lympho-vascular space invasion[J]. Gynecol Oncol, 2015, 136(2):198 - 204.

[26] Menon U, Karpinskyj C, Gentry-Maharaj A. Ovarian cancer prevention and screening [J]. Obstet Gynecol, 2018, 131(5):909 - 927.

[27] Morice P, Leary A, Creutzberg C, et al. Endometrial cancer[J]. Lancet, 2016, 387 (10023):1094 - 1108.

[28] Pol F J, Zusterzeel P L, van Ham M A, et al. Satellite lymphovascular space invasion: An independent risk factor in early stage cervical cancer[J]. Gynecol Oncol, 2015, 138(3):579 - 584.

[29] Qian Y, Pollom E L, Nwachukwu C, et al. Extent of lymphovascular space invasion may predict lymph node metastasis in uterine serous carcinoma[J]. Gynecol Oncol, 2017, 147(1):24 - 29.

[30] Siegel R L, Miller K D, Jemal A. Cancer statistics, 2018[J]. CA Cancer J Clin, 2018, 68(1):7 - 30.

[31] Smith B, McCann G A, Phillips G, et al. Less radical surgery for early-stage cervical cancer: Can conization specimens help identify patients at low risk for parametrial involvement[J]? Gynecol Oncol, 2017, 144(2):290 - 293.

[32] Solmaz U, Mat E, Dereli M L, et al. Lymphovascular space invasion and positive pelvic lymph nodes are independent risk factors for para-aortic nodal metastasis in endometrioid endometrial cancer[J]. Eur J Obstet Gynecol Reprod Biol, 2015, 186 (1):63 - 67.

[33] Torre L A, Bray F, Siegel R L, et al. Global cancer statistics, 2012[J]. CA Cancer J Clin, 2015, 65(2):87 - 108.

[34] 黄海霞,李桂玲.宫颈癌的免疫学发病机制和疫苗的研究进展[J].中国免疫学杂志, 2015,31(9):1278 - 1282.

[35] 马丁,沈铿,崔恒.常见妇科恶性肿瘤诊治指南[M].5版.北京:人民卫生出版 社,2016.

[36] 苏涛,卞寿芳,胡士磬.绝经后无症状子宫内膜增厚患者子宫内膜病变的临床研究 [J].上海交通大学学报(医学版),2017,37(2):221 - 224.

[37] 王云祥,吕玉峰.妇科肿瘤淋巴系统解剖与临床[M].2版.北京:人民卫生出版 社,2014.

[38] 中国抗癌协会妇科肿瘤专业委员会.中国卵巢上皮性癌维持治疗专家共识(2019) [J].中国实用妇科与产科杂志,2019,6(35):655 - 659.

建立"癌栓学"的设想及意义

程树群　刘允怡　吴孟超

【通信作者】程树群

转移是恶性肿瘤最常见和最主要的特征。大多数实体瘤一般在原发瘤周围先形成癌栓,再远处转移。什么是癌栓?癌细胞从原发灶脱落,侵入脉管,即与脉管内的异种细胞结合,形成微小转移灶,这就是癌栓(VI)。癌栓是肿瘤细胞与其他不同细胞的混合体,由它再漂浮转移至人体各脏器脉管,再种植生长,形成各种转移病灶。不同于血栓、也不完全类似于肿瘤的生长,它是癌细胞和其他细胞(大多是血细胞)交互的混合物,因此它既有栓塞血管作用,同时又有癌细胞侵润功能,是恶性肿瘤转移关键的起始阶段。什么是"癌栓学"?癌栓学就是一门研究癌栓发生、发展及结局,阐明肿瘤早期转移的科学。我们将"癌栓学"英文名命名为"Carcinothrombosis"。

脉管癌栓可分为血管癌栓(BVI)和淋巴管癌栓(LVI)[1]。血管内癌栓,包括大血管癌栓(MVA)和微血管癌栓(MVI),是癌细胞在血循环中播散的一种标志。微血管癌栓(MVI)定义为显微镜下内皮细胞衬覆的血管腔内见到癌细胞巢团。

癌栓的发生率比想象中的高很多。一般住院患者的血栓发生率为 $20\%\sim40\%$,而肿瘤患者癌栓发生率达 $40\%\sim60\%$[2]。实体瘤中癌栓发生率非常常见,如肝癌,门静脉癌栓(肉眼＋微血管)发生率达 $40.0\%\sim90.2\%$[3-4]。胃癌术后标本检测出脉管癌栓 35.2%～40.9%[5-6]。肾癌合并癌栓发生率为 4%～10%[7-8]。非小细胞肺癌的发生率约为 5%～30%[1,9-10]。宫颈癌中肿瘤浸润深度>5 mm 的患者中,微血管癌栓的发生率为 46.7%[11]。其他如乳腺癌、甲状腺癌等,也有很高的发生率[12-14]。癌栓多见发生在静脉,也可发生在动脉、胆管、淋巴管内。在肝癌中,MVI 多见于癌旁肝组织内的门静脉小分支(含肿瘤包膜内血管),偶可见肝癌侵犯肝动脉、胆管以及淋巴管等脉管小分支[15]。

癌栓的特性注定了其危害性很大。因栓塞血管,导致血管血流不畅,压力陡增,致出血或脏器衰竭。如肝癌患者一旦发生癌栓,病情发展迅速,短时间内即可发生肝内外转移、门静脉高压、黄疸、腹水,中位生存时间仅为 2.7 个月[16]。肾癌合并下腔静脉癌栓患者中位生存时间约 5 个月[17]。血管癌栓、淋巴管癌栓是乳腺癌患者的高危因素之一[18]。癌栓转移至人体器官,致广泛转移,患者因恶液质而死亡。因此,癌栓是肿瘤转移的"罪魁祸首"。

癌栓的发生目前机制不明,除肿瘤特有的生物学特征外,已有报道与患者的高凝状态、代谢异常、血小板失活、凝血因子表达过高相关[19-21]。癌栓的研究涉及肿瘤学、血液学和其它多学科合作,目前研究癌栓的专家队伍很少,合作也不多,是值得关注和重视的新领域。

近年来随着现代肿瘤学的飞速发展和对肿瘤转移机制的认识深入,我们认为建立"癌栓学"非常有必要:①癌栓不仅仅是肝癌特有的表现,其它实体瘤同样有很高的发生率,可能是所有实体瘤共有的特征;②癌栓是肝癌治疗的瓶颈,同样也是其它实体瘤治疗的瓶颈;③若能早期干预防治,可能对所有实体瘤的转移防治起关键作用。

随着现代影像学及人工智能技术的发展,建立"癌栓学"已完全可行:①癌栓是肿瘤转移的病理特征,不仅可以病理诊断,同时可以通过液体活检获得间接证据诊断;②应用人工智能技术,癌栓可以实现早期预测并指导辅助治疗;③目前正在发展的大病理标本数字成像、单细胞测序及成像技术为癌栓诊断和标记提供了巨大技术支撑,发展"癌栓学"前景广阔,大有可为。

我们团队 20 多年来一直致力于肝癌合并门静脉癌栓研究。在临床研究上建立了癌栓程氏分型[22]、东方肝胆癌栓评分[23],推出了肝癌门静脉癌栓中国专家共识[24]。在基础研究上建立了癌栓细胞系及 PDX 模型[25],发现 TGF-β 等多条癌栓发生信号通路和癌栓相关标志物等[26-28]。对肝癌的门静脉癌栓研究越深入,越体会到建立"癌栓学"学科的意义重大:①癌栓是实体瘤转移的普遍现象,涉及肿瘤学、血液学、外科学、病理学等多学科,它应该是一个新型的交叉学科,研究层次和深度前景广阔,应该作为一个新学科发展;②癌栓危害性大,让更多人来关注研究癌栓,使肿瘤转移发生率降低,是攻克肿瘤防治的关键之举;③有感于我国几乎所有的理论、指南、技术和方法来自国外,为了抢占高地,弯道超车,我们完全应该树立民族自信,建立一套中国人自己创立、发展并引领全球的理论或学术体系,以此贡献中国智慧,贡献中国力量。

参考文献

［1］ Ma Q, Dieterich L C, Ikenberg K, et al. Unexpected contribution of lymphatic vessels to promotion of distant metastatic tumor spread[J]. Sci Adv, 2018, 4(8): eaat4758. DOI: 10.1126/sciadv. aat4758.

［2］ Tritschler T, Kraaijpoel N, Le Gal G, et al. Venous thromboembolism: advances in diagnosis and treatment[J]. JAMA, 2018, 320(15): 1583 - 1594. DOI: 10.1001/jama. 2018.14346.

［3］ Sun J, Yang L, Shi J, et al. Postoperative adjuvant IMRT for patients with HCC and portal vein tumor thrombus: an open-label randomized controlled trial[J]. Radiother Oncol, 2019, 140: 20 - 25. DOI:10.1016/j. radonc. 2019.05.006.

［4］ Sun J X, Shi J, Li N, et al. Portal vein tumor thrombus is a bottleneck in the treatment of hepatocellular carcinoma[J]. Cancer Biol Med, 2016, 13(4): 452 - 458. DOI: 10.20892/j. issn.2095 - 3941.2016.0059.

［5］ Montagnani F, Crivelli F, Aprile G, et al. Long-term survival after liver metastasectomy in gastric cancer: Systematic review and meta-analysis of prognostic factors[J]. Cancer Treat Rev, 2018, 69: 11 - 20. DOI: 10.1016/j. ctrv. 2018.05.010.

［6］ Sekiguchi M, Sekine S, Oda I, et al. Risk factors for lymphatic and venous involvement in endoscopically resected gastric cancer[J]. J Gastroenterol, 2013, 48 (6): 706 - 712. DOI:10.1007/s00535 - 012 - 0696 - 7.

［7］ Bertini R, Roscigno M, Freschi M, et al. Impact of venous tumour thrombus consistency (solid vs friable) on cancer-specific survival in patients with renal cell carcinoma[J]. Eur Urol, 2011, 60(2): 358 - 365. DOI: 10.1016/j. eururo. 2011.05.029.

［8］ Abel E J, Masterson T A, Karam J A, et al. Predictive nomogram for recurrence following surgery for nonmetastatic renal cell cancer with tumor thrombus[J]. J Urol, 2017, 198(4): 810 - 816. DOI:10.1016/j. juro. 2017.04.066.

［9］ Hamanaka R, Yokose T, Sakuma Y, et al. Prognostic impact of vascular invasion and standardization of its evaluation in stage I non-small cell lung cancer［J］. Diagn Pathol, 2015, 10: 17. DOI:10.1186/s13000－015－0249－5.

［10］ Shimada Y, Saji H, Kato Y, et al. The frequency and prognostic impact of pathological microscopic vascular invasion according to tumor size in non-small cell lung cancer［J］. Chest, 2016, 149(3): 775－785.DOI:10.1378/chest.15－0559.

［11］ Spaans V M, Scheunhage D A, Barzaghi B, et al. Independent validation of the prognostic significance of invasion patterns in endocervical adenocarcinoma: Pattern A predicts excellent survival［J］. Gynecol Oncol, 2018, 151(2): 196－201. DOI: 10.1016/j.ygyno.2018.09.013.

［12］ Visser N C M, Werner H M J, Krakstad C, et al. Type of vascular invasion in association with progress of endometrial cancer［J］. Apmis, 2017, 125(12): 1084－1091.DOI:10.1111/apm.12774.

［13］ Maltoni R, Fici P, Amadori D, et al. Circulating tumor cells in early breast cancer: A connection with vascular invasion［J］. Cancer Lett, 2015, 367(1): 43－48. DOI: 10.1016 / j.canlet.2015.06.020.

［14］ Ieni A, Barresi V, Cardia R, et al. The micropapillary/hobnail variant of papillary thyroid carcinoma: A review of series described in the literature compared to a series from one southern Italy pathology institution［J］. Rev Endocr Metab Disord, 2016, 17 (4): 521－527. DOI: 10.1007/s11154－016－9398－4.

［15］ Zhang X P, Wang K, Wei X B, et al. An Eastern Hepatobiliary Surgery Hospital microvascular invasion scoring system in predicting prognosis of patients with hepatocellular carcinoma and microvascular invasion after r0 liver resection: a large-scale, multicenter Study［J］. Oncologist, 2019, 24(12): e1476－e1488. DOI: 10.1634/theoncologist.2018－0868.

［16］ Zhang X P, Wang K, Guo W X, et al. Is sorafenib an optimal treatment for hepatocellular carcinoma with macrovascular invasion or metastatic disease ［J］. Hepatology, 2018, 68(2): 786.DOI:10.1002/hep.29862.

［17］ Abel E J, Spiess P E, Margulis V, et al. Cytoreductive nephrectomy for renal cell carcinoma with venous tumor thrombus［J］. J Urol, 2017, 198(2): 281－288.DOI: 10.1016/j.juro.2017.03.011.

［18］ Dekker T J, van de Velde C J, van Bruggen D, et al. Quantitative assessment of lymph vascular space invasion(LVSI) provides important prognostic information in node-negative breast cancer［J］. Ann Oncol, 2013, 24(12): 2994－2998.DOI: 10.1093/annonc/mdt400.

［19］ Forner A, Reig M, Bruix J. Hepatocellular carcinoma ［J］. Lancet, 2018, 391 (10127): 1301－1314. DOI: 10.1016/s0140－6736(18)30010－2.

［20］ Weichand B, Popp R, Dziumbla S, et al. S1PR1 on tumor-associated macrophages promotes lymphangiogenesis and metastasis via NLRP3/IL-1beta［J］. J Exp Med,

2017, 214(9): 2695 - 2713. DOI: 10.1084/jem.20160392.

[21] Mierke C T. The matrix environmental and cell mechanical properties regulate cell migration and contribute to the invasive phenotype of cancer cells[J]. Rep Prog Phys, 2019, 82(6): 064602. DOI: 10.1088/1361 - 6633/ab1628.

[22] Shi J, Lai E C, Li N, et al. A new classification for hepatocellular carcinoma with portal vein tumor thrombus[J]. J Hepatobiliary Pancreat Sci, 2011, 18(1): 74 - 80. DOI: 10.1007/s00534 - 010 - 0314 - 0.

[23] Zhang X P, Gao Y Z, Chen ZH, et al. An Eastern Hepatobiliary Surgery Hospital/portal vein tumor thrombus scoring system as an aid to decision making on hepatectomy for hepatocellular carcinoma patients with portal vein tumor thrombus: a multicenter study[J]. Hepatology, 2019, 69(5): 2076 - 2090. DOI: 10.1002/hep.30490.

[24] Cheng S, Chen M, Cai J. Chinese expert consensus on multidisciplinary diagnosis and treatment of hepatocellular carcinoma with portal vein tumor thrombus: 2016 edition [J]. Oncotarget, 2017, 8(5): 8867 - 8876. DOI: 10.18632/oncotarget.12817.

[25] Wang T, Hu H S, Feng Y X, et al. Characterisation of a novel cell line (CSQT - 2) with high metastatic activity derived from portal vein tumour thrombus of hepatocellular carcinoma [J]. Br J Cancer, 2010, 102(11): 1618 - 1626. DOI: 10.1038/sj.bjc.6605689.

[26] Zhang X P, Jiang Y B, Zhong C Q, et al. PRMT1 promoted hcc growth and metastasis in vitro and in vivo via activating the stat3 signalling pathway[J]. Cell Physiol Biochem, 2018, 47(4): 1643 - 1654. DOI: 10.1159/000490983.

[27] Li J J, Yin H K, Guan D X, et al. Chemerin suppresses hepatocellular carcinoma metastasis through CMKLR1-PTEN-Akt axis[J]. Br J Cancer, 2018, 118(10): 1337 - 1348. DOI: 10.1038/s41416 - 018 - 0077 - y.

[28] Yang P, Li Q J, Feng Y, et al. TGF-beta-miR-34a-CCL22 signaling-induced Treg cell recruitment promotes venous metastases of HBV-positive hepatocellular carcinoma[J]. Cancer Cell, 2012, 22(3): 291 - 303. DOI: 10.1016/j.ccr.2012.07.023.

（本文引自《中华医学杂志》2020 年第 100 卷第 14 期）

肝细胞癌合并门静脉癌栓多学科
诊治中国专家共识（2018 版）

中国医师协会肝癌专业委员会

【通信作者】程树群 陈敏山 蔡建强

肝细胞癌（以下简称肝癌）在全球恶性肿瘤发病率排第 6 位，每年新发的肝癌病例和死亡病例有一半以上发生在中国[1]。我国有肿瘤登记地区的最新数据表明，肝癌发病率居恶性肿瘤第 4 位，病死率居恶性肿瘤第 3 位[2]。随着现代医学科技的发展，肝癌的治疗取得了巨大进步。因早期肝癌临床症状并不明显，70%～80% 的患者就诊时病情已为进展期。目前，肝癌治疗的总体预后仍不理想。

由于肝癌的生物学特性和肝脏解剖学特点，肝癌细胞易侵犯肝内的脉管系统尤其是门静脉系统，形成门静脉癌栓（portal vein tumor thrombus，PVTT），文献报道其发生率达 44%～62.2%[3]。肝癌患者一旦出现 PVTT，病情发展迅速，短时间内即可发生肝内外转移、门静脉高压、黄疸、腹水，平均中位生存时间仅为 2.7 个月[4]。PVTT 是肝癌预后的主要不良因素之一，在肝癌的临床分期系统中占有重要的权重影响[5,6]。

目前，国际上对于肝癌合并 PVTT 的诊治标准仍未达成共识，欧美肝癌指南以巴塞罗那肝癌分期（Barcelona clinic liver cancer staging，BCLC）为标准，将肝癌合并 PVTT 归入进展期（BCLC C 期），此期患者推荐分子靶向药物如索拉非尼（sorafenib）和仑伐替尼（lenvatinib）作为一线治疗药物和方法[7]。对此，包括我国在内的东南亚国家的专家尚存不同意见，认为外科手术、肝动脉栓塞化疗（TACE）、放疗以及联合多种治疗手段的综合治疗可获得更为满意的疗效。2016 年 5 月，全国肝癌合并癌栓诊治研究协作组基于当时的循证医学证据推出了《肝细胞癌合并门静脉癌栓多学科诊治中国专家共识（2016 年版)》[8],并在临床上得到了广泛的应用和认可。

两年来,随着肝癌合并 PVTT 诊治的循证医学证据逐渐增多,特别是新型靶向药物的问世使得 PVTT 的治疗得到进一步改善。为了适应肝癌合并 PVTT 临床诊疗的发展变化,中国医师协会肝癌专业委员会于 2018 年 9 月启动了《肝癌合并门静脉癌栓多学科诊治中专家共识(2018 年版)》的修订工作,旨在为我国肝癌合并 PVTT 患者的规范化诊疗提供最新的指导性建议。

共识中的推荐意见共分 5 个级别,分别基于 6 个证据等级[9,10](见附表 1、2)。

附表 1　证据等级

证据级别	描　　述
Ⅰa	证据源于对多项随机对照研究的 Meta 分析结果
Ⅰb	证据源于至少一项设计良好的随机对照研究结果
Ⅱa	证据源于至少一项设计良好的前瞻性非随机对照研究结果
Ⅱb	证据源自至少一项设计良好的其他类型干预性临床研究结果
Ⅲ	证据源于设计良好的非干预性研究,如描述性研究,相关性研究等
Ⅳ	证据源于专家委员会报告或权威专家的临床经验报道

附表 2　推荐意见级别

证据等级	描　　述
A	良好的科学证据提示该医疗行为带来明确获益;建议医师对患者实施该医疗行为。
B	现有证据表明该医疗行为可带来中度获益,超过其潜在风险;医师可建议或对患者实施该医疗行为。
C	现有证据表明该医疗行为可能获益较小,或获益与风险接近;医师可根据患者个体情况有选择地向患者建议和实施该医疗行为。
D	现有证据表明该医疗行为无获益,或其潜在风险超过获益;医师不宜向患者实施该医疗行为。
I	缺乏科学证据,或现有证据无法评价该医疗行为的获益与风险;医师应帮助患者理解该医疗行为存在的不确定性。

一、肝癌合并 PVTT 的诊断及分型

PVTT 是肝癌发生发展过程中的表现之一,对 PVTT 的诊断必须结合肝癌的诊断,若肝癌诊断明确,又有 PVTT 的征象(各期门静脉内出现实性占位病变,动脉期部分可见强化,门静脉期充盈缺损),则肝癌合并 PVTT 的诊断成立。临床上,PVTT 需与门静脉血栓相鉴别,后者多继发于严重肝硬化或近期有脾脏切除和涉及门静脉系统的手术史,动脉期无强化,部分抗凝治疗后可消退或好转。

PVTT 发生的部位、范围与预后密切相关,国际上常用的肝癌分期如 TNM 分期、BCLC 分期、日本综合分期(JIS)等都认可 PVTT 的重要性,但均未进一步细化分型。目前针对 PVTT 的分型标准有日本的 V_P 分型[11]和我国程树群教授提出的程氏分型[12,13]。程氏分型依据 PVTT 侵犯门静脉范围分为:Ⅰ型,癌栓侵犯肝叶或肝段的门静脉分支;Ⅱ型,癌栓侵犯至门静脉左支或右支;Ⅲ型,癌栓侵犯至门静脉主干;Ⅳ型,癌栓侵犯至肠系膜上静脉;术后病理诊断微血管癌栓为 I_0 型。我国学者的研究表明,程氏分型较日本 V_P 分型更适于中国 PVTT 患者的病情评估、治疗选择和预后判断[14-16]。因此,本共识推荐程氏分型作为 PVTT 的中国分型标准。

二、肝细胞癌合并 PVTT 多学科协作诊治流程及路径

多学科综合治疗协作组(multidisciplinary team,MDT)通过多学科的协同诊疗,有利于最大限度地发挥各个学科的专业优势,使患者获益最大化。肝癌合并 PVTT 的诊治特别需要通过 MDT 制订诊疗方案,本编写组专家经多次讨论后推出肝癌合并 PVTT 治疗路径图(见附图 1)。首先,评估肝癌合并 PVTT 患者肝功能状态,肝功能 Child - Pugh A 级患者可根据肿瘤是否可切除、PVTT 类型及有无远处转移等选择相应的综合治疗。原发灶可切除的 PVTT Ⅰ/Ⅱ型患者首选手术治疗,PVTT Ⅲ型患者可根据癌栓情况选择手术、TACE、或放疗降期后再手术切除;肝癌原发灶不能切除则 PVTT Ⅰ、Ⅱ、Ⅲ型患者首选放疗＋TACE,PVTT 为Ⅳ型根据实际情况行放射治疗和系统药物治疗;肝功能 Child - Pugh B 级患者首先给予改善肝功能治疗,肝功能转为 Child - Pugh A 级者则可行相应治疗,肝功能仍为 Child - Pugh B 级者则不建议手术或 TACE 治疗;肝功能 Child - Pugh C 级肝癌合并 PVTT 患者仅行

中医中药及对症支持治疗;合并远处转移,Child-Pugh A 级和一般情况较好的 B 级 PVTT 患者可考虑行系统化疗或加区域性治疗;索拉非尼、仑伐替尼适用于 Child-Pugh A 级和 B 级的各种类型 PVTT 患者,瑞戈非尼适用于索拉非尼耐药的 PVTT 患者的二线治疗。

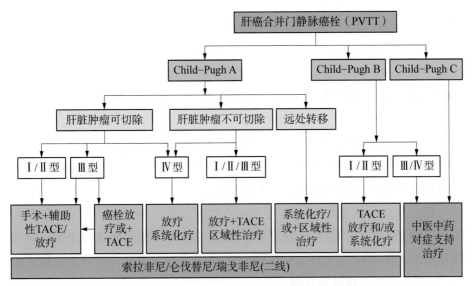

附图 1　肝细胞癌合并门静脉癌栓诊疗路径图

三、肝癌合并 PVTT 的首次治疗方法推荐

治疗原则:肝癌合并 PVTT 的治疗应以肝功能基础为前提,根据肿瘤情况和 PVTT 分型,首次治疗尽量选择能最大可能去除或控制肝癌原发病灶及 PVTT 的方法,强调通过联合多学科的综合治疗手段,延长生存期和改善生活质量。

1. 手术治疗

手术切除是肝癌合并 PVTT Ⅰ、Ⅱ型患者的首选并有可能获得根治机会的方法,切除原发灶及癌栓同时还可降低门脉压力,后者在一定程度上可改善患者的肝功能和生活质量,文献显示手术治疗效果优于 TACE[17-19] 或 TACE联合放疗[20],尤其是 PVTT Ⅰ/Ⅱ型较Ⅲ/Ⅳ型更适合手术治疗[14,21,22](证据级别Ⅱb)。

对于Ⅰ/Ⅱ型 PVTT 患者,可以通过肝叶或半肝切除将 PVTT 及受累门静脉一并切除;对于Ⅲ型患者,切除原发病灶后,PVTT的手术方式包括经肝断面门静脉断端取栓术、PVTT及受累门静脉切除后行门静脉重建和门静脉断端取栓并门静脉内膜剥脱术,这3种手术方式的预后无明显差别[23](证据级别Ⅱb)。目前最常用的是肝断面门静脉断端取栓术,手术过程应特别注意防止医源性肿瘤播散,如果技术可行,应采取阻断门静脉主干和对侧门静脉分支,取PVTT后开放血流冲洗断端等措施。

降低PVTT患者术后转移复发率主要有以下措施:①术前放疗:术前小剂量放疗对部分PVTT Ⅲ型患者(如癌栓不超过门脉主干起始处2 cm)可实现PVTT降期,在降低复发率同时不增加手术风险及术后肝功能衰竭的发生率[24](证据级别Ⅱa)。②术后辅助TACE可降低PVTT患者的术后复发率,延长生存时间[25](证据级别Ⅰb)。③术后门静脉药物传递系统(drug delivery system,DDS)化疗可能对预防复发有效[26](证据级别Ⅱb)。④术后肝动脉化疗(HAIC)可能可以降低复发率[27](证据级别Ⅱb)。

存在争议的其他辅助治疗手段:①术前TACE可能使PVTT患者获益[28](证据级别Ⅱb),但可能增加手术风险;②术后早期口服索拉非尼可能有助于延缓复发,但尚需大样本临床研究证实;③术后辅助性全身静脉化疗或放疗[29],目前尚缺乏高级别证据。

推荐1:肝功能Child-Pugh A级、原发病灶可切除、PVTT Ⅰ/Ⅱ型、ECOG PS 0~1分的患者首选手术切除(Ⅱb,A);原发病灶可切除、PVTT Ⅲ型患者可根据情况选择手术、TACE、或放疗降期后行手术切除(Ⅱa,B)。

推荐2:合并PVTT患者建议术后行辅助性TACE(Ⅰb,A)。

2. 非手术治疗

1) 肝动脉灌注化疗(HAIC)或栓塞化疗(TACE)

HAIC是指插管至肝动脉进行灌注化疗,化疗药物包括铂类(cisplatin/oxaliplatin)和氟尿嘧啶(5-FU)等[30,31],化疗间隔周期通常为3~4周。韩国一项纳入58例肝癌伴PVTT患者的前瞻性随机对照研究[30]显示,HAIC组客观缓解率(CR+PR)和中位生存时间分别为27.6%和14.9个月,远高于索拉非尼组的3.4%($P<0.001$)和7.2个月($P=0.012$)。因此,建议HAIC用于不可切除的肝癌伴PVTT的患者。

TACE是治疗不可切除肝癌合并PVTT的常用方法,但是否可用于PVTT Ⅲ/Ⅳ型患者尚有争议,因其可能导致肝功能衰竭。目前认为只要肝功能尚可,且肝门区已经存在门静脉侧支循环即可考虑 TACE 治疗[32]。TACE 治疗 PVTT 的疗效差异较大[33],完全缓解率(CR)为 0%,部分缓解率(PR)为 19.5%~26.3%,稳定率(SD)为 42.5%~62.7%。对 TACE 有应答的患者中位生存期为 13 个月,无应答的患者中位生存期为 5 个月;肝功能 Child-Pugh A 患者中位生存期为 15 个月,Child-Pugh B 级仅为 5 个月。因此,建议 TACE 与其他治疗方法联合应用。

国内常用栓塞剂为碘油或明胶海绵,文献显示使用栓塞剂(TACE)的疗效优于仅行 TAI 或内科治疗[34],栓塞剂直径越小对 PVTT 患者效果越好、不良反应越小[35],术中超选可提高疗效并减少正常肝脏损伤。近年来,载药微球栓塞治疗肝癌伴 PVTT 在临床逐步开展,但是其疗效尚需进一步验证[36]。

推荐 3:原发灶不能切除、PVTT Ⅰ/Ⅱ型、肝功能为 Child-Pugh A 级的患者可行 HAIC 治疗(Ⅰb,B)或 TACE 治疗(Ⅱb,B),建议同时联合放疗(Ⅱb,A)。

推荐 4:肝功能为 Child-Pugh B 级或 PVTT Ⅲ/Ⅳ型的患者慎用 TACE 治疗(Ⅱb,C)。

2)放射治疗

(1)外放射治疗:随着放疗技术的进步,三维适形放疗(3D-CRT)、调强放疗(IMRT)和立体定向放疗(SBRT)的发展可以使靶区剂量提高的同时,最大限度的保护正常组织,可适用于肝癌合并所有类型 PVTT 患者。

韩国 Asan 医院 Yoon 和他的团队开展一项随机前瞻的临床研究[37],随机入组 90 例影像学可见的门静脉癌栓,一组给予介入结合放疗,另一组给予口服索拉非尼,每天 2 次,每次 400 mg。每组各 45 例。介入结合外放射治疗组的中位生存期 12.8 个月,索拉非尼组的中位生存期为 10.0 个月,两组有显著差异($P=0.04$)。

靶区定位建议采用 CT 和 MRI 图像融合技术,或结合 TACE 后的碘油沉积来确定肝癌大体肿瘤(GTV)的范围。临床肿瘤体积(CTV)为 GTV 外加 4 mm[38]。计划靶区(PTV)应结合内靶区(ITV)移动度、各中心摆位误差以及随机误差确定。放疗的范围目前尚存争议,应视情况决定靶区。对于原发灶小并且紧邻 PVTT,放疗应包括原发灶和 PVTT,总有效率可达 45.5%~50%。如果原发灶体积大或远离 PVTT,则考虑单独进行 PVTT

放疗。

放疗最佳的剂量和分割目前尚无足够证据统一。回顾性队列研究发现，不论分割如何，放疗总剂量与预后呈正相关[39]。有条件单位应该应用图像引导下的调强放疗，其效果优于非图像引导下的放疗[40]。

放疗对危及器官的影响主要表现为放射性肝病（RILD）和胃肠道损伤。避免 RILD 发生关键是正常肝脏受照剂量限制在耐受范围内。因为我国肝癌患者多数伴有肝硬化背景，肝脏的放射耐受剂量显著低于国外的报告，肝脏耐受剂量（全肝平均剂量）是：Child A 级患者为 23 Gy，Child B 级患者仅为 6 Gy[41]。RILD 高危因素包括原有的肝脏功能差；正常肝脏的受照体积大、剂量高；患者同时伴发血管的癌栓等。研究显示[42]结合吲哚青绿 15 min 滞留率的个体化放疗计划可在保障有效放射剂量的情况下减少 RILD 的发生率，提高肝癌局部控制率（Ⅱa）。

目前，临床上多支持 3D-CRT 联合 TACE 治疗，疗效优于单独 TACE 或放疗[43]，并建议 TACE 和放疗的间隔时间不超过 1 个月。放疗联合 TACE 时，先放疗的疗效优于先 TACE 者且对肝功能的影响较小[44]。

推荐 5：原发灶不能切除、PVTT Ⅰ/Ⅱ/Ⅲ/Ⅳ型、肝功能为 Child - Pugh A 级或 B 级的患者可行放射治疗（Ⅱb，B）。放疗技术和剂量：①靶区包括原发灶和 PVTT，②三维适形放疗（3D-CRT）/调强放疗（IMRT）95％计划靶区 40～60 Gy，每次 2～3 Gy，③立体定向放疗（SBRT）36～40 Gy/5～6 Gy（Ⅱb，A）。

推荐 6：肝功能为 Child - Pugh A 级，PVTT Ⅰ、Ⅱ、Ⅲ型建议放疗联合 TACE（Ⅰb，A），放疗靶区可包括原发灶和 PVTT 或仅 PVTT。

（2）内放射治疗：目前国内报道最多的为碘-125（[125]I）粒子，PVTT 患者门静脉植入[125]I 粒子条和 TACE 联用疗效优于单独 TACE，并可显著增加门静脉再通率[45,46]。国外有应用钇-90（[90]Y）微球治疗 PVTT 患者的报道[47]，又称为经肝动脉放疗性栓塞（transarterial arterial radio-embolization，TARE），其既可栓塞肿瘤血管又可通过定向放疗杀死肿瘤，总体疗效优于 TACE。但是，目前尚无内放射治疗的统一剂量标准。

推荐 7：原发灶不能切除、PVTT Ⅰ/Ⅱ/Ⅲ型、肝功能为 Child - Pugh A 级的患者可行肝动脉放疗性栓塞（Ⅱb，B）或门静脉[125]I 粒子植入术（Ⅱb，B）。

3）系统治疗

HBV 持续感染是乙肝相关肝癌发生发展、复发的重要危险因素,更是肝癌患者死亡的危险因素。抗病毒治疗有助于减少术后复发及改善肝癌患者生存[48]。PVTT 虽已是肝癌发展的中晚期阶段,抗病毒治疗仍不容忽视。如何选用药物及时机已在《HBV/HCV 相关性肝细胞癌抗病毒治疗专家共识》[49]中有详细论述。

索拉非尼[50]及仑伐替尼[51]是目前公认可延长晚期肝癌患者生存期的分子靶向药物(证据级别Ⅰb)。已经被我国国家食品药品监督管理总局(CFDA)列为中晚期肝癌患者治疗的基本药物。对于不可切除肝癌合伴 PVTT 患者,索拉非尼联合 TACE 较单纯 TACE 明显延长肝癌合并 PVTT 患者生存期[52](证据级别Ⅱb)。对肝肿瘤个数<3 个、直径<6.5 cm 伴 PVTT Ⅰ/Ⅱ患者,索拉非尼联合 PRFA 较单纯索拉非尼明显延长肝癌合并 PVTT 患者生存期[53](证据级别Ⅰb)。瑞戈非尼适用于索拉非尼或仑伐替尼治疗失败的二线治疗用药[54]。

EACH 研究结果显示,含奥沙利铂的化疗方案对晚期肝癌(含 PVTT 患者)可获得部分客观疗效,患者耐受性尚好,一般情况较好的患者可考虑应用[55](证据级别Ⅰb)。前瞻性研究[56]显示对于晚期肝癌(含 PVTT 患者),含奥沙利铂方案联合索拉非尼可取得较好的肿瘤控制率和生存时间,疗效优于单独的索拉非尼治疗(证据级别Ⅱa)。

免疫检查点阻断剂(CTLA-4 阻断剂、PD-1/PD-L1 阻断剂等)有一定的抗肿瘤作用,但其在肝癌治疗中作用尚待大规模的临床研究加以验证。

推荐 8:PVTT 患者检测 HBV-DNA 阳性,应给予核苷类似物(NAs)抗病毒治疗,并选择强效高耐药屏障药物(Ⅰa,A);检测 HBV-DNA 阴性者应高度重视 HBV 重新激活。

推荐 9:索拉非尼或仑伐替尼可作为 PVTT 患者的基本药物(Ⅰb,A),并可与其他治疗方法如手术、TACE、PRFA 等联用(Ⅱb,B);瑞戈非尼适用于索拉非尼或仑伐替尼治疗失败的二线治疗用药(Ⅰb,A)。

推荐 10:全身化疗适用于合并肝外转移的,肝功能 Child-Pugh A 级或 B 级的肝癌合并 PVTT 患者(Ⅱb,B)。

4) 区域性治疗

PVTT 的区域性治疗包括局部或腔内消融治疗、门静脉支架等方法。目前临床上报道的局部消融治疗方法包括无水酒精注射(PEIT)、射频/微波消融(PRFA/PMCT)、激光消融(LA)等,局部消融治疗可以快速减少肿瘤负荷并实现门脉血流再通,但是有损伤门静脉壁及胆管、短期内 PVTT 复发率高等缺点,因此需谨慎使用[57,58](证据级别Ⅲ)。门静脉支架置入术可使 PVTT 患者的门静脉血流再通而增加肝脏门静脉供血,但不减少肿瘤负荷,因此门静脉支架植入术在改善 PVTT 患者肝功能及降低门静脉压力同时可为其他治疗方法如放疗、TACE 等争取机会[59](证据级别Ⅲ)。

推荐 11:无水酒精注射(PEIT)、射频/微波消融(PRFA/PMCT)、激光消融(LA)等区域性治疗可能成为 PVTT 的治疗选择之一,但目前仍局限于单臂研究,尚需进一步研究证实(Ⅲ,C)。区域性治疗可与 TACE 联用(Ⅱb,B)。

3. 对症支持治疗

PVTT 的并发症多为门静脉高压所致,常见的有上消化道出血、腹水、脾功能亢进、肝肾综合征、肝功能衰竭等,其治疗方法可以参考门静脉高压症相关并发症的处理[60]。

此外,对于不可切除肝癌伴 PVTT 患者,建议可采用适宜的中医中药如槐耳颗粒等[61]能够改善症状,提高机体的抵抗力,减轻放化疗不良反应,提高生活质量,并加强数据调查以提供高级别的循证医学证据支持。

推荐 12:对于肝功能 Child C 级,合并大量腹腔积液或消化道出血、肝性脑病表现的患者,建议仅行最佳支持治疗或中医中药治疗(Ⅰa,A)。

四、展望

由于我国肝癌合并 PVTT 在病因、肿瘤生物学行为等方面与欧美患者存在差异,以及我国学者对晚期肝癌治疗不懈努力取得的成果,有必要制订适合我国国情的规范化治疗方案。目前对肝癌合并 PVTT 的治疗尚存在较大争议,新的循证医学证据还在不断出现和补充,与 PVTT 相关的随机对照研究正在进行中。但以下几点原则在临床实践中应引起重视:①MDT 是肝癌治疗的必然趋势,通过积极有效的多学科综合治疗,肝癌合并 PVTT 患者仍有望获得相对满意的预后;②在肝癌合并 PVTT 难以获得根治的情况下,应将延长患者总体生存时间作为疗效评价的最重要的指标,在带瘤生存的同时努力提高患者生存质量,预防并及时处理各种并发症;③应协调好针对 PVTT 的局部治疗和全身治疗的辩证关系,积极的区域性治疗可为患者提供根治的可能,而合并 PVTT 的患者病情已属晚期,有效的全身治疗是远期疗效的保证。

我国肝癌合并PVTT患者数量多,病情复杂,现有的专家共识推荐意见循证级别还较低,因此,今后应充分利用我国的病例资源,通过开展更多的随机对照研究,来开发、验证更多有效的PVTT诊治方法。加大对PVTT发生发展内在的相关分子机制的研究,为更精准有效的治疗提供更多依据。重视我国中医药辨证论治整体治疗观在肝癌合并PVTT中的应用,探讨中医药配合外科、TACE或放疗改善PVTT患者症状和生活质量的作用。对肝癌合并肝静脉/下腔静脉癌栓、胆管癌栓及微血管侵犯还需建立更科学的分型标准,为今后建立共识奠定基础,目前这些类型癌栓因循证证据较少,可参考此共识指导其临床治疗。

中国医师协会肝癌专业委员会《肝细胞癌合并门静脉癌栓多学科诊治中国专家共识(2018年版)》修订委员会

名誉主任委员: 吴孟超,刘允怡

顾问: 汤钊猷,王学浩,郑树森,陈孝平,王红阳,樊嘉,董家鸿

主任委员: 程树群

副主任委员: 蔡建强,陈敏山

委员(按姓氏笔画为序):丁伟,于晓辉,万赤丹,王志明,王坚,王葵,王鲁,王震侠,王耀东,毛一雷,文天夫,方驰华,尹志平,尹涛,石学涛,石洁,卢实春,卢绮萍,叶胜龙,田利国,仝林虎,丛文铭,匡铭,毕新宇,朱建平,朱继业,朱瑜,刘天奇,刘永雄,刘连新,刘岩岩,刘建华,刘颖斌,汤朝晖,孙军辉,孙倍成,孙惠川,牟一平,李江涛,李启勇,李君,李波,李相成,李秋,李爱军,李靖,李滨,杨定华,肖震宇,吴力群,余正平,应敏刚,沈锋,宋天强,张志伟,张学文,张建军,张绍庚,张珉,张倜,张琪,陆才德,陈炜,陈敏,陈新石,范瑞芳,林林,周东,周存才,周杰,周俭,郑东海,郑亚新,孟岩,赵明,英卫东,胡逸人,钟林,洪德飞,贾宁阳,夏医君,夏景林,徐立,殷晓煜,郭卫星,郭荣平,唐裕福,黄杨卿,曹利平,龚伟,梁力建,彭和平,彭宝岗,彭淑牖,智绪亭,程张军,傅贤波,简志祥,蔡阳,翟健,黎乐群,滕皋军,颜志平,甄作均,戴朝六

执笔者: 孙居仙,毕新宇,郭荣平

参考文献

[1] Torre L A, Bray F, Siegel R L, et al. Global cancer statistics, 2012[J]. CA Cancer J

Clin, 2015,65(2):87 - 108.

［2］ Chen W, Zheng R, Baade P D, et al. Cancer statistics in China, 2015［J］. CA Cancer J Clin, 2016,66(2):115 - 132.

［3］ Zhang Z M, Lai E C, Zhang C, et al. The strategies for treating primary hepatocellular carcinoma with portal vein tumor thrombus ［J］. Int J Surg, 2015,20: 8 - 16.

［4］ Pawarode A, Voravud N, Sriuranpong V, et al. Natural history of untreated primary hepatocellular carcinoma: a retrospective study of 157 patients ［J］. Am J Clin Oncol, 1998,21(4):386 - 91.

［5］ Li S H, Wei W, Guo R P, et al. Long-term outcomes after curative resection for patients with macroscopically solitary hepatocellular carcinoma without macrovascular invasion and an analysis of prognostic factors ［J］. Med Oncol, 2013,30(4):696.

［6］ Li S H, Guo Z X, Xiao C Z, et al. Risk factors for early and late in trahepatic recurrence in patients with single hepatocellular carcinoma without macrovascular invasion after curative resection ［J］. Asian Pac J Cancer Prev, 2013,14(8):4759 - 4763.

［7］ European Association for the Study of the Liver. Electronic address: easloffice@ easloffice. eu, European Association for the Study of the Liver. EASL Clinical Practice Guidelines: Management of hepatocellular carcinoma ［J］. J Hepatol, 2018,69(1): 182 - 236.

［8］ 全国肝癌合并癌栓诊治研究协作组. 肝细胞癌合并门静脉癌栓多学科诊治中国专家共识(2016 年版)［J］. 中国实用外科杂志,2016,36(5):475 - 480.

［9］ Ryder S D, British Society of Gastroenterology. Guidelines for the diagnosis and treatment of hepatocellular carcinoma(HCC) in adults ［J］. Gut, 2003,52(suppl 3): 1 - 8.

［10］ U. S. Preventive Services Task Force. Grade definitions and suggestions for practice. 2012;available from: http://www. uspreventiveservicestaskforce. org/Page/Name/grade-definitions.

［11］ Ikai I, Yamamoto Y, Yamamoto N, et al. Results of hepatic resection for hepatocellular carcinoma invading major portal and/or hepatic veins ［J］. Surg Oncol Clin N Am, 2003,12(1):65 - 75.

［12］ 程树群,吴孟超,陈汉,等. 肝癌门静脉癌栓分型的影像学意义［J］. 中华普通外科杂志,2004,19(4):200 - 201.

［13］ Shuqun C, Mengchao W, Han C, et al. Tumor thrombus types influence the prognosis of hepatocellular carcinoma with the tumor thrombi in the portal vein ［J］. Hepatogastroenterology, 2007,54(74):499 - 502.

［14］ Shi J, Lai E C, Li N, et al. Surgical treatment of hepatocellular carcinoma with portal vein tumor thrombus ［J］. Ann Surg Oncol, 2010,17(8):2073 - 2080.

［15］ Shi J, Lai E C, Li N, et al. A new classification for hepatocellular carcinoma with portal vein tumor thrombus ［J］. J Hepatobiliary Pancreat Sci, 2011,18(1):74 - 80.

［16］ Niu Z J, Ma Y L, Kang P, et al. Transarterial chemoembolization compared with conservative treatment for advanced hepatocellular carcinoma with portal vein tumor thrombus: using a new classification ［J］. Med Oncol, 2012,29(4):2992 - 2997.

［17］ Wang K, Guo W X, Chen M S, et al. Multimodality treatment for hepatocellular carcinoma with portal vein tumor thrombus: a large-scale, multicenter, propensity mathching score analysis ［J］. Medicine(Baltimore),2016,95(11): e3015.

［18］ Wei P Z, Guo R P, Zhang Y J, et al. Hepatic resection versus transcatheter arterial chemoembolization for the treatment of hepatocellular carcinoma with portal vein tumor thrombus ［J］. Cancer, 2012,118(19): 4725 - 4736.

［19］ Liang L, Chen T H, Li C, et al. A systematic review comparing outcomes of surgical resection and non-surgical treatments for patients with hepatocellular carcinoma and portal vein tumor thrombus ［J］. HPB(Oxford),2018,20(12):1119 - 1129.

［20］ Yu J I, Choi G S, Lim D H, et al. Treatment of naïve HCC combined with segmental or subsegmental portal vein tumor thrombosis: Liver resection versus TACE followed by radiotherapy ［J］. Anticancer Res, 2018,38(8):4919 - 4925.

［21］ Chen X P, Qiu F Z, Wu Z D, et al. Effects of location and extension of portal vein tumor thrombus on long-term outcomes of surgical treatment for hepatocellular carcinoma ［J］. Ann Surg Oncol, 2006,13(7):940 - 946.

［22］ Cao J Y, Wang Z S, Wu S K, et al. Analysis of surgical treatment and prognostic factors for hepatocellular carcinoma with portal vein tumor thrombus ［J］. Transl Cancer Res, 2017,6(1):247 - 253.

［23］ Chok K S, Cheung T T, Chan S C, et al. Surgical outcomes in hepatocellular carcinoma patients with portal vein tumor thrombosis ［J］. World J Surg, 2014, 38 (2):490 - 496.

［24］ Li N, Feng S, Xue J, et al. Hepatocellular carcinoma with main portal vein tumor thrombus: a comparative study comparing hepatectomy with or without neoadjuvant radiotherapy ［J］. HPB(Oxford),2016,18(6):549 - 556.

［25］ Peng B G, He Q, Li J P, et al. Adjuvant transcatheter arterial chemoembolization improves efficacy of hepatectomy for patients with hepatocellular carcinoma and portal vein tumor thrombus ［J］. Am J Surg, 2009,198(3):313 - 318.

［26］ Fan J, Zhou J, Wu Z Q, et al. Efficacy of different treatment strategies for hepatocellular carcinoma with portal vein tumor thrombosis ［J］. World J Gastroenterol, 2005,11(8):1215 - 1219.

［27］ Hatano E, Uemoto S, Yamaue H, et al. Significance of hepatic resection and adjuvant hepatic arterial infusion chemotherapy for hepatocellular carcinoma with portal vein tumor thrombus in the first branch of portal vein and the main portal trunk: a project study for hepatic surgery of the Japanese Society of HepatoBiliary-Pancreatic Surgery ［J］. J Hepatobiliary Pancreat Sci, 2018,25(9):395 - 402.

［28］ Yoshidome H, Takeuchi D, Kimura F, et al. Treatment strategy for hepatocellular carcinoma with major portal vein or inferior vena cava invasion: a single institution experience [J]. J Am Coll Surg, 2011, 212(5):796 – 803.

[29] Bai T, Chen J, Xie Z B, et al. The efficacy and safety of postoperative adjuvant transarterial embolization and radiotherapy in hepatocellular carcinoma patients with portal vein tumor thrombus [J]. Onco Targets Ther, 2016, 9:3841 – 3848.

[30] Choi J H, Chung W J, Bae S H, et al. Randomized, prospective, comparative study on the effects and safety of sorafenib vs. hepatic arterial infusion chemotherapy in patients with advanced hepatocellular carcinoma with portal vein tumor thrombosis [J]. Cancer Chemother Pharmacol, 2018, 82(3):469 – 478.

[31] Lyu N, Kong Y, Mu L, et al. Hepatic arterial infusion of oxaliplatin plus fluorouracil/leucovorin vs. sorafenib for advanced hepatocellular carcinoma [J]. J Hepatol, 2018, 69(1):60 – 69.

[32] Chung G E, Lee J H, Kim H Y, et al. Transarterial chemoembolization can be safely performed in patients with hepatocellular carcinoma invading the main portal vein and may improve the overall survival [J]. Radiology, 2011, 258(2):627 – 634.

[33] Ajit Y, Sudarsan H, Saumya G, et al. Transarterial chemoembolization in unresectable hepatocellular carcinoma with portal vein thrombosis: a perspective on survival [J]. Oman Med J, 2014, 29(6):430 – 436.

[34] Xue T C, Xie X Y, Zhang L, et al. Transarterial chemoembolization for hepatocellular carcinoma with portal vein tumor thrombus: a meta-analysis [J]. BMC Gastroenterol, 2013, 13:60.

[35] Chern M C, Chuang V P, Liang C T, et al. Transcatheter arterial chemoembolization for advanced hepatocellular carcinoma with portal vein invasion: safety, efficacy, and prognostic factors [J]. J Vasc Interv Radiol, 2014, 25(1):32 – 40.

[36] Gorodetski B, Chapiro J, Schernthaner R, et al. Advanced-stage hepatocellular carcinoma with portal vein thrombosis: conventional versus drug-eluting beads transcatheter arterial chemoembolization [J]. Eur Radiol, 2017, 27(2):526 – 535.

[37] Yoon S M, Ryoo B Y, Lee S J, et al. Efficacy and safety of transarterial chemoembolization plus external beam radiotherapy vs sorafenib in hepatocellular carcinoma with macroscopic vascular invasion: A randomized clinical trial [J]. JAMA Oncol, 2018, 4(5):661 – 669.

[38] Wang M H, Ji Y, Zeng Z C, et al. Impact factors for microinvasion in patients with hepatocellular carcinoma: possible application to the definition of clinical tumor volume [J]. Int J Radiat Oncol Biol Phys, 2010, 76(2):467 – 476.

[39] Xi M, Zhang L, Zhao L, et al. Effectiveness of stereotactic body radiotherapy for hepatocellular carcinoma with portal vein and/or inferior vena cava tumor thrombosis [J]. PLoS One, 2013, 8(5):e63864.

[40] Hou J Z, Zeng Z C, Wang B L, et al. High dose radiotherapy with image- guided hypo- IMRT for hepatocellular carcinoma with portal vein and/or inferior vena cava

tumor thrombi is more feasible and efficacious than conventional 3D-CRT[J]. Jpn J Clin Oncol, 2016,46(4):357 - 362.

[41] Liang S X, Zhu X D, Xu Z Y, et al. Radiation-induced liver disease in three-dimensional conformal radiation therapy for primary liver carcinoma: the risk factors and hepatic radiation tolerance [J]. Int J Radiat Oncol Biol Phys, 2006,65(2):426 - 434.

[42] Feng M, Suresh K, Schipper M J, et al. Individualized adaptive stereotactic body radiotherapy for liver tumors in patients at high risk for liver damage: a phase 2 clinical trial [J]. JAMA Oncol, 2018,4(1):40 - 47.

[43] Li X L, Guo W X, Hong X D, et al. Efficacy of the treatment of transarterial chemoembolization combined with radiotherapy for hepatocellular carcinoma with portal vein tumor thrombus: a propensity score analysis [J]. Hepatol Res, 2016, 46 (11): 1088 - 1098.

[44] Li X, Guo W, Guo L, et al. Should transarterial chemoembolization be given before or after intensity-modulated radiotherapy to treat patients with hepatocellular carcinoma with portal vein tumor thrombus? a propensity score matching study [J]. Oncotarget, 2018,9(36):24537 - 24547.

[45] Yang M, Fang Z, Yan Z, et al. Transarterial chemoembolisation(TACE) combined with endovascular implantation of an iodine-125 seed strand for the treatment of hepatocellular carcinoma with portal vein tumour thrombosis versus TACE alone: a twoarm, randomised clinical trial [J]. J Cancer Res Clin Oncol, 2014, 140(2):211 - 219.

[46] Zhang Z H, Zhang W, Gu J Y, et al. Treatment of hepatocellular carcinoma with tumor thrombus with the use of iodine-125 seed strand implantation and transarterial chemoembolization: a propensity-score analysis [J]. J Vasc Interv Radiol, 2018, 29 (8):1085 - 1093.

[47] Jia Z, Jiang G, Tian F, et al. A systematic review on the safety and effectiveness of yttrium-90 radioembolization for hepatocellular carcinoma with portal vein tumor thrombosis [J]. Saudi J Gastroenterol, 2016,22(5):353 - 359.

[48] Yin J, Li N, Han Y, et al. Effect of antiviral treatment with nucleotide/nucleoside analogs on postoperative prognosis of hepatitis B virus-related hepatocellular carcinoma: a two-stage longitudinal clinical study [J]. J Clin Oncol, 2013, 31(29): 3647 - 3655.

[49] 肝细胞癌抗病毒治疗专家组. HBV/HCV 相关性肝细胞癌抗病毒治疗专家共识 [J]. 肿瘤,2014,34(4):295 - 302.

[50] Bruix J, Raoul J L, Sherman M, et al. Efficacy and safety of sorafenib in patients with advanced hepatocellular carcinoma: subanalyses of a phase Ⅲ trial [J]. J Hepatol, 2012,57(4):821 - 829.

[51] Kudo M, Finn R S, Qin S, et al. Lenvatinib versus sorafenib in first-line treatment of

patients with unresectable hepatocellular carcinoma: a randomised phase 3 non-inferiority trial [J].Lancet, 2018,391(10126):1163 – 1173.

[52] Zhu K, Chen J, Lai L, et al. Hepatocellular carcinoma with portal vein tumor thrombus: treatment with transarterial chemoembolization combined with sorafenib—a retrospective controlled study [J].Radiology, 2014,272(1):284 – 293.

[53] Giorgio A, Merola M G, Montesarchio L, et al. Sorafenib combined with radio-frequency ablation compared with sorafenib alone in treatment of hepatocellular carcinoma invading portal vein: a western randomized controlled trial [J]. Anticancer Res, 2016,36(11):6179 – 6183.

[54] Bruix J, Qin S, Merle P, et al. Regorafenib for patients with hepatocellular carcinoma who progressed on sorafenib treatment(RESORCE): a randomised, double-blind, placebo-controlled, phase 3 trial [J].Lancet, 2016,389(10064):56 – 66.

[55] Qin S, Bai Y, Lim H Y, et al. Randomized, multicenter, open-label study of oxaliplatin plus fluorouracil/leucovorin versus doxorubicin as palliative chemotherapy in patients with advanced hepatocellular carcinoma from Asia [J].J Clin Oncol,2013, 31(28):3501 – 3508.

[56] Goyal L, Zheng H, Abrams T A, et al.A phase II and biomarker study of sorafenib combined with modified FOLFOX in patients with advanced Hepatocellular carcinoma [J].Clin Cancer Res, 2019,25(1):80 – 89.

[57] Chen Z W, Lin Z Y, Chen Y P, et al.Clinical efficacy of endovascular radiofrequency ablation in the treatment of portal vein tumor thrombus of primary hepatocellular carcinoma [J].J Cancer Res Ther, 2018,14(1):145 – 149.

[58] Lu Z H, Shen F, Yan Z L, et al. Treatment of portal vein tumor thrombus of hepatocellular carcinoma with percutaneous laser ablation [J]. J Cancer Res Clin Oncol, 2009,135(6):783 – 789.

[59] Lu J, Guo J H, Zhu H D, et al. Safety and efficacy of irradiation stent placement for malignant portal vein thrombus combined with transarterial chemoembolization for hepatocellular carcinoma: a single- center experience [J].J Vasc Interv Radiol, 2017, 28(6):786 – 794.

[60] 中华医学会外科学分会门静脉高压症学组.肝硬化门静脉高压症食管、胃底静脉曲张破裂出血诊治专家共识(2015)[J].中国实用外科杂志,2015,35(10):1086 – 1090.

[61] Chen Q, Shu C, Laurence A D, et al. Effect of Huaier granule on recurrence after curative resection of HCC: a multicentre, randomised clinical trial [J].Gut, 2018,67 (11):2006 – 2016.

（本文引自《中国实用外科杂志》2019 年第 39 卷第 1 期）

肝细胞癌合并肝静脉或下腔静脉癌栓多学科诊治中国专家共识（2019版）

中国医师协会肝癌专业委员会

【通信作者】程树群，陈敏山，蔡建强

肝细胞癌（以下简称肝癌）是世界第六大常见癌症，每年约有74万新发病例，其中一半在中国，在我国肝癌相关死亡率仅次于肺癌，高居第3位[1,2]。临床上肝细胞癌多侵犯门静脉而形成门静脉癌栓（portal vein tumor thrombus，PVTT），其亦可侵犯流出道形成肝静脉（hepatic vein tumor thrombus，HVTT）、下腔静脉（inferior vena cava tumor thrombus，IVCTT）甚至右心房（right atrium tumor thrombus，RATT）癌栓，文献报道其发生率为1.4%～4.9%[3-6]。肝细胞癌合并HVTT/IVCTT预后极差，患者多在短时间内出现肝功能衰竭或癌栓脱落死于肺栓塞、心脏压塞等，若不进行治疗中位生存时间仅为3个月[7,8]。

目前，国际上对于肝细胞癌合并HVTT/IVCTT的诊治标准仍未达成共识，欧美肝细胞癌指南以巴塞罗那肝癌分期（BCLC）为标准，将肝细胞癌合并HVTT/IVCTT归入进展期（BCLC C期），此期患者推荐分子靶向药物如索拉非尼（sorafenib）和仑伐替尼（lenvatinib）作为一线治疗药物和方法[9]。对此，包括我国在内的东南亚国家的专家尚存不同意见，认为外科手术、肝动脉栓塞化疗（TACE）、放疗以及联合多种治疗手段的综合治疗可获得更为满意的疗效。

为此，中国医师协会肝癌专业委员会基于现有的循证医学证据，尤其是我国学者针对肝细胞癌合并HVTT/IVCTT取得的临床研究成果，经编写组专家反复讨论及修订，形成本《肝细胞癌合并肝静脉或下腔静脉癌栓多学科诊治中国专家共识（2019版）》。随着新的循证医学证据不断出现，该共识仍有待全国同行的不断更新和完善。

共识中的推荐意见共分 5 个级别，分别基于 6 个证据等级（见附表 1、2）。

附表 1　证据等级

证据等级	描 述
Ⅰa	证据源于对多项随机对照研究的 Meta 分析结果
Ⅰb	证据源于至少一项设计良好的随机对照研究结果
Ⅱa	证据源于至少一项设计良好的前瞻性非随机对照研究结果
Ⅱb	证据源自至少一项设计良好的其他类型干预性临床研究结果
Ⅲ	证据源于设计良好的非干预性研究，如描述性研究，相关性研究等
Ⅳ	证据源于专家委员会报告或权威专家的临床经验报道

附表 2　推荐意见级别

证据等级	描 述
A	良好的科学证据提示该医疗行为带来明确获益；建议医师对患者实施该医疗行为。
B	现有证据表明该医疗行为可带来中度获益，超过其潜在风险；医师可建议或对患者实施该医疗行为。
C	现有证据表明该医疗行为可能获益较小，或获益与风险接近；医师可根据患者个体情况有选择地向患者建议和实施该医疗行为。
D	现有证据表明该医疗行为无获益，或其潜在风险超过获益；医师不宜向患者实施该医疗行为。
I	缺乏科学证据，或现有证据无法评价该医疗行为的获益与风险；医师应帮助患者理解该医疗行为存在的不确定性。

一、诊断与分型

HVTT/IVCTT 是肝细胞癌发生发展过程中的表现之一，对 HVTT/IVCTT 的诊断必须结合肝细胞癌的诊断，若肝细胞癌诊断明确，并有 HVTT/IVCTT 的征象，则肝细胞癌合并 HVTT/IVCTT 的诊断成立。除癌栓完全阻塞下腔静脉出现布卡综合征外，HVTT/IVCTT 的临床表现与未合并 HVTT/IVCTT 的肝细胞癌相似，诊断主要依靠其影像学表现。HVTT/IVCTT 的影像学检查方法包括超声、CT 平扫及增强、MRI 的 $T_1WI/T_2WI/$

DWI 及增强等,其中增强需包括动脉期、门静脉期、静脉期及延迟期,即四期扫描,癌栓在门静脉期、静脉期及延迟期显示较为清楚。磁共振血管成像可全面了解肝静脉及下腔静脉走行,特别对 HVTT/IVCTT 的全貌显示较好。规范化的检查方法是全面了解肝癌及 HVTT/IVCTT 的技术保证,是正确诊断的基础。一般在肝细胞癌诊断的基础上,若有下列影像学特征者,则 HVTT/IVCTT 的诊断成立:①超声示血管内栓子和主瘤灶的回声相似,多呈稍低或稍高回声,超声造影可见与主瘤同呈"快进快出"改变;彩色多普勒测定示血管腔内有血流且呈动脉性频谱,但当癌栓较小或仅有血管壁侵袭时则较难判断;②CT 平扫提示肝静脉或下腔静脉内低密度或等密度病灶,少数可因癌栓内出血形成高密度病灶。增强检查的特征为肝静脉或下腔静脉内的低密度充盈缺损,癌栓呈轻度不均匀强化或无明显强化,下腔静脉壁可出现环形强化("戒指"征);③MRI 示血管占位性病变 T1 加权像中呈腔内等或低信号,质子像及 T2 加权像中呈条状高信号,增强示充盈缺损,表现与 CT 相似;磁共振血管成像及冠状部可观察 HVTT/IVCTT 侵犯范围及癌栓头部情况,为分型及手术方式提供依据,部分下腔静脉癌栓向上生长可进入右心房,即右心房内结节样充盈缺损;④正电子发射断层显像(PET/CT):主要用于明确是否伴有全身转移,亦可用于血栓的鉴别,因肝细胞癌合并 HVTT/IVCTT 易于出现远处转移,建议有条件的患者可术前行此检查。

HVTT/IVCTT 发生的部位、范围与预后密切相关。目前,针对 HVTT/IVCTT 的分型标准有日本的 Vv 分型[6] 和中国各分型[10,11]。国内 HVTT/IVCTT 分型标准尚不统一,包括程树群教授、严茂林教授和李爱军教授等均提出了不同的分型,共识编写委员会综合分析国内各分型及日本 Vv 分型的病情评估、治疗选择和预后判断等因素后,推荐使用程树群教授团队提出的 HVTT/IVCTT 分型。程树群教授综合癌栓近心端在下腔静脉内所处的解剖位置和预后的关系,将 HVTT/IVCTT 分为 3 型:①肝静脉型(Ⅰ型),即癌栓局限于肝静脉内;②膈下型(Ⅱ型):癌栓位于肝后下腔静脉内,但在横膈平面以下;③膈上型(Ⅲ型):Ⅲa 型即癌栓已经越过膈肌平面的下腔静脉,Ⅲb 型即癌栓已进入右心房内。

二、肝细胞癌合并 HVTT/IVCTT 首次治疗方法推荐

治疗原则:肝细胞癌合并 HVTT/IVCTT 的治疗应以肝功能基础为前提,

根据肿瘤情况和 HVTT/IVCTT 分型,首次治疗尽量选择能最大程度去除或控制肝细胞癌原发病灶及 HVTT/IVCTT 的方法,强调通过联合多学科的综合治疗手段,延长生存期和改善生活质量。

1. 手术治疗

手术切除是肝细胞癌合并Ⅰ、Ⅱ型 HVTT/IVCTT 患者有可能获得根治机会的方法,切除肝细胞癌原发灶及清除 HVTT/IVCTT 同时还可解除流出道梗阻,后者在一定程度上可改善患者的肝功能和生活质量。研究显示[12-15],HVTT/IVCTT 的手术疗效优于非手术治疗,尤其Ⅰ、Ⅱ型较Ⅲ型更适合手术治疗(证据级别Ⅱb),围手术期死亡率小于 5%。日本的一项纳入 1021 例HVTT/IVCTT 患者的回顾性调查结果显示,手术治疗组 OS 达 41.0 个月,明显高于非手术治疗组的 21.7 个月($P<0.05$)[12];上海东方肝胆外科医院报道 276 例肝细胞癌合并 HVTT/IVCTT 患者,105 例手术组的中位生存期达19.4 个月,明显高于 171 例 TACE 治疗组的 14.7 个月($P<0.05$)[13];Komatsu 等对比了手术及放疗对于肝细胞癌合并 HVTT 患者的疗效,结果显示Ⅲb 期 HVTT 患者手术组 OS 达 24.9 个月,明显高于放疗组的 9.1 个月[14];Wakayama 等[16]报道 13 例接受手术的 HVTT/IVCTT 患者,其中 5 例行根治性切除患者的中位生存期达 30.8 个月,明显高于 8 例接受非根治性切除患者的 10.5 个月。

(1) 手术适应证为:①Child - Pugh A 级,ECOG 0~1 分,除外肝外转移;②肝脏原发肿瘤可切除;③HVTT/IVCTT 分型为Ⅰ、Ⅱ型。

(2) 手术方式:对于Ⅰ型 HVTT/IVCTT,在肝外阻断肝静脉或全肝血流阻断的情况下可通过解剖性肝切除将肿瘤及受累肝静脉一并切除;Ⅱ型HVTT/IVCTT 必须采用全肝血流阻断,且在癌栓平面以上阻断下腔静脉,在解剖性切除肝肿瘤及受累肝静脉后,通过肝静脉断端将 IVCTT 取出或切开下腔静脉取栓。全肝血流阻断时间不应超过 30 min,以免影响肝、肾等功能;Ⅲ型 HVTT/IVCTT 癌栓近端已超过膈肌平面,若手术则需打开纵隔,切开心包,于右心房下阻断肝上下腔静脉,完成取栓;若已延伸到右心房时则一般采用心肺转流的体外循环技术来完成直视下心房切开取栓,目前认为此类患者手术风险高且受益有限,建议优先选择非手术治疗,降期后再考虑再手术。

(3) 注意事项:术中操作轻柔,防止在分离时挤压患者肝静脉和下腔静脉导致癌栓脱落引起肺栓塞;术前经食管超声可能对评估下腔静脉癌栓脱落风险有益,但术前是否需要放置一次性下腔静脉滤器仍有争论。

降低 HVTT/IVCTT 患者术后转移复发率主要有以下措施:①辅助性 TACE[17];术后辅助性 TACE 可降低 HVTT 患者的术后复发率,延长生存时间(证据级别Ⅱb);②术前 HAIC[18](证据级别Ⅱb)、辅助性靶向治疗或放化疗可能对延长患者生存期有益(证据级别Ⅲ)。

推荐1:肝功能 Child - Pugh A 级、ECOG 0～1 分、肝细胞癌原发病灶可切除、HVTT/IVCTT Ⅰ、Ⅱ型的患者可选手术切除(Ⅱb,B),Ⅲ型患者建议各中心谨慎选择。

推荐2:建议 HVTT/IVCTT 患者术后行辅助性 TACE(Ⅱb,B)。

2. 非手术治疗

HVTT/IVCTT 的非手术治疗适用于肝肿瘤不可切除、伴肝外转移或者Ⅲ型 HVTT/IVCTT 的患者,目的在于控制肝内病灶及癌栓生长,防止癌栓脱落造成严重并发症,延长患者生存时间。

(1) 经皮肝动脉化疗栓塞(TACE):是治疗不可切除肝癌合并 HVTT/IVCTT 的常用方法,但疗效报道不一[12,15,19]。日本的一项回顾性调查结果显示 HVTT/IVCTT 患者行 TACE 后的中位总体生存期为 19.2 个月,优于保守治疗组的 6.0 个月[12];上海东方肝胆外科医院报道 HVTT/IVCTT 患者行 TACE 治疗后中位总体生存时间仅为 4.5 个月,与保守治疗组的 5 个月无明显差异[15]。而文献报道 TACE 与其他治疗方法如放疗、靶向治疗等联用则可能取的更佳的疗效,如韩国的一项回顾性调查结果[20]显示 TACE 联合放疗治疗肝癌合并 HVTT/IVCTT 患者,其中位生存期可达 11～14.8 个月。Koo 等[21]报道了 42 例肝细胞癌合并 HVTT/IVCTT 患者,13 例 TACE 联合放疗组的中位生存期为 11.7 个月,明显高于 29 例单纯 TACE 组的 4.7 个月($P<$ 0.05);Gao 等[22]报道了 2 例接受 TACE 联合索拉非尼治疗的 IVCTT 患者,生存时间分别为 44 个月和 35 个月。因此,建议 TACE 与其他治疗方法联用来提高疗效。

注意事项:肝动脉不是 HVTT/IVCTT 的唯一血供,文献报道[23]若 IVCTT 已侵犯腔静脉直径的一半,其出现额外血供的概率高达 100%,因此 TACE 术中还需注意行左/右膈下动脉、胃左动脉等造影明确。

推荐3:肝功能 Child - Pugh A 或 B 级、ECOG 0～1 分、肝细胞癌原发病灶不可切除或 HVTT/IVCTT Ⅲ型的患者可选择 TACE(Ⅱb,B),术中需注意癌栓的多重血供,且建议与其他治疗如放疗、靶向治疗等联用。

（2）放射治疗:随着放疗技术的进步,3D-CRT、IMRT 和 SBRT 等的发展可以提高靶区剂量的同时,最大限度保护正常肝组织,降低癌栓脱落风险甚至降期,可适用于肝细胞癌合并所有类型 HVTT/IVCTT 患者。Li 等[24]回顾性研究了 108 例肝细胞癌合并 HVTT/IVCTT 患者手术和放疗的疗效,结果发现手术组和放疗组的 OS 无明显差异（14.5 月 *vs* 12.8 月,$P>0.05$）;Zeng 等[25]报道了 33 例肝细胞癌合并 HVTT/IVCTT 患者,14 例放疗组的位生存期达 22 个月,明显高于 19 例未接受放疗组的 4 个月（$P<0.05$）;杨维竹等[26]报道了 26 例接受腔静脉支架联合放疗的 IVCTT 患者,其 1 年支架通畅率达 100%,而 22 例仅接受腔静脉支架的 IVCTT 患者的通畅率仅为 11.76%,证实腔静脉支架联合放疗是安全有效的。因此,建议肝肿瘤不可切除或者Ⅲ型 IVCTT 的肝细胞癌患者选择放射治疗,并可与其他治疗方式如手术、TACE、腔静脉支架等联用。

靶区定位建议采用 CT 和 MRI 图像融合技术,来确定肝癌大体肿瘤（GTV）的范围。临床肿瘤体积（CTV）为 GTV 外加 $5\sim10$ mm。计划靶区应结合内靶区移动度、各中心摆位误差以及随机误差确定。放疗的范围目前尚存争议,应视情况决定靶区。对于原发灶小并且紧邻 HVTT/IVCTT,放疗应包括原发灶和 HVTT/IVCTT,总有效率可达 47.6%～96%[27,28]。如果原发灶体积大、散在或远离 HVTT/IVCTT,则考虑单独进行 HVTT/IVCTT 放疗。关于放疗最佳的剂量和分割,目前尚无足够证据,文献报道[24-29]放射总剂量为 $40\sim76$ Gy,分割剂量为 $2\sim7.6$ Gy。

目前国内报道的内放射治疗为 ^{125}I 粒子支架[30],将 ^{125}I 粒子条固定在腔静脉支架上持续照射 HVTT/IVCTT 达到降低脱落风险甚至降期的效果,但临床报道较少且尚无统一的内放射剂量标准,需要进一步开展相关临床研究证实。

推荐 4:肝功能 Child-Pugh A 或 B 级、ECOG 0～1 分、肝细胞癌原发病灶不可切除或 HVTT/IVCTT Ⅲ型的患者可选择放射治疗（Ⅱb,B）,建议同时联合 TACE（Ⅱb,A）,放疗靶区可包括原发灶和 HVTT/IVCTT 或仅 HVTT/IVCTT。

推荐 5:肝功能 Child-Pugh A 或 B 级、ECOG 0～1 分、肝细胞癌原发病灶不可切除或 HVTT/IVCTT Ⅲ型的患者可选择 ^{125}I 粒子支架（Ⅱb,B）。

（3）其他治疗方法。抗病毒治疗 HBV 持续感染是乙肝相关肝癌发生发展、复发的重要危险因素，更是肝细胞癌患者死亡的危险因素，抗病毒治疗有助于减少术后复发及改善肝癌患者生存[31]。HVTT/IVCTT 虽已是肝细胞癌发展的中晚期阶段，抗病毒治疗仍不容忽视，如何选用药物及时机已在《HBV/HCV 相关性肝细胞癌抗病毒治疗专家共识》[32]中有详细论述(Ⅰa，A)。

索拉非尼[33]和仑伐替尼[34]已被 CFDA 批准为不可手术或转移性肝细胞癌的一线治疗药物，可适用于 Child-Pugh A 级所有类型肝细胞癌合并 HVTT/IVCTT 患者(Ⅰa，A)。瑞戈非尼[35]适用于索拉非尼耐药后的二线治疗(Ⅰa，A)。

EACH 研究[36]结果显示含奥沙利铂的化疗方案(FOLFOX)对晚期肝细胞癌可获得部分客观疗效，患者耐受性尚好，一般情况较好或者已合并肝外转移的患者可考虑应用(Ⅰb，A)，建议同时对癌栓进行区域性治疗。

免疫检查点阻断剂(CTLA－4 阻断剂、PD－1/PD－L1 阻断剂等)有一定的抗肿瘤作用，但其在肝细胞癌合并 HVTT/IVCTT 治疗中作用尚待大规模的临床研究加以验证。

对于肝功能 Child－Pugh C 级，合并大量腹腔积液或消化道出血、肝性脑病表现的患者，因无法耐受针对肿瘤的治疗，建议仅行最佳支持治疗。若进行支持治疗后肝功能有好转，则可依据诊疗路径考虑相应的治疗。

此外，对于不可切除肝癌伴 HVTT/IVCTT 患者，建议可采用适宜的中医中药改善症状，减轻放化疗不良反应，提高生活质量。

推荐 6：合并 HVTT/IVCTT 肝细胞癌患者检测 HBV－DNA 阳性，应给与核苷类似物(NAs)抗病毒治疗，并选择强效高耐药屏障药物(Ⅰa，A)；检测 HBV－DNA 阴性者应高度重视治疗过程中的 HBV 再激活。

推荐 7：索拉非尼/仑伐替尼可作为合并 HVTT/IVCTT 肝细胞癌患者的基本药物(Ⅰb，A)，并可与其他治疗方法如手术、TACE、放疗等联用；瑞戈非尼可用于索拉非尼耐药的二线治疗。

推荐 8：全身化疗适用于合并肝外转移，肝功能 Child－Pugh A 或 B 级的肝癌合并 HVTT/IVCTT 患者(Ⅱb，B)，建议同时对 HVTT/IVCTT 进行区域化治疗。

推荐 9：对于肝功能 Child－Pugh C 级，合并大量腹腔积液或消化道出血、肝性脑病表现的患者，建议仅行最佳支持治疗(Ⅰa，A)。

三、肝细胞癌合并 HVTT/IVCTT 开展多学科协作诊治流程及路径

多学科综合治疗协作组（multidisciplinary team，MDT）通过多学科的协同诊疗，有利于最大限度地发挥各个学科的专业优势，使患者获益最大化。肝细胞癌合并 HVTT/IVCTT 的诊治特别需要通过 MDT 制订诊疗方案，本编写组专家经多次讨论后推出肝细胞癌合并 HVTT/IVCTT 治疗路径图（见附图 1）。首先，评估 HVTT/IVCTT 患者肝功能状态，肝功能 Child - Pugh A 级患者可根据肿瘤是否可切除、HVTT/IVCTT 类型及有无远处转移等选择相应的综合治疗。原发灶可切除的 HVTT/IVCTT Ⅰ/Ⅱ型患者首选手术治疗，PVTT Ⅲ型患者可根据癌栓情况选择放疗联合 TACE 和或区域治疗，或者放疗降期后再行手术治疗；肝细胞癌原发灶不能切除则 HVTT/IVCTT Ⅰ、Ⅱ、Ⅲ型患者首选放疗＋TACE 和或区域治疗；肝功能 Child - Pugh B 级患者首先给予改善肝功能治疗，肝功能转为 Child - Pugh A 级者则可行相应治疗，肝功能仍为 Child - Pugh B 级者则不建议手术或 TACE，仅行放疗或系统性药物治疗；肝功能 Child - Pugh C 级 PVTT 患者仅行对症支持治疗；若合并远处转移，Child - Pugh A 级和一般情况较好的 B 级 PVTT 患者可考虑行放疗或系统化疗；索拉非尼、仑伐替尼适用于 Child - Pugh A 级的各种类型的 HVTT/IVCT 患者，瑞戈非尼适用于索拉非尼耐药的 HVTT/IVCTT 患者的二线治疗。

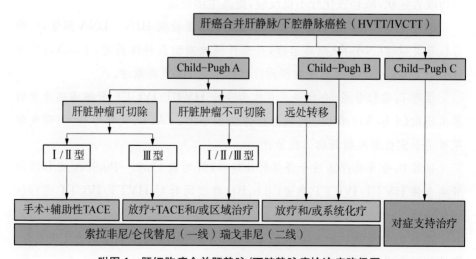

附图 1　肝细胞癌合并肝静脉/下腔静脉癌栓诊疗路径图

四、展望

我国肝细胞癌患者在病因、肿瘤生物学行为等方面与欧美患者存在差异，而且合并 HVTT/IVCTT 患者数量多，病情复杂。目前对肝癌合并 HVTT/IVCTT 的治疗尚存在较大争议，现有的专家共识推荐意见循证级别还较低。与 HVTT/IVCTT 相关的随机对照研究正在进行中，新的循证医学证据还在不断出现和补充。我们应充分利用我国的病例资源，建立更科学的分型标准。通过开展更多的随机对照研究，开发、验证更多有效的 HVTT/IVCTT 诊治方法对共识内容不断补充和更新。同时也要重视我国中医药辨证论治整体治疗观在肝癌合并 HVTT/IVCTT 中的应用。

此外还需补充以下两点：①肝静脉/下腔静脉癌栓同时合并门静脉癌栓的发生率高达 35%～52%，关于此部分患者的研究较少，暂可同时参照《肝细胞癌合并门静脉癌栓多学科诊治中国专家共识（2018 年版）》进行治疗[37]；②肝静脉/下腔静脉癌栓同时合并门静脉高压的诊断及治疗可参考相关共识[38]。

中国医师协会肝癌专业委员会《肝细胞癌合并肝静脉或下腔静脉癌栓多学科诊治中国专家共识（2019 版）》修订委员会成员名单

名誉主任委员：吴孟超，刘允怡

主任委员：程树群

副主任委员：蔡建强，陈敏山

顾问：王学浩，郑树森，陈孝平，樊嘉，董家鸿

委员（按姓氏汉语拼音排序）：毕新宇，蔡秀军，曾勇，曾昭冲，陈新石，程张军，丛文铭，戴朝六，范瑞芳，方驰华，冯爽，郭荣平，郭卫星，韩国宏，何晓顺，胡和平，胡逸人，黄彬，黄杨卿，英卫东，贾宁阳，简志祥，匡铭，黎功，黎乐群，李滨，李波，李江涛，李杰，李靖，李君，李秋，梁超，梁力建，梁廷波，林林，刘斌，刘付宝，刘景丰，刘连新，刘清，刘荣，陆才德，毛一雷，孟岩，彭宝岗，彭淑牖，祁小龙，沈锋，石洁，孙惠川，孙军辉，唐裕福，陶开山，滕皋军，田利国，万赤丹，王葵，王鲁，魏文京，文天夫，吴力群，吴威，吴小进，夏锋，夏景林，夏医君，徐立，徐学忠，严茂林，颜志平，杨定华，杨连粤，杨扬，叶胜龙，殷晓煜，应敏刚，于晓辉，袁玉峰，翟健，张必翔，张琪，张倜，张谞丰，张学文，张宇，张志伟，甄作均，郑亚新，智绪亭，钟林，周存才，周东，周俭，周杰，周伟平，朱康顺，朱瑜，邹书兵

执笔者:孙居仙,郭荣平,毕新宇

参考文献

[1] Torre L A, Bray F, Siegel R L, et al. Global cancer statistics, 2012[J]. CA Cancer J Clin, 2015,65(2):87 - 108.

[2] Chen W, Zheng R, Baade P D, et al. Cancer statistics in China, 2015[J]. CA Cancer J Clin, 2016,66(2):115 - 132.

[3] Kim H C, Lee J H, Chung J W, et al. Transarterial chemoembolization with additional cisplatin infusion for hepatocellular carcinoma invading the hepatic vein [J]. J Vasc Interv Radiol, 2013,24(2):274 - 283.

[4] Le Treut Y P, Hardwigsen J, Ananian P, et al. Resection of hepatocellular carcinoma with tumor thrombus in the major vasculature. A European case-control series [J]. J Gastrointest Surg, 2006,10(6):855 - 862.

[5] Kokudo T, Hasegawa K, Yamamoto S, et al. Surgical treatment of hepatocellular carcinoma associated with hepatic vein tumor thrombosis [J]. J Hepatol, 2014,61(3):583 - 588.

[6] Kudo M, Izumi N, Kokudo N, et al. Management of hepatocellular carcinoma in Japan: Consensus-Based Clinical Practice Guidelines proposed by the Japan Society of Hepatology(JSH) 2010 updated version [J]. Dig Dis, 2011,29(3):339 - 364.

[7] Hashimoto T, Minagawa M, Aoki T, et al. Caval invasion by liver tumor is limited [J]. J Am Coll Surg, 2008,207(3):383 - 392.

[8] Florman S, Weaver M, Primeaux P, et al. Aggressive resection of hepatocellular carcinoma with right atrial involvement [J]. Am Surg, 2009,75(11):1104 - 1108.

[9] European Association for the Study of the Liver. EASL Clinical Practice Guidelines: management of hepatocellular carcinoma [J]. J Hepatol, 2018,69(1):182 - 236.

[10] Chen Z H, Wang K, Zhang X P, et al. A new classification for hepatocellular carcinoma with hepatic vein tumor thrombus [J]. Hepatobiliary Surg Nutr, 2020,9(6):717 - 728.

[11] Li A J, Zhou W P, Lin C, et al. Surgical treatment of hepatocellular carcinoma with inferior vena cava tumor thrombus: a new classification for surgical guidance [J]. Hepatobiliary Pancreat Dis Int, 2013,12(3):263 - 269.

[12] Kokudo T, Hasegawa K, Matsuyama Y, et al. Liver resection for hepatocellular carcinoma associated with hepatic vein invasion: a Japanese nationwide survey [J]. Hepatology, 2017,66(2):510 - 517.

[13] Chen Z H, Zhang X P, Wang K, et al. Liver resection versus transcatheter arterial chemoembolization for the treatment of patients with hepatocellular carcinoma and hepatic vein or inferior vena cava tumor thrombus: A propensity score matching analysis [J]. Hepatol Res, 2019,49(4):441 - 452.

[14] Komatsu S, Kido M, Asari S, et al. Particle radiotherapy, a novel external radiation therapy, versus liver resection for hepatocellular carcinoma accompanied with inferior vena cava tumor thrombus: A matched-pair analysis [J]. Surgery, 2017, 162(6):1241 – 1249.

[15] Wang Y, Yuan L, Ge R L, et al. Survival benefit of surgical treatment for hepatocellular carcinoma with inferior vena cava/right atrium tumor thrombus: results of a retrospective cohort study [J]. Ann Surg Oncol, 2013, 20(3):914 – 922.

[16] Wakayama K, Kamiyama T, Yokoo H, et al. Surgical management of hepatocellular carcinoma with tumor thrombi in the inferior vena cava or right atrium [J]. World J Surg Oncol, 2013, 11:259.

[17] Zhang X P, Liu Y C, Chen Z H, et al. Postoperative adjuvant transarterial chemoembolization improves outcomes of hepatocellular carcinoma associated with hepatic vein invasion: a propensity score matching analysis [J]. Ann Surg Oncol, 2019, 26(5):1465 – 1473.

[18] Kasai Y, Hatano E, Seo S, et al. Proposal of selection criteria for operative resection of hepatocellular carcinoma with inferior vena cava tumor thrombus incorporating hepatic arterial infusion chemotherapy [J]. Surgery, 2017, 162(4):742 – 751.

[19] Zhu L, Yang R, Zhu X, et al. Transcatheter arterial chemoembolization experience for advanced hepatocellular carcinoma with right atrial tumor thrombus [J]. J Cancer Res Ther, 2019, 15(2):305 – 311.

[20] Kim Y J, Jung J, Joo J H, et al. Combined transarterial chemoembolization and radiotherapy as a first-line treatment for hepatocellular carcinoma with macroscopic vascular invasion: Neces sity to subclassify Barcelona Clinic Liver Cancer stage C [J]. Radiother Oncol, 2019, 141(19):95 – 100.

[21] Koo J E, Kim J H, Lim Y S, et al. Combination of transarterial chemoembolization and three-dimensional conformal radiotherapy for hepatocellular carcinoma with inferior vena cava tumor thrombus [J]. Int J Radiat Oncol Biol Phys, 2010, 78(1):180 – 187.

[22] Gao H J, Xu L, Zhang Y J, et al. Long-term survival of patients with hepatocellular carcinoma with inferior vena cava tumor thrombus treated with sorafenib combined with transarterial chemoembolization: report of two cases and literature review [J]. Chin J Cancer, 2014, 33(5):259 – 264.

[23] Lee I J, Chung J W, Kim H C, et al. Extrahepatic collateral artery supply to the tumor thrombi of hepatocellular carcinoma invading inferior vena cava: the prevalence and determinant factors [J]. J Vasc Interv Radiol, 2009, 20(1):22 – 29.

[24] Li Y, Liu F, Yang L, et al. External-beam radiation therapy versus surgery in the treatment of hepatocellular carcinoma with inferior vena cava/right atrium tumor thrombi [J]. Asia Pac J Clin Oncol, 2019, 15(6):316 – 322.

[25] Zeng Z C, Fan J, Tang Z Y, et al. A comparison of treatment combinations with and without radiotherapy for hepatocellular carcinoma with portal vein and/or inferior vena

cava tumor thrombus [J]. Int J Radiat Oncol Biol Phys, 2005,61(2):432-443.

[26] 杨维竹,江娜,郑曲彬,等.内支架植入术联合伽玛刀治疗肝细胞癌导致下腔静脉瘤栓的疗效分析[J].中国介入影像与治疗学,2008,5(6):441-444.

[27] Lou J, Li Y, Liang K, et al. Hypofractionated radiotherapy as a salvage treatment for recurrent hepatocellular carcinoma with inferior vena cava/right atrium tumor thrombus: a multi-center analysis [J]. BMC Cancer, 2019,19(1):668.

[28] Pao T H, Hsueh W T, Chang W L, et al. Radiotherapy for inferior vena cava tumor thrombus in patients with hepatocellular carcinoma [J]. BMC Cancer, 2019,19(1):560.

[29] Yang Q H, Zhang W, Liu Q X, et al. TACE combined with implantation of irradiation stent versus TACE combine with bare stent for HCC complicated by IVCTT [J]. Cardiovasc Intervent Radiol, 2016,39(9):1280-1288.

[30] Yin J, Li N, Han Y, et al. Effect of antiviral treatment with nucleotide/nucleoside analogs on postoperative prognosis of hepatitis B virus-related hepatocellular carcinoma: a two-stage longitudinal clinical study [J]. J Clin Oncol, 2013,31(29):3647-3655.

[31] 肝细胞癌抗病毒治疗专家组. HBV/HCV 相关性肝细胞癌抗病毒治疗专家共识[J].中华肝脏病杂志,2014,22(5):321-326.

[32] Bruix J, Raoul J L, Sherman M, et al. Efficacy and safety of sorafenib in patients with advanced hepatocellular carcinoma: subanalyses of a phase III trial [J]. J Hepatol, 2012,57(4): 821-829.

[33] Kudo M, Finn R S, Qin S, et al. Lenvatinib versus sorafenib in first-line treatment of patients with unresectable hepatocellular carcinoma: a randomised phase 3 non-inferiority trial [J]. Lancet, 2018,391(10126):1163-1173.

[34] Bruix J, Qin S, Merle P, et al. Regorafenib for patients with hepatocellular carcinoma who progressed on sorafenib treatment (RESORCE): a randomised, double-blind, placebo-controlled, phase 3 trial [J]. Lancet, 2017,389(10064):56-66.

[35] Qin S, Bai Y, Lim H Y, et al. Randomized, multicenter, open-label study of oxaliplatin plus fluorouracil/leucovorin versus doxorubicin as palliative chemotherapy in patients with advanced hepatocellular carcinoma from Asia [J]. J Clin Oncol, 2013, 31(28):3501-3508.

[36] 中国医师协会肝癌专业委员会.肝细胞癌合并门静脉癌栓多学科诊治中国专家共识(2018 版)[J].中国实用外科杂志,2019,39(1):46-52.

[37] 中华医学会外科学分会门静脉高压学组.肝硬化门静脉高压症食管、胃底静脉曲张破裂出血诊治专家共识(2015 版)[J].中国实用外科杂志,2015,35(10):1086-1090.

[38] 中国门静脉高压诊断与监测研究组(CHESS),中华医学会消化病学分会微创介入协作组,中国医师协会介入医师分会急诊介入专委会,等.中国肝静脉压力梯度临床应用专家共识(2018 版)[J].中华消化外科杂志,2018,17(11):1059-1070.

（本文引自《中国实用外科杂志》2020 年第 40 卷第 1 期）

肝细胞癌合并胆管癌栓多学科诊治中国专家共识（2020版）

中国医师协会肝癌专业委员会
【通信作者】程树群，陈敏山，蔡建强

肝细胞癌（hepatocellular carcinoma，HCC，以下简称肝癌）是全世界第六大常见癌症，每年约有 74 万新发病例，近一半在中国，在我国肝癌相关病死率仅次于肺癌和胃癌，高居第 3 位[1,2]。临床上肝癌多侵犯血管形成血管癌栓，其亦可侵犯胆管形成胆管癌栓（bile duct tumor thrombus，BDTT），文献报道其发生率为 0.5%～2.5%[3-5]。BDTT 可沿肝内胆管向肝门部胆管延伸，甚至阻塞胆总管导致黄疸、胆道出血等。其自然病程约为 1～3 个月[6,7]。

目前，国际上对于肝癌合并 BDTT 的诊断与治疗研究较少且未达成共识。欧美国家肝癌指南包括巴塞罗那肝癌分期（barcelona clinic liver cancer，BCLC）及美国癌症联合委员会（American Joint Committee on Cancer，AJCC）肝癌分期均未阐述肝癌合并 BDTT 的诊断及治疗策略，包括我国在内的东南亚地区的专家则提出了外科手术、肝动脉栓塞化疗（transcatheter arterial chemoembolization，TACE）、放射治疗以及联合多种治疗手段的综合治疗[8]。

为指导我国临床肝癌合并 BDTT 的规范化诊断和治疗，中国医师协会肝癌专业委员会组织国内部分专家学者基于现有的循证医学证据，尤其是我国学者针对肝癌合并 BDTT 取得的临床研究成果，经反复讨论及修订，形成《肝细胞癌合并胆管癌栓多学科诊治中国专家共识（2020 版）》。

共识中的推荐意见共分 5 个级别，分别基于 6 个证据等级[9,10]（见附表 1、2）。

附表 1　证据等级

证据等级	描　述
Ⅰa	证据源于对多项随机对照研究的 Meta 分析结果
Ⅰb	证据源于至少一项设计良好的随机对照研究结果
Ⅱa	证据源于至少一项设计良好的前瞻性非随机对照研究结果
Ⅱb	证据源自至少一项设计良好的其他类型干预性临床研究结果
Ⅲ	证据源于设计良好的非干预性研究,如描述性研究、相关性研究等
Ⅳ	证据源于专家委员会报告或权威专家的临床经验报道

附表 2　推荐意见级别

证据等级	描　述
A	良好的科学证据提示该医疗行为带来明确获益;建议医师对患者实施该医疗行为。
B	现有证据表明该医疗行为可带来中度获益,超过其潜在风险;医师可建议或对患者实施该医疗行为。
C	现有证据表明该医疗行为可能获益较小,或获益与风险接近;医师可根据患者个体情况有选择地向患者建议和实施该医疗行为。
D	现有证据表明该医疗行为无获益,或其潜在风险超过获益;医师不宜向患者实施该医疗行为。
I	缺乏科学证据,或现有证据无法评价该医疗行为的获益与风险;医师应帮助患者理解该医疗行为存在的不确定性。

一、肝癌合并 BDTT 诊断与分型

1. 诊断及鉴别诊断

BDTT 的术前诊断主要依靠影像学,肝脏占位性病变及癌栓梗阻平面以上胆管扩张是其主要影像学特征,确诊依据术后病理学检查。

(1)影像学检查手段:①超声及超声造影:超声能较好显示肝癌部位,大小及形态及梗阻以上平面胆管扩张。对肝外胆管及一级分支 BDTT 能较好显示,位于Ⅱ级分支以上 BDTT 较难显示。BDTT 表现为扩张胆管内可见实性回声,呈条状及结节状,与肝癌病灶相连。超声造影可见病灶动脉期高增强,静脉期及延迟期呈低增强,部分病例消退不明显。②CT 检查:平扫期,肝癌病灶和 BDTT 表现为低密度影,癌栓梗阻平面以上胆管扩张;动脉期肝癌病灶和 BDTT 快速强化,呈高密度影;门静脉期及肝静脉期快速退出,呈低密度影[11]。肝内胆管扩张在静脉期更为明显,但癌栓仅累及亚肝段时,可不伴有胆管扩张。③MRI 及 MRCP:癌栓梗阻平面以上胆管扩张是 MRCP 的主要特征,MRCP 能较好显示 BDTT 在肝内外胆管内的位置和分布,BDTT 位于肝外胆管,左右肝管及部分Ⅱ级胆管,在 MRCP 上表现为充盈缺损;Ⅱ级胆管以上癌栓充盈缺损较难发现,但可以通过对梗阻平面以上胆管扩张来间接判断 BDTT 位置。④正电子发射断层显像(PET/CT):PET/CT 主要用于排外其他部位有无转移灶,细小病灶显示率较低,针对Ⅰb 型和Ⅱ型 BDTT,PET/CT 可见其摄取值与原发肝癌病灶一致[12]。⑤PTC 或 ERCP:PTC 和 ERCP 都属于有创检查,不作为诊断 BDTT 优先检查方法。PTC 穿刺通常选择从健侧肝内胆管入路,一方面可以充分引流胆道,减少胆道压力,有利于健侧肝功能恢复[13];另一方面可以作为术后胆道引流,避免放置 T 管。ERCP 能较为直观显示胆管梗阻的部位和狭窄程度,对部分病人还可以做病理活检或相应治疗。

推荐意见 1:建议肝癌合并 BDTT 患者的影像学诊断学方法首选 MRI 及 MRCP(Ⅲ,A)。

(2) BDTT 需与以下常见情况相鉴别:①肝癌病灶压迫胆管:肝癌可压迫肝内胆管可致远端胆管扩张,影像可见肿瘤紧贴受压胆管,但 BDTT 所致胆管扩张,肿瘤与扩张胆管起始部有一定距离,这是两者主要区别。②肝门部胆管癌:与位于第一肝门区肝癌合并 BDTT 表现相似,都可表现肝门部胆管内占位和左右肝胆管扩张。肝门部胆管癌表现为肝门部胆管壁增厚,胆管肿瘤增强造影表现为渐进性强化,而肝癌及 BDTT 常见表现为快进快出,胆管肿瘤相关标志物升高有利于鉴别诊断[14,15]。③肝内胆管细胞癌:肝内胆管细胞癌可表现为肝占位和远端胆管扩张,病灶在 CT 或 MRI 表现与肝癌特点不同,甲胎蛋白和 CA199 有助于鉴别诊断。④肝癌合并胆道出血:肝癌合并胆道出血表现为腹痛,黄疸及上消化道出血。肝癌合并 BDTT 可表现为梗阻性黄疸,无剧烈腹痛和上消化道出血。胆管内新鲜出血在 CT 上表现为高密度,BDTT 为低密度,前者动脉期无强化,后者静脉期有强化,有助于两者鉴别。⑤肝癌伴肝功能衰竭:终末期肝癌常伴有肝功能衰竭,也可表现为黄疸,但无肝内外胆管扩张。

2. 分型

目前 BDTT 的分型有 Ueda 分型[16]、Satoh 分型[17]、日本肝癌研究小组分型[18]等,这 3 种分型仅以癌栓分布范围为依据,且分型与预后关联性不强。程树群教授团队的研究结果[19]显示胆红素水平和 BDTT 侵犯范围均与治疗手段及预后密切相关。本共识编写委员会综合分析国内及国际各 BDTT 分型的病情评估、治疗选择和预后判断等因素后,推荐使用程树群教授团队提出的 BDTT 分型。该分型是唯一同时兼顾 BDTT 范围及胆红素水平的临床分型,提出将 BDTT 分为肝内型和肝外型:①肝内型(Ⅰ型),即癌栓局限于肝内,其中Ⅰa 型为胆管二级分支及以上癌栓,Ⅰb 为胆管二级分支癌栓;②肝外型(Ⅱ型),即癌栓位于肝/胆总管内,其中Ⅱa 型为总胆红素<300 μmol/L,Ⅱb 型为总胆红素≥300 μmol/L。

二、肝癌合并 BDTT 首次治疗方法推荐

治疗原则:肝癌合并 BDTT 的治疗应以肝功能基础为前提,根据肿瘤情况和 BDTT 分型,首次治疗尽量选择能最大程度去除或控制肝癌原发病灶及 BDTT 的方法,强调通过联合多学科的综合治疗手段,延长患者生存时间和改善生存质量。

1. 手术治疗

手术切除是治疗肝癌合并 BDTT 的首选治疗方式。研究结果显示:无论Ⅰ或Ⅱ型 BDTT,阻塞性黄疸不是手术的绝对禁忌证,手术切除疗效优于非手术切除(证据级别Ⅱb),围术期病死率<5%,R0 手术切除后 5 年生存率可达 31%~43.6%,中位生存期可达 23.7~45.8 个月[4-5,20-24],明显高于 TACE 治疗组。

手术切除适应证:①ECOG 体能状态评分为 0~1 分;②肝癌原发病灶可切除并排除肝外转移;③BDTT 分型为Ⅰ、Ⅱa 型。

手术方式:一般情况和肝功能良好的患者首选解剖性肝切除术,同时切除肝内病灶及相应病变胆管,肝储备功能良好患者行半肝及以上的大范围肝切除能减少肿瘤残留及复发风险[4,23-26]。①Ⅰa 型 BDTT 患者,应根据肝癌位置及癌栓范围,行解剖性肝段或半肝切除术。②Ⅰb 型及Ⅱ型 BDTT 患者,应在其预留肝体积足够的条件下,尽量采用病变侧半肝切除或扩大半肝切除术。③Ⅱ型 BDTT 患者,建议行前入路肝实质离断联合胆总管切开取栓,建议采用

"q 型胆管切开取栓法"(见附图 1)[27]。④术中发现不能 R0 切除患者,可行姑息性肝癌切除联合 BDTT 取栓术,术后综合治疗可提高患者生存质量及生存期[5]。⑤癌栓与胆管处理:肝内 BDTT 通常与肿瘤整块切除,对肝外 BDTT的处理是肝外胆管切除(bile duct resection,BDR)还是胆总管切开取癌栓目前尚无定论[4,20,23,28]。大部分 BDTT 呈膨胀性铸型生长,与胆管壁多无紧密粘连,易于剥离[29,30],不建议常规行 BDR,但若癌栓与胆管壁粘连紧密且冰冻病理阳性,则建议联合 BDR。

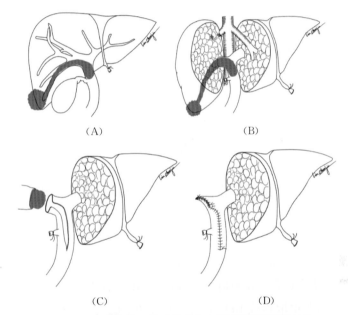

附图 1　肝癌合并胆管癌栓的"q 型胆管切开取栓法"

注　A:肝癌位于 S6,BDTT 延伸至肝总管;B:离断右肝动脉和门静脉右支后,前入路切除右半肝,离断右肝静脉,右半肝仅剩右肝管与左肝相连;C:胆总管纵向切口,下至胆总管下段,上至右肝管环形开口,呈 q 形切口,一体化切除右半肝及肝外胆管癌栓;D:术中胆道镜确认胆管癌栓取净后,可吸收缝线整形缝合胆总管及右肝管残端。

围手术期处理:①术前减黄的标准:(a)Ⅱb 转化为Ⅱa 型后方可手术(证据级别Ⅱb)[19];(b)合并急性胆管炎患者;(c)梗阻性黄疸时间超过 4 周,合并明显营养不良尤其是高龄患者。②术前胆道引流时首选经皮肝穿刺胆道引流术(PTCD),可以避免 ERCP 操作过程中潜在的肿瘤播散、癌栓出血及胆道感染等风险(证据级别Ⅲ)。③预留残肝体积(future liver reserve,FLR)<40%患者应积极行 PTCD 减黄后联合其他手段,待 FLR 增加至≥40%,总胆红素

$<50~\mu$mmol/L 再行手术治疗[27]。

提高术后生存率措施：①辅助性 TACE[31]：术后辅助性 TACE 可降低 BDTT 患者的术后复发率，延长生存时间（证据级别Ⅱb）。②术后化疗[32] 或辅助性靶向治疗可能对延长患者生存时间有益（证据级别Ⅲ）。

目前尚无肝移植治疗肝癌合并 BDTT 的大宗病例报道。文献报道[29,33] 肝移植手术治疗肝癌合并 BDTT 的 5 年生存率可达 20%～50%，但是复发率高达 46.2%～80%。肝移植术后高复发率制约着其在肝癌合并 BDTT 的应用。但是，对于肝硬化严重、无法接受常规手术治疗的肝癌合并 BDTT 患者，肝移植可以作为一种值得探讨的治疗方式。

推荐意见 2：ECOG 0～1 分、肝癌原发病灶可切除、BDTT Ⅰ、Ⅱa 型的患者可选手术切除（Ⅱb，A）。

推荐意见 3：ECOG 0～1 分、肝癌原发病灶可切除、BDTTⅡb 型患者建议术前 PTCD，转化为Ⅱa 型后再手术（Ⅱb，B）。

推荐意见 4：建议 BDTT 患者术后行辅助性 TACE（Ⅱb，B）。

2. 非手术治疗

BDTT 的非手术治疗适用于肝肿瘤不可切除、伴肝外转移或者Ⅱb 型 BDTT 的患者，目的在于及时胆道引流改善肝功能，控制肝内病灶及癌栓生长，延长患者生存时间。

（1）胆管腔内区域性治疗：Ⅱ型 BDTT 的胆管腔内区域性治疗包括内镜下取栓、腔内 BDTT 消融和胆道引流等，目的在于迅速解除胆道梗阻。随着内镜技术的进步，胆道取栓或 BDTT 消融的成功率已达 89%～100%[34,35]，较单纯胆道支架可最大程度控制 BDTT，延长胆道通畅时间，可依据患者实际情况谨慎实施，治疗过程中需注意胆道出血、胆汁渗漏等并发症。

胆道引流包括内镜下胆道支架植入术（ERBD）、超声内镜下胆道引流（EUS-BD）和 PTCD 等，适用于无法手术的 BDTT 伴胆道梗阻的患者。胆道引流可明显减轻临床症状、改善肝功能，是转化手术或进一步实施其他非手术治疗的前提。文献报道 BDTT 患者出现黄疸后其中位生存期仅为 1～3 个月，行胆道引流后可明显改善患者生存质量，并延长中位生存期 3～7 个月[6,7,36]。非手术患者的胆道引流首选内胆道支架，可通过 ERCP 或者经皮胆道穿刺植入，文献报道[35]金属支架的通畅时间较塑料支架延长 1～3 个月。超声内镜下胆道引流（EUS-BD）适用于 ERCP 失败的 BDTT 患者，包括超声内镜下对接技术(EUS-RV)、超声内镜下顺行途径技术(EUS-AG)和超声引导下经腔内胆汁引流(包括胆管十二指肠吻合术即 EUS-CDS 和肝胃吻合术即 EUS-HGS),总体成功率在 77%～94%,并发症发生率 5%～27%[37],可依据患者实际情况谨慎实施。PTCD 适用于无法进行内引流的 BDTT 患者,需注意防止脱管、胆汁渗漏及水电解质失衡等。

推荐意见 5:肝癌原发病灶不可切除、BDTTⅡ型伴有阻黄的患者行胆道引流(Ⅱb,A),同时可谨慎实施胆道取栓或消融术(Ⅱb,B)。

(2) TACE:是治疗不可切除肝癌合并 BDTT 的常用方法。韩国回顾性调查结果[36]显示:BDTT 患者行 TACE 后的中位生存时间为 6.0 个月,优于保守治疗组的 1.6 个月。上海东方肝胆外科医院[5]报道 BDTT 患者行 TACE 治疗后中位生存时间为 11.0 个月,明显优于保守治疗组的 3.0 个月。TACE 与其他治疗方法如放射治疗、靶向治疗等联用则可能取得更佳疗效。国内的一项研究显示[38]:TACE 联合^{125}I 粒子支架治疗肝癌合并 BDTT 患者,其中位生存时间可达 11.0 个月,高于单纯 TACE 组的 9.0 个月,建议 TACE 联合其他治疗方法提高疗效。

推荐意见 6:肝功能 Child - Pugh A 或 B 级、ECOG 0～1 分、肝癌原发病灶不可切除 BDTT 患者可选择 TACE(Ⅱb,B),建议与其他治疗如放射治疗、靶向治疗等联用(Ⅱb,A)。

(3) 放射治疗:随着放射治疗技术的进步,三维适形放射治疗、调强适形放射治疗和立体定向体部放射治疗等的发展可提高靶区剂量的同时,最大限度保护正常肝组织,在肝癌的治疗中起着越来越重要的作用。Iwamoto 等[39]报道了 45 例肝癌合并 BDTT/PVTT 患者,放疗的局部控制率为 42.5%,中位 OS 可达 13.3 个月;Suh 等[7]研究发现放疗对于 BDTT 的局部控制率可达 67%;Huang 等[40]研究发现放疗联合 TACE 的中位 OS 为 13.4 个月;一项纳入 641 例阻黄患者的荟萃分析[41]结果显示,内放疗联合胆道支架较仅胆道支架可明显延长支架通畅时间和总体生存时间,建议肝肿瘤不可切除的 BDTT 患者选择放射治疗,并可与其他治疗方式如 TACE、胆道支架等联用。

靶区定位采用 CT 和 MRI 检查图像融合技术确定肝癌大体肿瘤的范围再外加 5～10 mm。原发肿瘤和胆管癌栓可分开照射。放射治疗最佳剂量和分割目前尚无足够证据,但文献报道[7]放射总剂量应大于 45 Gy。

推荐意见 7:肝功能 Child - Pugh A 或 B 级、ECOG 0～1 分、肝癌原发病

灶不可切除的 BDTT 患者可选择放射治疗,放射治疗靶区可包括原发灶和 BDTT 或仅 BDTT(Ⅱb,B),建议同时联合 TACE(Ⅱb,A)。

(4)抗病毒治疗:抗病毒治疗 HBV 持续感染是乙肝相关肝癌发生发展、复发的重要危险因素,更是肝癌患者死亡的危险因素,抗病毒治疗有助于减少术后复发及改善肝癌患者生存[30]。BDTT 虽已是肝癌发展的中晚期阶段,抗病毒治疗仍不容忽视,如何选用药物及时机参考《HBV/HCV 相关性肝细胞癌抗病毒治疗专家共识》(Ⅰa,A)[42]。

(5)系统性治疗:阿特利珠单抗联合贝伐单抗(T+A)[43]、索拉非尼和仑伐替尼已被 CFDA 批准为不可手术或转移性肝细胞癌的一线治疗药物,可适用于肝功能 Child‐Pugh A 级所有类型肝癌合并 BDTT 患者(Ⅰa,A)[44,45]。瑞戈非尼/阿帕替尼适用于索拉非尼/仑伐替尼耐药后的二线治疗(Ⅰa,A)[46]。

EACH 研究果显示:含奥沙利铂的化疗方案(FOLFOX)对晚期肝癌可获得部分客观疗效,患者耐受性尚好,一般情况较好或者已合并肝外转移的患者可考虑应用(Ⅰb,A),建议同时对癌栓进行区域性治疗[47]。

免疫检查点阻断剂(CTLA‐4 阻断剂、PD‐1/PD‐L1 阻断剂等)有一定的抗肿瘤作用,其与靶向药物联用可能获得更好的效果[48],其在肝癌合并 BDTT 治疗中作用有待大规模的临床研究加以验证。

对于肝功能 Child‐Pugh C 级,合并大量腹腔积液或消化道出血、肝性脑病表现的患者,因无法耐受针对肿瘤的治疗,建议行支持治疗。若进行支持治疗后肝功能有好转,则可依据诊疗路径考虑相应的治疗。

此外,对于不可切除肝癌合并 BDTT 患者,可采用适宜的中医中药改善症状,减轻放化疗不良反应,提高生存质量。

推荐意见8:建议 BDTT 伴乙型肝炎的患者给予核苷类似物抗病毒治疗,并选择强效高耐药屏障药物(Ⅰa,A)。

推荐意见9:T+A 方案/索拉非尼/仑伐替尼可作为肝癌合并 BDTT 患者的基本药物(Ⅰb,A),建议与其他局部治疗方法如手术、TACE、放射治疗等联用;瑞戈非尼/阿帕替尼可用于索拉非尼/仑伐替尼耐药的二线治疗(Ⅰb,A);靶向药物与免疫检查点抑制剂联合方案适应于一线或二线系统治疗(Ⅰb,A)。

推荐意见10:对于肝功能 Child‐Pugh C 级,合并大量腹腔积液或消化道出血、肝性脑病表现的患者,建议仅行支持治疗(Ⅰa,A)。

三、肝癌合并 BDTT 开展多学科协作诊治流程及路径

多学科综合治疗协作组（multidisciplinary team，MDT）通过多学科的协同诊疗，有利于最大限度地发挥各个学科的专业优势，使患者获益最大化。肝癌合并 BDTT 的诊断与治疗特别需要通过 MDT 制订诊疗方案，本共识编写组专家经多次讨论后推出肝细胞癌合并 BDTT 治疗路径图（见附图 2）。首先，评估 BDTT 患者肝功能状态，BDTT Ⅰ 型和 Ⅱa 型的患者可根据肿瘤是否可切除、BDTT 类型及有无远处转移等选择相应的综合治疗。原发病灶可切除的 BDTT Ⅰ 或 Ⅱa 型患者首选手术治疗，术后辅以 TACE 治疗。原发灶不能切除的 BDTT Ⅰ 型患者首选 TACE 联合放疗，Ⅱa 型患者则优先考虑胆管区域治疗联合 TACE 和放疗。Ⅱb 型患者首先给予胆道引流和或胆管内区域治疗，转化为 Ⅱa 型则可行相应治疗，若肝功能改善不明显则建议仅行支持治疗。肝功能 Child - PughC 级 BDTT 患者仅行对症支持治疗。若合并远处转移，Ⅰ 型 BDTT 患者可考虑行系统化疗，Ⅱ 型则首先给予胆管内区域治疗和或系统化疗。T＋A/索拉非尼、仑伐替尼适用于 Child - Pugh A 级的 BDTT 患者，瑞戈非尼/阿帕替尼适用于索拉非尼/仑伐替尼耐药的 BDTT 患者的二线治疗，也可采用靶向药物与免疫检查点抑制剂的联合治疗方案。

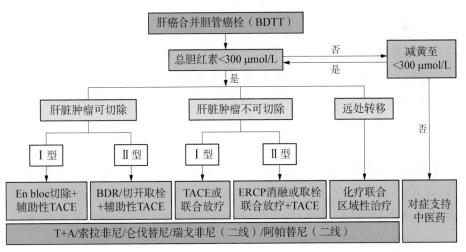

附图 2　肝细胞癌合并胆管癌栓多学科诊治中国专家共识（2020 版）（诊疗路径图）

四、展望

我国肝癌患者在病因、肿瘤生物学行为等方面与欧美国家患者存在差异，且合并 BDTT 患者病情复杂。目前对肝癌合并 BDTT 的治疗报道较少，现有的专家共识推荐意见循证级别还较低。我们应充分利用我国病例资源，建立更科学的分型标准。通过开展更多的随机对照研究，开发、验证更多有效的 BDTT 诊断与治疗方法对共识内容不断补充和更新。同时也要重视我国中医药辨证论治整体治疗观在肝癌合并 BDTT 中的应用。

此外还需补充以下两点：①对于 BDTT 合并门静脉癌栓或肝静脉/下腔静脉癌栓：关于此部分患者的研究较少，暂可同时参照《肝细胞癌合并门静脉癌栓多学科诊治中国专家共识（2018 年版）》[49] 和《肝细胞癌合并肝静脉或下腔静脉癌栓多学科诊治中国专家共识（2019 版）》[50] 进行治疗。②BDTT 同时合并门静脉高压症的诊断及治疗可参考相关共识[51]。

基金项目：上海市临床三年行动计划重大临床研究项目（SHDC2020 CR11004A）、国自然基金重点项目（81730097）国自然基金面上项目（82072618、81602523、81702335）。

中国医师协会肝癌专业委员会《肝细胞癌合并胆管癌栓多学科诊治中国专家共识（2020 版）》修订委员会成员名单

名誉主任委员：吴孟超，刘允怡

主任委员：程树群

顾问：王学浩，郑树森，陈孝平，樊嘉，董家鸿

委员（按姓氏汉语拼音排序）：毕新宇，蔡建强，陈敏山，陈新石，程张军，戴朝六，丁国善，范瑞芳，方驰华，郭荣平，郭卫星，黄杨卿，纪智礼，芮卫东，贾宁阳，简志祥，黎功，黎乐群，李滨，李江涛，李杰，李靖，李秋，刘斌，刘付宝，刘景丰，刘清，陆才德，毛一雷，彭宝岗，石洁，孙惠川，滕皋军，万赤丹，王鲁，王振侠，魏文京，文天夫，吴力群，夏景林，夏医君，徐学忠，应敏刚，于晓辉，袁玉峰，曾昭冲，张倜，张学文，张宇，张志伟，甄作均，周存才，周东，周俭，周杰，朱瑜

执笔者：孙居仙，严茂林

参考文献

［1］ Torre L A, Bray F, Siegel R L, et al. Global cancer statistics, 2012［J］. CA Cancer J

Clin, 2015,65(2):87-108.

[2] Chen W, Zheng R, Baade P D, et al. Cancer statistics in China, 2015[J]. CA Cancer J Clin, 2016,66(2):115-132.

[3] Kim J M, Kwon C H, Joh J W, et al. Incidental microscopic bile duct tumor thrombi in hepatocellular carcinoma after curative hepatectomy: a matched study [J]. Medicine(Baltimore),2015,94(6):e450.

[4] Kim D S, Kim B W, Hatano E, et al. Surgical outcomes of hepatocellular carcinoma with bile duct tumor thrombus: a Korea-Japan multicenter study [J]. Ann Surg, 2020,271(5):913-921.

[5] Luo X J, Tan W F, Yi B, et al. Surgery of hepatocellular carcinoma complicated with cancer thrombi in bile duct: efficacy for criteria for different therapy modalities [J]. Langenbecks Arch Surg, 2009,394(6):1033-1039.

[6] Choi J, Shim J H, Park D H, et al. Clinical usefulness of endoscopic palliation in patients with biliary obstruction caused by hepatocellular carcinoma [J]. Digestion, 2013,88(2):87-94.

[7] Suh Y G, Kim D Y, Han K H, et al. Effective biliary drainage and proper treatment improve outcomes of hepatocellular carcinoma with obstructive jaundice [J]. Gut Liver, 2014,8(5):526-535.

[8] Qin L X, Tang Z Y. Hepatocellular carcinoma with obstructive jaundice: diagnosis, treatment and prognosis [J]. World J Gastroenterol, 2003,9(3):385-391.

[9] Ryder S D, British Society of Gastroenterology. Guidelines for the diagnosis and treatment of hepatocellular carcinoma(HCC) in adults [J]. Gut, 2003,52(suppl 3): 1-8.

[10] U.S. Preventive Services Task Force. Grade Definitions and Suggestions for Practice. 2012; Available from: http://www. uspreventiveservicestaskforce. org/ Page/Name/grade-definitions.

[11] Liu Q Y, Huang S Q, Chen J Y, et al. Small hepatocellular carcinoma with bile duct tumor thrombi: CT and MRI findings [J]. Abdom Imaging, 2010,35(5):537-542.

[12] Zhang W, Fang C, Liu H, et al. FDG PET/CT imaging of hepatocellular carcinoma with bile duct tumor thrombus [J]. Clin Nucl Med, 2019,44(2):130-132.

[13] Lu Z, Sun W, Wen F, et al. Clinical application of percutaneous drainage in treating hepatocellular carcinoma with bile duct tumor thrombus [J]. Contemp Oncol(Pozn), 2013,17(2):176-183.

[14] Koh Y X, Lee S Y, Chok A Y, et al. Icteric Intraductal hepatocellular carcinoma and bile duct thrombus masquerading as hilar cholangiocarcinoma [J]. Ann Acad Med Singap, 2016,45(3): 113-116.

[15] Zhou X, Wang J, Tang M, et al. Hepatocellular carcinoma with hilar bile duct tumor thrombus versus hilar cholangiocarcinoma on enhanced computed tomography: a diagnostic challenge [J]. BMC Cancer, 2020,20(1):54.

[16] Ueda M, Takeuchi T, Takayasu T, et al. Classification and surgical treatment of hepatocellular carcinoma(HCC) with bile duct thrombi [J]. Hepatogastroenterology, 1994,41(4):349 - 354.

[17] Satoh S, Ikai I, Honda G, et al. Clinicopathologic evaluation of hepatocellular carcinoma with bile duct thrombi [J]. Surgery, 2000,128(5):779 - 783.

[18] Liver Cancer Study Group of Japan. General rules for the clinical and pathological study of primary liver cancer [M]. 3rd ed. Tokyo: Kanehara & Co. Ltd, 2010.

[19] Sun J X, Wu J Y, Liu C, et al. Typing of biliary tumor thrombus influences prognosis of patients with hepatocellular carcinoma [J]. Cancer Biol Med, 2021,18(3):808 - 815.

[20] Moon D B, Hwang S, Wang H J, et al. Surgical outcomes of hepatocellular carcinoma with bile duct tumor thrombus: a Korean Multicenter study [J]. World J Surg, 2013,37(2):443 - 451.

[21] Wang D D, Wu L Q, Wang Z S. Prognosis of hepatocellular carcinoma with bile duct tumor thrombus after R0 resection: a matched study [J]. Hepatobiliary Pancreat Dis Int, 2016,15(6): 626 - 632.

[22] Esaki M, Shimada K, Sano T, et al. Surgical results for hepatocellular carcinoma with bile duct invasion: A clinicopathologic comparison between macroscopic and microscopic tumor thrombus [J]. J Surg Oncol, 2005,90(4):226 - 232.

[23] Kasai Y, Hatano E, Seo S, et al. Hepatocellular carcinoma with bile duct tumor thrombus: surgical outcomes and the prognostic impact of concomitant major vascular invasion [J]. World J Surg, 2015,39(6):1485 - 1493.

[24] Wong T C L, Cheung T T, Chok K S H, et al. Outcomes of hepatectomy for hepatocellular carcinoma with bile duct tumour thrombus [J]. HPB, 2014,17(5): 401 - 408.

[25] Hu X G, Mao W, Hong S Y, et al. Surgical treatment for hepatocellular carcinoma with bile duct invasion [J]. Ann Surg Treat Res, 2016,90(3):139 - 146.

[26] Navadgi S, Chang C C, Bartlett A, et al. Systematic review and meta-analysis of outcomes after liver resection in patients with hepatocellular carcinoma(HCC) with and without bile duct thrombus [J]. HPB(Oxford),2016,18(4):312 - 316.

[27] Wu J Y, Sun J X, Lau W Y, et al. Surgical resection for hepatocellular carcinoma with bile duct tumor thrombus [J]. Surgery, 2021,S0039 - 6060(21)0010 - 6.

[28] Sun J, Wu J, Shi J, et al. Thrombus-First Surgery for hepatocellular carcinoma with bile duct tumor thrombus [J]. J Gastrointest Surg, 2021,25(8):1973 - 1979.

[29] Kim J M, Kwon C H D, Joh J W, et al. The effect of hepatocellular carcinoma bile duct tumor thrombi in liver transplantation [J]. Hepatogastroenterology, 2014, 61 (134):1673 - 1676.

[30] Yu X H, Xu L B, Liu C, et al. Clinicopathological characteristics of 20 cases of hepatocellular carcinoma with bile duct tumor thrombi [J]. Dig Dis Sci, 2011,56(1):

252 - 259.

[31] Shen Y, Li P, Cui K, et al. Neoadjuvant transcatheter artetial chemoembolization for biliary tumor thrombpsis: a retrospective study [J]. Int J Technol Assess Health Care, 2016,32(4):212 - 217.

[32] Fukuda S, Okuda K, Imamura M, et al. Surgical resection combined with chemotherapy for advanced hepatocellular carcinoma with tumor thrombus: report of 19 cases [J]. Surgery, 2002, 131(3):300 - 310.

[33] Ha T Y, Hwang S, Moon D B, et al. Long-term survival analysis of liver transplantation for hepatocellular carcinoma with bile duct tumor thrombus [J]. Transplant Proc, 2014,46(3):774 - 777.

[34] Cui W, Xu R, Wang Y, et al. Percutaneous endobiliary radiofrequency ablation and stents in management of hepatocellular carcinoma with bile duct tumor thrombus: Initial single-institu tion experience [J]. Asia Pac JClin Oncol, 2020, 16(4):259 - 265.

[35] Minami Y, Kudo M. Hepatocellular carcinoma with obstructive jaundice: endoscopic and percutaneous biliary drainage [J]. Dig Dis, 2012,30(6):592 - 597.

[36] Choi J, Ryu J K, Lee S H, et al. Palliative treatment of unresectable hepatocellular carcinoma with obstructive jaundice using biliary drainage with subsequent transarterial chemoembolization [J]. J Palliat Med, 2013,16(9):1026 - 1033.

[37] Braden B, Gupta V, Dietrich C F. Therapeutic EUS: New tools, new devices, new applications [J]. Endosc Ultrasound, 2019,8(6):370 - 381.

[38] Li S, He X, Dang L, et al. Efficacy of ^{125}I versus Non-^{125}I combined with transcatheter arterialchemoembolization for the treatment of unresectable hepatocellular carcinoma with obstructive jaundice [J]. Dig Dis Sci, 2018,63(2):321 - 328.

[39] Iwamoto H, Nomiyama M, Niizeki T, et al. Dose and location of irradiation determine survival for patients with hepatocellular carcinoma with macrovascular invasion in external beam radiation therapy [J]. Oncology, 2019,96(4):192 - 199.

[40] Huang J F, Wang L Y, Lin Z Y, et al. Incidence and clinical outcome of icteric type hepatocellular carcinoma [J]. J Gastroenterol Hepatol, 2002,17(2):190 - 195.

[41] Xu X, Li J, Wu J, et al. A Systematic review and meta-analysis of intraluminal brachytherapy versus stent alone in the treatment of malignant obstructive jaundice [J]. Cardiovasc Intervent Radiol, 2018,41(2):206 - 217.

[42] 肝细胞癌抗病毒治疗专家组. HBV/HCV 相关性肝细胞癌抗病毒治疗专家共识 [J].肿瘤,2014,34(4):295 - 302.

[43] Lee M S, Ryoo B Y, Hsu C H, et al. GO30140 investigators. Atezolizumab with or without bevacizumab in unresectable hepatocellular carcinoma(GO30140): an open-label, multicentre, phase 1b study [J]. Lancet Oncol, 2020,21(6):808 - 820.

[44] Bruix J, Raoul J L, Sherman M, et al. Efficacy and safety of sorafenib in patients with advanced hepatocellular carcinoma: subanalyses of a phase Ⅲ trial [J]. J

Hepatol, 2012,57(4):821 - 829.

[45] Kudo M, Finn R S, Qin S, et al. Lenvatinib versus sorafenib in first-line treatment of patients with unresectable hepatocellular carcinoma: a randomised phase 3 non-inferiority trial [J]. Lancet, 2018,391(10126):1163 - 1173.

[46] Bruix J, Qin S, Merle P, et al. Resorce investigators. Regorafenib for patients with hepatocellular carcinoma who progressed on sorafenib treatment (RESORCE): a randomised, double-blind, placebo-controlled, phase 3 trial [J]. Lancet, 2017,389 (10064): 56 - 66.

[47] Qin S, Bai Y, Lim H Y, et al. Randomized, multicenter, openlabel study of oxaliplatin plus fluorouracil/leucovorin versus doxorubicin as palliative chemotherapy in patients with ad vanced hepatocellular carcinoma from Asia [J]. J Clin Oncol, 2013,31(28):3501 - 3508.

[48] Finn R S, Qin S, Ikeda M, et al. IMbrave 150 investigators. atezolizumab plus bevacizumab in unresectable hepatocellular carcinoma [J]. N Engl J Med, 2020,382 (20):1894 - 1905.

[49] 中国医师协会肝癌专业委员会.肝细胞癌合并门静脉癌栓多学科诊治中国专家共识 (2018 年版)[J].中国实用外科杂志,2019,39(1):46 - 52.

[50] 中国医师协会肝癌专业委员会.肝细胞癌合并肝静脉或下腔静脉癌栓多学科诊治中国专家共识(2019 版)[J].中国实用外科杂志,2020,40(1):17 - 22.

[51] 中华医学会外科学分会脾及门静脉高压外科学组.肝硬化门静脉高压症食管、胃底静脉曲张破裂出血诊治专家共识(2019 版)[J].中国实用外科杂志,2019,39(12): 1241 - 1247.

（本文引自《中国实用外科杂志》2021 年第 41 卷第 3 期）

中英文对照索引